Inhaltsverzeichnis

Vorbemerkung des Herausgebers

Die Palliativmedizin führte lange ein Schattendasein in der Humanmedizin. Die Palliativmedizin passt eigentlich auch nicht in eine Zeit, in der angeblich alles, wirklich alles machbar ist, wenn man es nur richtig macht. Dass es auch so etwas wie ein Schicksal gibt, dass nicht alles mit Eigenverantwortung, Vorsorge und individueller Kompetenz gemeistert werden kann, das blenden wir konsequent aus. Sportliche Betätigung, gesunde Ernährung, der jährliche Gesundheitscheck, regelmäßige Vorsorgeuntersuchungen von Dickdarm, Haut, Brust, Gebärmutterhals oder Prostata verhindern aber weder Krankheit noch den Tod. Und nicht jeder von uns wird abends einschlummern und im Schlaf einen friedlichen Tod gestorben sein. Es heißt nicht umsonst Todeskampf. Der Tod ist nicht machbar.

Die moderne multimediale Gesellschaft ignoriert das weitgehend. In der Medizin hingegen ist in den letzten Jahrzehnten ein Umschwung zu beobachten. Die Auseinandersetzung mit dem Sterben und dem Tod hat heute sogar einen Platz in der Ausbildung von Medizinstudenten, wenn auch erst seit 2012.

Die Auseinandersetzung mit palliativer Medizin ist vielschichtig. Sie besteht zum einen darin, dass die Medizin – ganz im Gegensatz zur Machbarkeits-Ideologie – anerkennt, dass es Situationen gibt, in denen sie nichts machen kann, nämlich nichts im Sinne der hyperaktiven, hypermodernen, hypertechnisierten Heilungsmaschinerie, die die zunehmend profitorientierte Humanmedizin längst in den Griff genommen hat. Aber ist das wirklich nichts? Wo sich die Humanmedizin zur Palliativmedizin bekennt, zum Lindern, zum Begleiten, zum individuellen Bemühen um Würde im Sterben, da ist eine veränderte Haltung gefragt.

Denn sofort sieht sich die Humanmedizin unweigerlich auch mit schwerwiegenden Konflikten konfrontiert, die ethischer, politischer, ja philosophischer Natur sind und eben einer Haltung bedürfen: Es bedarf einer Haltung zur Sterbehilfe. Es bedarf einer Haltung zur Euthanasie. Es bedarf einer Haltung zu spirituellen Kontexten. Es bedarf einer Haltung zur Individualität des Menschen, nicht nur, aber auch in seiner Krankheit, und nicht nur, aber auch in seinem Sterben und seinem Tod.

In dem Wort Haltung steckt das Wort Halt. Dieses Buch, geschrieben von einem der bekanntesten Palliativmediziner Deutschlands, wird dazu beitragen, dass Haltung gefunden werden kann, aber auch Halt. Es kann Patienten einen Halt geben, die sich am Lebensende angekommen wissen und ein Gegenüber dringend brauchen, wenn das einsame und würdelose Sterben ein Ende haben soll. Es kann Angehörigen einen Halt geben, denen Begleiten und Trennenmüssen mehr abverlangt, als sie es zuvor vielleicht ahnen konnten. Es kann Medizinstudenten, es kann junge und erfahrene Ärzte an die Konzeptionen, Widersprüche und Auseinandersetzungen der Palliativmedizin heranführen und ihnen einen Halt geben beim Finden der eigenen Haltung.

Die Reihe *medizinHuman* hat den Anspruch, mit jedem einzelnen ihrer Bücher und in ihrer Gesamtheit Theorie und Praxis der Humanmedizin mit politischen und sozialen Konzepten einer solidarischen Gesellschaft zu verbinden. Diesem Anspruch wird der hier vorliegende vierzehnte Band der Reihe *medizinHuman* in besonderer Weise gerecht.

Einleitung

»Warten ist geschenkte Zeit«, erklärte mir Herr F. bei der morgendlichen Visite. Eigentlich hatte ich gedacht, dass der 73-jährige ehemalige Versicherungsmakler das Wochenende nicht überleben würde. Etwas verwundert begrüßte ich ihn mit den Worten: »Schön, dass wir uns wiedersehen.« Wegen einer aggressiven Erkrankung des blutbildenden Knochenmarks waren in den letzten Wochen immer häufiger Bluttransfusionen notwendig geworden, die ihn zwar für kurze Zeit etwas kräftiger werden ließen, das Fortschreiten der Erkrankung insgesamt aber nicht aufhalten konnten. Vor wenigen Tagen hatte er sich entschieden, auf diese lebensverlängernden Maßnahmen zu verzichten, nicht mehr um jede Woche, jeden Tag zu kämpfen. Sechs Jahre waren vergangen, seit man ihm die Diagnose der tödlichen Erkrankung mitgeteilt hatte – sechs Jahre des Kampfes, aber auch sechs Jahre intensiven Lebens. Bis zuletzt hatte er alle Behandlungsmöglichkeiten ausgeschöpft – nun konnten die Ärzte nichts mehr gegen die Krankheit tun.

Er sah mich an und fragte: »Wie lange wird es noch dauern?« »Wie wichtig ist es Ihnen, das zu wissen?«, fragte ich zurück, und er antwortete: »Zum ersten Mal in meinem Leben empfinde ich das lange Warten nicht als einen Verlust an Zeit, sondern als Gewinn. Aber ich möchte den Moment des Todes nicht versäumen. Je länger ich warte, umso wichtiger wird die Gegenwart. Nun aber warte ich auch auf den rechten Augenblick, auf den Moment des Todes, um ihm in vollem Bewusstsein begegnen zu können.« Zwei Tage später starb Herr F. – im Gesicht des Toten fanden sich nur Ruhe und Frieden, keine Spuren von Kampf, Erschöpfung oder Schmerz.

In Deutschland sterben jährlich ca. 850 000 Menschen, etwas mehr als 1 Prozent der Bevölkerung. Mehr als 70 Prozent der im Jahr 2009 verstorbenen Menschen starben nach einer längeren Phase des Krankseins oder nach einer längeren Phase der Pflegebedürftigkeit im Alter, begleitet von Schwäche und Demenz. Nur 10 Prozent starben z. B. an einem plötzlichen Herztod, durch einen Unfall oder Suizid, ohne dass medizinische Entscheidungen und Maßnahmen in der Endphase des Lebens erfolgten. Die restlichen 20 Prozent starben nach einer kurzen Phase des Krankseins, in denen sich das Spannungsfeld zwischen kurativen und palliativen Behandlungsansätzen besonders deutlich zeigt. Auch wenn sich die Vorstellungen über den Sterbeort im Laufe fortschreitender Erkrankungssituationen verändern können, wünschen sich die meisten Menschen, zu Hause zu sterben. Doch noch immer stirbt fast die Hälfte von ihnen in Krankenhäusern und knapp ein Drittel in Pflegeeinrichtungen. Die meisten Sterbenden im Krankenhaus werden zuletzt auf einer Intensivstation behandelt. Dabei hängt die Sterbesituation stark von den regionalen und sozialen Bedingungen ab und wird durch Unterschiede in Struktur, Umfang, Art und Verfügbarkeit der palliativmedizinischen Versorgung bestimmt.

Im Verlauf des 20. Jahrhunderts ist das Sterben mehr und mehr ins hohe Alter verdrängt worden. Vor 100 Jahren starben noch über 60 Prozent der Menschen vor dem 60. Lebensjahr, heute sind es weniger als 10 Prozent. Das Spektrum der Krankheiten, die heute »tödlich« sind, hat sich gewandelt, und damit auch die Verlaufsformen am Ende des Lebens. Während um 1900 oft rasch verlaufende Infektionskrankheiten als Todesursache noch ganz im Vordergrund standen, starben im Jahr 2005 fast 50 Prozent der Menschen infolge einer Herz-Kreislauf-Erkrankung im höheren Alter, oft verbunden mit Multimorbidität und längerem Krankheitsverlauf. Die »jungen« Alten dagegen starben häufiger an Krebserkrankungen.[1]

Gerade in der heutigen Zeit mit ihrem hochspezialisierten Kampf gegen Krankheit und Tod hat die differenzierte Linderung und Begleitung individuellen Leidens in der medizinischen Welt lange zu wenig Beachtung und Anerkennung gefunden.[2] Durch die Möglichkeiten von Intensiv-, Chemo- und Immuntherapie, spezialisierten Operationen, Organersatz und moderner Medizintechnologie können zwar viele Krankheiten zumindest zeitweilig aufgehalten und Leben verlängert werden, die gewonnene Lebenszeit ist jedoch häufig auch mit einer Zunahme physischen und psychischen Leidens verbunden. Inzwischen aber werden die dadurch hervorgerufenen medizinischen und sozialen Probleme endlich verstärkt thematisiert, was dazu geführt hat, dass Palliativmedizin eine nicht nur im Rahmen der medizinischen Versorgung, sondern auch im Rahmen der ethischen und gesundheitspolitischen Debatte über würdiges Sterben hinausragende und von allen Seiten anerkannte Bedeutung erlangt hat.

Ein Grundanliegen der Palliativmedizin ist es, die Lebensqualität von Patienten in der letzten Lebenszeit zu fördern. Dabei geht es nicht nur um Schmerztherapie und Angstlinderung, um Trost im Abschied und Beistand für die Sterbenden und ihre Angehörigen. Dem Tod seinen Raum, seine Zeit zu geben, seinen Moment zuzulassen, beinhaltet auch die Frage nach seinem Sinn. Letztlich geht es um die Möglichkeit, die vielleicht wichtigste Zeit im Leben der Menschen miteinander so zu gestalten, dass sie in ihrer Bedeutung für die Sterbenden, aber auch für die Angehörigen erfahrbar und erlebbar wird. Der von der Begründerin der modernen Hospizbewegung Cicely Saunders stammende Gedanke, der Zeit im Angesicht des Todes mehr Leben zu schenken, anstatt um jeden

Preis Lebenszeit zu verlängern, bezieht sich allerdings nicht nur auf eine medizinische Aufgabe, sondern stellt auch eine gesellschaftliche Herausforderung dar, die angesichts der demographischen Entwicklung zunehmend an Bedeutung gewinnt. Die Frage, wie die letzte Zeit des Lebens gestaltet werden soll, ist eine Frage, die uns alle angeht – auch wenn sich die wenigsten damit beschäftigen möchten. Insofern beginnt palliative Betreuung nicht erst mit dem Beginn des Sterbens.

Die zunehmende Lebenserwartung und die damit verbundene Zunahme an Beschwerden durch chronische Erkrankungen haben inzwischen zu der Erkenntnis geführt, dass die Orientierung auf eine Verlängerung des Lebens nicht unbedingt immer mit einer Verbesserung der Lebenssituation und der Lebensqualität einhergeht. Was genau für einen Patienten in Grenzsituationen fortgeschrittener Erkrankung angemessen, sinnvoll und wertvoll ist, wird nicht nur innerhalb der Ärzteschaft, sondern auch bei Pflegenden, Patienten und Angehörigen kontrovers diskutiert. In Zukunft wird die Versuchung, in der Konfrontation mit unheilbaren Erkrankungen experimentelle Behandlungsverfahren mit immer höherem Risiko auch in aussichtslosen Situationen anzuwenden, zunehmen und den wissenschaftlichen und therapeutischen Ehrgeiz bestimmen. Palliative Aspekte sollten aber nicht erst dann erwogen werden, »wenn nichts mehr getan werden kann«, sondern sie sollten kurative Behandlungsstrategien besonders in der Onkologie und in der Altersmedizin schon früh begleiten und ergänzen. Fritz Hartmann hat darauf hingewiesen, dass ein guter Arzt nicht nur das Gesundsein und Gesundwerden im Blick haben sollte, sondern dass er auch ein Sterbekundiger sein müsse.[3] Es geht also nicht nur darum, die Krankheit zu behandeln oder durch einen Verzicht auf Behandlung das Sterben zuzulassen, sondern auch darum, in der Patienten-Arzt-Beziehung den Lebensabschied zu würdigen. Die Beziehung des kranken Menschen zu seinem Arzt wird dabei durch ein Ungleichgewicht bestimmt, da der Arzt schon allein durch seine fachliche Kompetenz, sein Wissen und seine Erfahrung einen Informationsvorsprung für die Begleitung – ein Wort, das auch ›Leitung‹ enthält – des Sterbenden hat. Er muss das in ihn gesetzte Vertrauen so aufnehmen, dass die Kompetenz des Betroffenen im Kranksein, seine Erfahrungen und Werte diese Begleitung mitbestimmen.

Die Erwartungen des sterbenden Patienten an den Arzt und umgekehrt die des Arztes an den sterbenden Patienten unterscheiden sich. Die Frage, ob man den Tod zulassen oder ihm doch nochmals ein »Schnippchen schlagen« sollte, erschwert oft die persönliche Begegnung und die Kommunikation im Verlauf der Behandlung. Dabei ist auch die Begleitung des Sterbenden häufig noch allzu sehr von der Konzentration auf Befunde bestimmt, besonders dann, wenn es um Entscheidungen geht, die sich auf sogenannte objektive Kriterien und Fakten zu stützen versuchen. In der Begleitung des Sterbenden kommt es aber nicht nur auf die Befunde an. Durch Achtsamkeit auf Befindlichkeit und Beachtung von Intuition kann das Besondere einer Sterbesituation körperlich und seelisch gespürt werden. Die vielfältigen Manifestationen der Befindlichkeit in der Sterbephase wie Trauer, Schmerz, Angst, Scham, Wut, Unsicherheit oder Gelassenheit begleiten die Arzt-Patienten-Angehörigen-Beziehung. Palliative Kompetenz bezieht sich ganz besonders darauf, diese Aspekte aufzunehmen und zum Thema zu machen. Sensibilität für – oft situative – Befindlichkeitsaspekte, wobei auch die Bewusstheit der eigenen Sterblichkeit angesprochen wird, ist ein wichtiges Element einer guten Sterbebegleitung.

Die Frage nach dem Sinn, existentielle und spirituelle Aspekte der Endlichkeit und der Unabwendbarkeit des Todes stehen in der Sterbebegleitung immer im Raum – und können zu unterschiedlichen Reaktionen führen: Abwehr, Verdrängung, Schuld, Übergangsrituale, Phantasien zu Tod und Jenseits, Wünsche an Angehörige und Annahme des Todes. Aufgabe des Arztes in einer guten Patienten-Arzt-Beziehung ist es dann, Perspektiven zu finden und sicherlich, wenn nötig, auch Trost zu spenden, wobei es in keiner Weise darum geht, den anderen zu überzeugen, sondern darum, ihn auf seinem Weg zu unterstützen.[4]

Balfour Mount, einer der Pioniere der modernen Palliativmedizin, hat in einer faszinierenden qualitativen Untersuchung vor einigen Jahren gezeigt, inwieweit die Anpassung an fortgeschrittene Erkrankungssituationen unterstützt und die Qualität des Lebens verbessert werden konnte, wenn die Sinnbestimmung in begrenzter Zeit bei der Begleitung des Sterbenden in der Phase des Abschieds mit aufgenommen wurde. Für Lebensqualität in der Sterbephase sind vier »Heilkräfte« wichtig: das Gefühl von Selbstsein und Integrität im Angesicht des Todes, das Bewusstsein eines die Zeit überdauernden Verbundenseins zu anderen, spirituelle Erfahrung von Sinn sowie die Zuversicht einer universellen Transzendenz.[5]

Als K. krank wurde, waren G. und K. schon lange ein Paar. Vor 20 Jahren hatte K. wie durch ein Wunder einen schweren Motorradunfall überlebt. Trotz seiner Behinderung infolge des Unfalls engagierte sich K. ehrenamtlich als Streetworker. Als Ursache der rasch fortschreitenden Lähmungen und Wesensveränderungen, die zunächst als Unfallfolge falsch diagnostiziert wurden, stellten die Ärzte im Krankenhaus schließlich nicht mehr heilbaren Hautkrebs fest. K.s ungebrochen starker Lebenswille hatte dazu geführt, dass er den Fortschritt der Krankheit so lange ignoriert hatte, bis es zu spät war. Trotz intensiver Behandlung verschlechterte sich sein Zustand rasch. Prognose: wenige Wochen, vielleicht einige Monate. Die zunehmende Lähmung hatte inzwischen zu völliger Bettlägerigkeit und zu Schluckbeschwerden geführt. Während der gesamten Zeit wurde K. liebevoll von G. begleitet.

An einem Sonntagmorgen eröffnete mir G. zwei Wünsche: 1. Wir wollen heiraten – so schnell wie möglich; und 2. Wir wollen noch einmal gemeinsam an die Ostsee fahren. Der erste Wunsch konnte innerhalb weniger Tage durch gute Kooperation einer verständnisvollen Standesbeamtin erfüllt werden, der zweite Wunsch gestaltete sich schwieriger: Die Vorstellungen des Paares, in einem Wohnwagen einige – vielleicht sogar die letzten – Tage an der Ostsee verbringen zu können, stieß auf medizinische und moralische Bedenken, ganz abgesehen von den organisatorischen Problemen. Ein extrem heißer und schwüler Sommer und die Vorstellung, die letzten Tage des Lebens in einem nicht ausreichend klimatisierten Wohnwagen ohne professionelle Betreuung zu verbringen – dafür fand sich im Pflegeteam und bei den Ärzten keine rechte Zustimmung. War dies nicht eine allzu romantische Vorstellung eines guten Sterbens angesichts der massiven Schmerz- und Schluckprobleme, die bei K. immer wieder notfallmäßige Interventionen erforderlich machten? Darf palliative Fürsorge auch zulassen, dass sich das selbst gestaltete Sterben in einem Raum vollzieht, der aus ärztlicher und menschlicher Sicht eher als belastend und quälend angesehen werden muss? Es gab lange Diskussionen über mehrere Tage, bis die Entscheidung dadurch erleichtert wurde, dass das nahende Lebensende immer offensichtlicher wurde. Nur wenige Wochen nach der Hochzeit starb K., im Rooming-In liebevoll begleitet von seiner Ehefrau.

Einige Zeit später schrieb sie uns einen Brief:

»Wir machen Flitterwochen – das war unser Entschluss nach der Nottrauung. Wir wurden nie enttäuscht. Die letzten Wochen waren die schmerzhaft-schönsten unserer neunjährigen Beziehung. Das erste Mal in seinem bewegten Leben habe ich meinen Mann wirklich an der schwersten seiner vielen Erkrankungen zerbrechen sehen. Er ist seinen Weg würdevoll und tapfer abgeschritten und hat den Kelch bis zum letzten bitteren Tropfen geleert. Als er die Übermacht der Erkrankung spürte und annahm, konnte er schon kaum noch sprechen. Und letzten Endes begriff ich, dass ich sein nötigstes Recht schützen musste. ›Wir können nicht lange in die Sonne blicken und wir können dem Tod nicht immer ins Auge sehen‹, hat Elisabeth Kübler-Ross geschrieben. Durch seinen früheren Motorradunfall war K. drei Mal klinisch tot. Er wusste und spürte, wovor er seinen unerschütterlichen Lebensmut schützen musste. Es war für uns das Schwerste mitzuerleben, wie schwierig Wollen, Fühlen und Denken, Bewegen und Sprechen werden, wenn einem der Tod in den Nacken steigt. Wir konnten es schließlich ertragen, allerdings nur durch die Nähe und Wärme einer schützenden und heilvollen Gemeinschaft. K. wurde seinem Ende entgegengetragen auf einem Fluss voller Liebe und Sorgsamkeit. Er starb nicht schnell und auch nicht leicht. Aber er zeigte uns jeden Tag, dass Dankbarkeit über Horizonte tragen kann. Mit ihm ist wiederum eines der Königskinder von dieser Erde gegangen. Als heute Morgen der Regen begann, hatte ich das Gefühl, die ganze Welt würde um seinen Tod weinen. Mit Dank dafür, dass es möglich wurde, dies in aller Würde auszuleben und ihm das beste Ende zu bereiten. Eure G.«

Lebensqualität in der Sterbephase zu ermöglichen, bedeutet zunächst einmal, den anderen zu respektieren. Die Vermeidung sinnlosen Leidens am Ende des Lebens macht es aber immer wieder auch notwendig, Entscheidungen zu treffen. Diese Entscheidungen erfordern nicht nur einen Dialog auf der Grundlage von Vertrauen, Verantwortungsbewusstsein und Verständnis, sondern auch die Bereitschaft, die letzte Wegstrecke des Sterbens mit kompetenter Zuwendung und helfend zu begleiten.

Palliativmedizin ist nicht nur ein besonderes medizinisches Konzept, und keineswegs nur eine neue Spezialdisziplin. Wie im vorliegenden Band deutlich werden soll, bedeutet Palliativmedizin in besonderem Maße auch Wertorientierung, indem sie die Grenzen therapeutischen Handelns respektiert und die Kommunikation über die in den letzten hundert Jahren schmerzlich missachteten und vernachlässigten ethischen Grundlagen medizinischer Moral und menschlichen Miteinanders wieder ins Bewusstsein zu bringen versucht. Menschen in der letzten Lebensphase erwarten nicht nur hohe fachliche Kompetenz, sondern sie benötigen in besonderer Weise Zuwendung, wertfreies Interesse, Erreichbarkeit, Wahrhaftigkeit, Unvoreingenommenheit und Empathie. Zudem erwarten sie Authentizität und u. U. auch die Bereitschaft, sich Konflikten zu stellen und diesen nicht auszuweichen. Wenn Menschen in Grenzsituationen sich in ganz unterschiedlicher Weise mit existentiellen Fragen beschäftigen, z. B. dem Sinn des Weiterlebens bei einer aussichtslosen Prognose, ist es häufig schwierig, in den verschiedenen Phasen einer nicht heilbaren Erkrankung Aspekte der Hoffnung und Perspektiven für die Zukunft zu entwickeln. So hat Palliativmedizin auch die Aufgabe, sich der mythischen und häufig tabuisierten Trennlinie zwischen Krankheit und Tod anzunähern und die Schicksalshaftigkeit, vielleicht sogar die Frage nach dem Sinn von Gesundheit und Krankheit, Leben und Tod, aber auch die Frage eines autonomen Sterbens wieder im Zusammenhang mit der Gewissheit des Todes unter ethischen Gesichtspunkten zu reflektieren und zu thematisieren. Die Todesverdrängung unserer Gesellschaft ist die Begleiterscheinung einer Entwicklung, in der durch die zunehmenden Möglichkeiten der Lebensvernichtung die Verantwortung für den Erhalt des Lebens, aber auch für das Sterben in die Hände der Menschen selbst gelegt ist. Sie ist aber auch Bestandteil einer Entwicklung, in deren Verlauf das Bemühen um eine gemeinsame orientierende Lebensvorstellung und Weltanschauung verlorengegangen ist.

Die mit der Palliativmedizin verbundene Hinwendung zum Menschen und nicht nur zu seinen Krankheiten sollte für eine paradigmatische Rückbesinnung der Medizin wegweisend sein. Das naturwissenschaftlich dominierte Krankheitskonzept wird ergänzt werden müssen durch ein wissenschaftliches Weltbild, das eine Synthese der Natur- und Geisteswissenschaften sowie auch der Sozial- und Kulturwissenschaften zur Grundlage hat. Mehr denn je benötigen wir jedoch die Zusammenfassung des erforschten Wissens über den kranken und sterbenskranken Menschen in einer übergeordneten Wissenschaftsdisziplin: einer medizinischen Anthropologie. Eine humane Medizin, die die Betreuung und Begleitung des Sterbenskranken und Sterbenden zu ihren Aufgaben zählt, ist auch ein Gradmesser für das humane Miteinander einer Gesellschaft.

Dieses Buch wurde geschrieben vor dem Hintergrund vieler Begegnungen mit sterbenskranken und sterbenden Menschen sowie deren Angehörigen. Für mich als Arzt waren diese Erlebnisse mit Sterbenden immer wieder mit der Frage verbunden, wie wir uns einer Grenze annähern können, mit der wir keine eigene Erfahrung haben, der sich aber niemand entziehen kann. Diese Grenze zu überschreiten, steht uns allen irgendwann bevor, und vielleicht sollten wir der Vorbereitung auf sie und Auseinandersetzung mit ihr mehr Bedeutung schenken. Nur wenige sind allerdings bereit, dies auch zu tun.

Das vorliegende Buch ist der Niederschlag meiner Erfahrungen im Umgang mit Sterbenskranken sowie der Gedanken und Erkenntnisse, die mich zu der Überzeugung gebracht haben, dass durch die ›Wiederentdeckung‹ des palliativen Gedankens in der Medizin ein wichtiger Schritt geleistet wurde, dem Thema Sterben und Tod in der Gesellschaft wieder einen höheren Stellenwert zukommen zu lassen – besonders auch im Hinblick auf die Bestimmung eines würdigen Sterbens. Die einzelnen Kapitel dieses Buches behandeln Fragen und Probleme, die sterbenskranke Menschen und ihre Angehörigen immer wieder bewegen. Neben medizinischen Aspekten ergeben sich dabei vor allem ethische und kommunikative Herausforderungen. Sachliche Informationen sollen die Kommunikation über diese Fragen und Probleme aus unterschiedlicher Perspektive erleichtern. Ein wichtiger Aspekt sind die existentiellen Fragen, die Menschen in der Vorphase des Sterbens auf ganz unterschiedliche Weise beschäftigen, z. B. die Frage eines guten, würdigen Sterbens, die Bedeutung von Nahtoderfahrungen, Hoffnung, Trauer und Ritualen. Ganz bewusst wurde auch ein Kapitel zum Humor eingefügt. Das mag manchem zunächst befremdlich erscheinen, aber auch in der Nähe des Todes gibt es viel zu lachen. Mit skizzenhaft eingefügten Anekdoten, Zitaten und Kommentaren möchte ich zudem ein empathisches Verstehen ermöglichen.

Das vorliegende Buch soll jedoch weder ein Lehrbuch sein, noch erhebt es den Anspruch, alle Aspekte zu behandeln, die aus der Sicht sterbenskranker Menschen und in deren Betreuung wichtig sind. Es wendet sich an Angehörige und Begleiter schwerstkranker Menschen, aber auch an Studierende und Pflegende, die sich vielleicht zum ersten Mal mit einer Sterbesituation professionell konfrontiert sehen. Ich selbst habe es immer als besonderes Geschenk empfunden, in dieser so bedeutenden Phase des menschlichen Lebens mit einbezogen zu sein. Dies weiterzugeben ist mir ein wichtiges Anliegen. Insofern ist dieses Buch für alle gedacht, die sich – aus welchen Gründen auch immer – mit dem Thema Palliativmedizin näher beschäftigen möchten oder vielleicht auch aus persönlicher Betroffenheit beschäftigen müssen.

Berlin, im Mai 2012
H. Christof Müller-Busch

Kapitel 1

Palliativ: Geschichte eines Wortes und einer Idee

Ist Gras gewachsen über die Geschichte,
Weiß nicht mehr recht, wie sie sich zugetragen;
Nur manchmal schwebt mirs vor im Dämmerlichte,
Als hätt ich einer Schuld mich anzuklagen.

Doch abgewandt vom störenden Gesichte,
Ruf ichs nicht an und will es nicht befragen,
Weil Blick und Mut ich in die Zukunft richte;
Ich schlage mich nicht gern mit alten Tagen.

»Wenn dir der Sensenmann den Leib hinstrecket,
Wird er auch säuberlich das Gras dir mähen,
Das jene Schuldgeschichte dir verdecket.

Kehr mutig um zu den verlaßnen Bühnen,
Die Schuld mit scharfem Reueblick zu sehen;
Soll sie dir sterben, eile, sie zu sühnen.«

Das von dem österreichischen Lyriker Nikolaus Lenau stammende, im Jahr 1839 entstandene Sonett mit dem Titel *Palliativ* ist wahrscheinlich beim Anblick seiner Jugendliebe Bertha entstanden. Mit ihr hatte er im Alter von neunzehn Jahren eine Affäre, in deren Folge er an Syphilis erkrankte. Diese Krankheit hat sein späteres Leben wesentlich bestimmt. Als er Bertha nach vielen Jahren wiedersah, wagte er nicht sie anzusprechen. Die letzten sechs Jahre seines Lebens verbrachte der Dichter, der nach einem Schlaganfall unter schweren Depressionen und Wahnvorstellungen als Spätfolge der Syphilis litt, in verschiedenen Irrenanstalten, bis er im Jahr 1850 aus seinem »trostlosen Restdasein« in der Irrenanstalt von Ober-döbling erlöst wurde.[6] Aus welchem Grund Lenau dieses Ge-dicht »Palliativ« nannte, ist nicht bekannt, auch wenn die Syphilis damals als eine der am häufigsten zu Siechtum und palliativer Betreuung führenden Erkrankungen angesehen werden muss.

Das Wort *palliativ* wurde früher häufig in literarischen Bedeu-tungszusammenhängen gebraucht und selten mit dem Ver-ständnis, mit dem wir heute von Palliative Care oder Palliativ-medizin sprechen. So war die Verwendung des Begriffs im Sinne von »dämpfend«, »erleichternd«, »lindernd«, aber auch »täuschend« in der europäischen Literatur bis ins 19. Jahr-hundert hinein geläufig. Auch im politischen Kontext fand der Begriff Anwendung, allerdings mit einer etwas anderen Bedeutung. So erscheint das Wort »palliativ« mehrfach in den Schriften von Karl Marx, später auch bei Rosa Luxemburg oder in der politischen Debatte Frankreichs bei Victor de Bro-glie im Sinne von »das Übel nicht kurierend«, »nicht ursäch-lich«, »oberflächlich bleibend«. Ähnliche Beschreibungen fin-den sich auch in Wörterbüchern des 19. Jahrhunderts.

Johann Wolfgang von Goethe gebrauchte den Begriff *palli-ativ* in einem interessanten Zusammenhang, und zwar im Sinne von »Ablenkung bietend und Sehnsucht lindernd«. So schreibt er in einem seiner ersten Briefe Ende Januar 1776 an die sieben Jahre ältere Charlotte von Stein, die er wenige Wo-chen zuvor am Hofe kennengelernt hatte: »Liebe Frau ich war heut Nacht von einem Teufels Humor zu Anfange .... Es drückte mich ... Endlich fing ich an zu miseln und da gings besser. Die Liebeley ist doch das probatste Palliativ in solchen Umständen Ich log und trog mich bey allen hübschen Ge-sichtern herum Das Milchmädgen gefiel mir wohl, mit etwas mehr Jugend und Gesundheit wäre sie mir gefährlich ... Aber ich blieb in Fassung ... G. 27. Jan. 76.« Die intensive und von tiefen Sehnsüchten getragene Liebesbeziehung, die wohl nur in einem umfangreichen Briefwechsel Erfüllung finden konnte und die die beiden mehr als zehn Jahre lang verband, ist in ungefähr 1700 Briefen Goethes dokumentiert. Leider sind alle Briefe der Freifrau von Stein verlorengegangen.

In einer schönen Übersicht zur palliativen Krankheitsbehandlung in der vormodernen Medizin (ca. 1500-1850) zeigte der Medizinhistoriker Michael Stolberg, dass es schon im 16. und 17. Jahrhundert eine intensive Diskussion zur *Cura palliativa* gab, die als unverzichtbare Alternative zu einer radikalen, kurativen Behandlung angesehen wurde. Cura palliativa war auch ein polemischer Begriff in der damals heftig geförderten Diskussion um die »wahre« ärztliche Kunst, bei der man die weniger gebildete Konkurrenz für unfähig erklärte.[7]

Eine präzise – und der medizinischen Bedeutung des Wortes sehr nahe kommende – Definition von *palliatio* findet sich bei Francis Bacon, dem einflussreichen englischen Rechtsgelehrten, Staatsmann, Essayisten und Begründer des wissenschaftlichen Empirismus. In einem berühmten Brief an Sir Henry Savill unterschied er zwischen Arzneimitteln, die zur eigentlichen Heilung und solchen, die (nur) zur Palliation eingesetzt werden: »Remedies ... generally ... do issue, as medicines do, into two kinds of cures; whereof the one is a just or true cure, and the other is called palliation.«[8]

Wann und in welchen Zusammenhängen der Begriff *palliativ* in die Medizin eingeführt wurde, lässt sich nach Stolberg bislang nicht eindeutig nachweisen. Man führt ihn in der Regel auf das lateinischen Wort *pallium* (Mantel, Umhang) und *palliare* (bedecken, tarnen, lindern) zurück. Das Pallium galt auch als Zeichen geistlicher Macht und wurde seit dem 4. Jahrhundert n. Chr. den höheren Bischöfen von den römischen

Kaisern verliehen. In althochdeutschen Wörterbüchern wird auf die Nähe zu *pallere* oder *pallescere* (bleichen, blass sein) hingewiesen. In der vormodernen Medizin verband man das Wort *palliare* allerdings nicht nur mit Vorstellungen eines bloßen »Bemäntelns«, nach Stolberg wurden damit auch Behandlungen bezeichnet, die äußere Makel oder gar die Unfähigkeit des Heilkundigen verbergen sollten, eine Krankheit wirksam zu kurieren.

In einem einführenden Kapitel zu seiner *Chirurgia* (um 1363) forderte Guy de Chauliac grundsätzlich eine spezifische, an den Ursachen ansetzende Behandlung von Krankheiten. Er nannte aber drei Ausnahmen, in denen sich der Arzt mit einer »cura larga, praeservativa, et palliativa«, also mit großzügig schützenden und lindernden Maßnahmen, begnügen dürfe: erstens bei Krankheiten wie der Lepra, die grundsätzlich unheilbar seien; zweitens, wenn der Patient eine mögliche kausale, kurative Behandlung ablehne oder die ärztlichen Anweisungen nicht befolge; und drittens, wenn die kurative Behandlung größeren Schaden anrichten würde als die Krankheit selbst.

Die älteste bisher bekannte Quelle, in der ausdrücklich von Palliation gesprochen wird, findet sich bei dem Lehrer Guy de Chauliacs, Henri de Mondeville, Lehrer der Anatomie und Chirurgie in Montpellier und Leibarzt Philipps des Schönen: Wenn schädliche Ursachen nicht gefunden werden könnten, sollte Leidenslinderung (Pauliation) erfolgen: »Et se [les choses nuisibles] ne puent [peuvent] estre ostées, soit faite pauliation.«[9]

Die Wiedereinführung des Begriffs *palliativ* in die moderne Medizin als besondere Form der Betreuung schwerstkranker und sterbender Menschen ist auf Balfour Mount zurückzuführen. Der kanadische Urologe benannte 1973 erstmals eine Krankenstation in Montreal als Palliative Care Unit, um damit die Besonderheit dieser Station zu charakterisieren, die sich speziell der Behandlung sterbender und an weit fortgeschrittenen onkologischen Erkrankungen leidender Menschen widmete. Wenige Monate zuvor hatte er das St. Christopher Hospice in London besucht, eine Einrichtung, die von Cicely Saunders 1967 speziell für die Betreuung sterbender Menschen gegründet worden war. Da im Unterschied zu dem englischen Wort *hospice* das gleiche Wort im Französischen für Einrichtungen zur Pflege alter und sterbender Menschen negativ besetzt war, suchte Balfour Mount nach einem anderen Begriff und entdeckte dabei das im Sinne von »lindern« in der Medizin selten gebrauchte und zum damaligen Zeitpunkt kaum bekannte Wort »palliativ« wieder – auch um damit zu verdeutlichen, dass es in der Palliative Care um ein umfassendes Betreuungskonzept für die vielfältigen Probleme bei Sterbenden geht.

Nach der im Jahr 2002 revidierten Definition der Weltgesundheitsorganisation (WHO) ist Palliative Care oder Palliativmedizin ein »Ansatz zur Verbesserung der Lebensqualität von Patienten und ihren Familien, die mit Problemen konfrontiert sind, welche mit einer lebensbedrohlichen Erkrankung einhergehen.«[10] Dies geschieht durch »Vorbeugen und Lindern von Leiden durch frühzeitige Erkennung, sorgfältige Einschätzung und Behandlung von Schmerzen sowie anderen Problemen körperlicher, psychosozialer und spiritueller Art«. Nicht Lebensverlängerung um jeden Preis ist das Ziel, sondern qualitative Lebensverbesserung: »Palliativmedizin bedeutet nicht, dem Leben bei fortgeschrittenen Erkrankungen mehr Zeit, sondern der verbleibenden Zeit mehr Leben zu geben.«[11]

Palliative Care und Hospizbewegung sind Schwestern, die sich ergänzen. Während Palliative Care eher die professionellen Aufgaben umschreibt, umfasst die Hospizbewegung vorrangig ein ehrenamtliches Engagement mit dem Ziel, das Sterben wieder mehr in das gesellschaftliche Leben und Miteinander zu integrieren. Die Hospizidee ist ähnlich alt wie der palliative Ansatz in der Medizin. So gab es wohl schon im 4. und 5. Jahrhundert n. Chr. in Syrien Gasthäuser, *Xenodochions*, die sich der Betreuung Kranker und Sterbender widmeten, wobei die Pflege der Sterbenden im Vordergrund stand. Am bekanntesten ist das von der Patriziersfrau Fabiola im frühchristlichen Rom Ende des 4. Jahrhunderts gegründete Hospiz zur Pflege von aus Afrika heimkehrenden siechen Pilgern, das als ein erster Vorläufer eines Krankenhauses angesehen werden kann. Viele Hospize entstanden entlang der Pilgerstraßen. Besonders im 11. Jahrhundert kam es im Rahmen der Kreuzzüge zur Gründung zahlreicher Hospize und Hospitäler, u. a. das noch heute erhaltene 1316 von den Hospitalitern gegründete »Krankenhaus von Rhodos« für die Pflege und Sterbebegleitung von Menschen mit unheilbaren Erkrankungen. Auch in anderen Kulturkreisen wurden im 1. Jahrtausend n. Chr. Hospitäler gegründet, so in China, Japan und Indien. Erst allmählich entwickelte sich der Gedanke, dass in den Gasthäusern und Hospitälern oder Hospizen auch Kranke und Verletzte behandelt werden könnten. So entstanden aus den Hospitälern mit langer Tradition in der reinen Beherbergung Kranker und Sterbender Krankenanstalten, die zunehmend die Versorgung von Verletzen, Kranken und Alten übernahmen, z. B. das Hôtel Dieu in Paris. Mit den Anfängen der modernen Medizin wurden im 18. Jahrhundert die ausschließlich pflegerischen Hospize deutlicher von den zur Behandlung von Kranken gegründeten medizinischen Krankenanstalten unterschieden. Seit der Gründung des Hospizes Calvaire durch Madame Jeanne Garnier im Jahr 1842 wurde der Begriff Hospiz nur noch für Einrichtungen zur Betreuung

Sterbender verwendet, wobei Ende des 19. und Anfang des 20. Jahrhunderts die Hospize im Besonderen auch die Aufgabe übernahmen, bedürftige, alte und obdachlose Menschen aufzunehmen und im Sterben zu begleiten, wenn sie zu arm waren, um sich eine ärztliche oder häusliche Betreuung leisten zu können. Bekannt wurde das 1879 von Mary Aikenhead gegründete Our Lady's Hospice in Dublin und das 1893 gegründete St. Luke's Home for the Dying Poor in London.[12] Haus Horn, das erste deutsche Hospiz, wurde 1986 in Aachen eröffnet.

Im St. Luke's Home for the Dying Poor griff Cicely Saunders Ende der 1940er-Jahre während ihrer Arbeit als Sozialarbeiterin und Krankenschwester den mittelalterlichen Hospizgedanken »Beistehen und Begleiten« auf, um ihn weiterzuentwickeln. Ihre nur wenige Wochen dauernde Beziehung zu dem 40-jährigen sterbenskranken und unter starken Schmerzen leidenden David Tasma, einem aus Polen stammenden Juden, der im Warschauer Ghetto den Holocaust überlebt hatte, aber nun einer unerbittlichen Krebserkrankung ausgeliefert war, veränderte ihr Leben. Sie erkannte im entfremdeten Sterben in einem Krankenhaus, mit Schmerzen, Ängsten und Träumen ihre persönliche Herausforderung. David vermachte ihr sein Vermögen, 500 Pfund, und verband damit den Wunsch, mit diesem Vermächtnis ein Sterbeheim zu gründen, das in der Zeit des Sterbens ein Zuhause bot und in dem er sich wünschte, ein Fenster der Erinnerung werden zu können. Die Erfahrung der gegenseitigen Zuneigung in den zwei Monaten des Abschieds wurde für Cicely Saunders lebensbestimmend. Um den medizinischen Problemen sterbenskranker und sterbender Menschen fachlich besser entsprechen zu können, begann sie Anfang der 50er-Jahre Medizin zu studieren und widmete sich von nun an ganz der Frage, wie eine optimale und umfassende medizinische, pflegerische, soziale und spirituelle Betreuung schwerstkranker und sterbender Menschen unter den Bedingungen und mit den Möglichkeiten der modernen Medizin verwirklicht werden könnte.

Die Gründung des St. Christopher's Hospice in London durch Cicely Saunders im Jahr 1967 gilt allgemein als der historische Impuls für die Entwicklung der modernen Hospizbewegung und von Palliative Care. Im Juni 1971 wurde im Deutschen Fernsehen ein Dokumentarfilm über das St. Christopher's Hospice gezeigt: *Noch 16 Tage ... eine Sterbeklinik in London*. Besonders der umstrittene Titel »Sterbeklinik« erzeugte sehr unterschiedliche Reaktionen, und es entspannen sich heftige Kontroversen. Ähnlich wie Balfour Mount hatten auch einige deutsche Ärzte das St. Christopher's Hospice aufgesucht, das große Engagement Cicely Saunders', der Pflegenden und Ärzte dort persönlich erlebt und schätzen gelernt, wie trotz äußerst bescheidener räumlicher Bedingungen eine Sterbebegleitung mit Herz und Empathie verwirklicht wurde. Einige dieser Ärzte versuchten zunächst – von der Öffentlichkeit kaum beachtet –, die Ideen des St. Christopher's Hospice auch in Deutschland umzusetzen. Gleichzeitig wurde jedoch die Errichtung eigener Sterbeeinrichtungen in Deutschland seitens der großen christlichen Kirchen rigoros abgelehnt mit dem Argument, dass durch spezielle Sterbehäuser das Sterben nicht menschlicher, sondern unmenschlicher gemacht würde. Noch 1978 hieß es offiziell von katholischer Seite auf eine Anfrage des Bundesministeriums für Jugend, Familie und Gesundheit: »Ein menschenwürdiges Sterben kann nicht durch die Errichtung eigener Sterbekliniken oder Sterbeheime gewährleistet werden, in die der Schwerkranke abgeschoben wird. ... Sterbekliniken oder Sterbeheime dienen – gewollt oder ungewollt – der Verdrängung der letzten menschlichen Aufgabe. ... Mit der Einlieferung in eine Sterbeklinik oder in ein Sterbeheim wird dem Schwerkranken jede Hoffnung abgesprochen und genommen. ... In der öffentlichen Diskussion wird die Einrichtung von Sterbekliniken jetzt schon als ein Schritt hin zur Euthanasie gedeutet. ... Vorhandene und bereitzustellende Mittel des Bundes und der Länder sollten nach unserer Auffassung nicht dazu benutzt werden, solche Sterbekliniken einzurichten. Vielmehr sollten finanzielle Mittel und personeller Einsatz dazu dienen, in den Krankenhäusern, Alten- und Pflegeheimen genügend Räume bereitzuhalten, die entsprechend ausgestattet sind, um sterbenden Menschen die Möglichkeit zu geben, sich in Ruhe und im Beisein ihrer Angehörigen auf den Tod vorzubereiten. ... Notwendig ist die Ausarbeitung eines Programms für die Humanisierung des Sterbens in den Krankenhäusern und Pflegeheimen, verbunden mit einer besseren und gezielten Ausbildung der Ärzte, Schwestern, Pfleger usw. ... Zusammenfassend möchten wir die von Ihnen gestellte Frage dahin beantworten, dass wir die Einrichtung besonderer Sterbekliniken ablehnen, weil solche Einrichtungen aus vielerlei Gründen das Sterben nicht menschenwürdiger, sondern unmenschlich machen.«[13]

Diese Stellungnahmen hatten zur Folge, dass in Deutschland die Entwicklung der Palliativversorgung im Vergleich zu anderen Ländern mit einer erheblichen Verzögerung begann. So wurde erst 1983 die erste Palliativstation als Fünf-Betten-Einheit in der Chirurgischen Klinik der Universität Köln eröffnet.

Die verschiedenen Ebenen des englischen Wortes *care*, das im Deutschen sowohl »Sorge«, »Kümmern«, »Fürsorge«, »Pflege« wie auch »Behandlung« bedeutet, lassen sich nur teilweise ins Deutsche übertragen. Palliative Care steht nicht – wie oft missverstanden – im Gegensatz zur kurativen Medizin, sondern stellt eine Ergänzung dar. Dies kommt auch darin zum Ausdruck, dass die Worte *care* und *cure* gemeinsame

Wurzeln haben. Hinter dem umfassenden Ansatz, der mit dem Wort palliativ verbunden wird, verbirgt sich zudem ein für die Medizin insgesamt wichtiges, wieder neu entdecktes Verständnis des Heilens, das auf den umfassenden ganzheitlichen Aspekt des Begriffs Heilung verweist, der im englischen Wort *healing* in seiner etymologischen Beziehung zu *whole* und *wholesome* noch deutlicher wird.

Die Vielzahl von Bedeutungen dessen, was palliativ ist oder sein soll, zeigt sich auch in der großen Anzahl verschiedener Definitionen, mit denen die Aufgaben von Palliative Care inzwischen bestimmt werden. Die definitorischen und semantischen Bemühungen, die die Begriffe Palliative Care, Palliativmedizin, Palliativversorgung, Sterbequalität etc. begleiten, erschweren manchmal die inhaltliche Bestimmung dessen, worum es geht. Im Hinblick auf Aufgaben, Strukturen, Zielgruppen und qualitative Merkmale haben diese Begriffe in den letzten 30 Jahren eine Reihe von Transformationen erfahren, die zu unterschiedlichen Gewichtungen geführt haben, sodass bisher auch keine allgemein anerkannte Definition in der internationalen Literatur zu finden ist. In einer kürzlich publizierten qualitativen Analyse der Fachliteratur wurden 37 englischsprachige und 26 deutschsprachige Definitionen zu den Begriffen Palliative Care und Palliativmedizin identifiziert, wobei als gemeinsame Zielvorstellungen die Linderung und Prävention von Leiden sowie die Verbesserung von Lebensqualität ermittelt wurden.[14]

Das Gesundheitsverständnis der Palliativbetreuung bedeutet auch, trotz aller Aussichtslosigkeit des Krankseins zum Sterben Entwicklungsmöglichkeiten anzubieten. Das gemeinsame Ringen nach Erkenntnis in der schicksalhaften Partnerschaft einer therapeutischen Beziehung ist ein wesentliches Element einer guten Sterbebegleitung, in der der Tod als etwas stimmig zum Leben Gehörendes erfahren werden kann.

Dabei kann die Vorstellung, dass irdisches Leben vielleicht nur ein Fragment, die Schwelle des uns allen bevorstehenden Todesexperiments und vielleicht mit Bewusstseinsprozessen verbunden ist, durchaus hilfreich sein.

Einer der Hauptgründe für die Entwicklung palliativer Konzepte für schwerstkranke und sterbende Patienten war die Tatsache, dass das Thema Sterben und Tod sowie Leidenslinderung am Lebensende in der modernen Medizin bis dato nahezu ausgeklammert war und auch die unbeabsichtigten Nebenfolgen des Fortschritts – nämlich Schmerzen, Hilfsbedürftigkeit und Pflege des sterbenskranken Menschen – lange Zeit nicht beachtet worden waren. So führten die technischen Möglichkeiten zur künstlichen Lebensverlängerung und zum Organersatz in der Mitte des 20. Jahrhunderts auch dazu, dass die Frage eines guten Sterbens oder eines guten Todes angesichts von vielen als quälend empfundener Krankheitsverläufe immer mehr auch zum gesellschaftlichen Thema wurde. Der Vertrauensverlust in die Medizin und die Befürchtung, am Ende des Lebens ihren Möglichkeiten hilflos ausgeliefert zu sein, führten dazu, dass die Frage des selbstbestimmten Todeszeitpunktes und der selbstgewählten Todesart in den Mittelpunkt der Überlegungen zu einem guten Sterben rückte. Gleichzeitig mit der Entwicklung der modernen Hospizbewegung und der Palliative Care, die untrennbar miteinander verbunden sind, wurde seit den 1970er-Jahren in den Niederlanden lebhaft die Debatte zur Legalisierung des selbstbestimmten Todes durch Euthanasie und parallel dazu in der Schweiz die Diskussion über Beihilfe zum Suizid aufgenommen, wie ein gutes Sterben gestaltet werden könnte.

Zur Palliativmedizin gehört nicht nur die Linderung körperlicher Symptome, sondern vor allem auch ein die individuelle Lebenssituation berücksichtigendes Verständnis des Leidens sowie Zeit und Bereitschaft zur Auseinandersetzung mit existentiellen Fragen des Krankseins und des Sterbens, die im medizinischen Alltag meist nicht vorhanden sind. Dies erfordert eine personale, am bio-psycho-sozialen Modell orientierte Herangehensweise, die den kranken Menschen mit seinen biographischen Besonderheiten, gesunden Potentialen und tragfähigen sozialen Bezügen in den Mittelpunkt stellt. Für Patienten mit fortgeschrittenen Erkrankungen ist dieser Ansatz besonders wichtig. Die Belastung durch körperliche Beschwerden und besonders auch das Leiden in der Sterbephase können gemindert werden, wenn kommunikative und spirituelle Dimensionen des Leidens frühzeitig Berücksichtigung finden.[15]

Vor allem die modernen Möglichkeiten der Schmerztherapie, die in den 70er-Jahren des 20. Jahrhunderts entwickelt wurden, haben dazu beigetragen, dass Palliative Care zunehmend Anerkennung gewann. In diesem Zusammenhang ist der Name Robert Twycross, eines ärztlichen Mitarbeiters von Cicely Saunders, von Bedeutung, der als einer der wichtigsten Pioniere der Palliativmedizin und der modernen Schmerztherapie mit Opiaten gilt. Leidenslinderung oder noch besser Prävention des Leidens mit den Möglichkeiten der modernen Medizin bedeutet nicht nur optimale Symptomlinderung und Verbesserung der Lebenssituation des Sterbenskranken, sondern auch, für das Thema Sterben und Tod einen Platz im Leben zu finden. Es geht nicht nur um eine professionell und kompetent durchgeführte medizinische Auftragsleistung, sondern auch um die Herausforderung, sich auf Ungewisses einzulassen. Die christlich-karitative Tradition, auf die sich die moderne Hospizbewegung stützt, macht die Begleitung des Sterbenden und seiner Familie zu einer sinnbestimmenden Aufgabe, wodurch die Ars moriendi als lebensbegleitende Vorbereitung auf das Sterben auch für die Sinnfindung des eigenen Lebens im Sinne einer Ars vivendi wichtig wird.

Seit Beginn der 1990er-Jahre ist in den industrialisierten Ländern eine dynamische Entwicklung von palliativmedizinischen Versorgungsangeboten festzustellen. Führend waren dabei Großbritannien, Kanada und die skandinavischen Länder. Während sich die palliativmedizinische Spezialversorgung zunächst stark auf den stationären Sektor konzentrierte, sind in den letzten Jahren zunehmend auch ambulante Versorgungsmodelle entwickelt worden. Der hohe Stellenwert der Palliativmedizin im Rahmen der gesundheitlichen Versorgung spiegelt sich in Deutschland in den Gesetzesregelungen zur spezialisierten ambulanten Palliativversorgung (SAPV) im Rahmen des im April 2007 in Kraft getretenen GKV-Wettbewerbsstärkungsgesetzes (GKV-WSG) wider. Demnach haben nach §§ 37b und 132d des SGB V Versicherte, die aufgrund einer nicht heilbaren, fortschreitenden und weit fortgeschrittenen Erkrankung bei einer zugleich begrenzten Lebenserwartung eine besonders aufwändige Versorgung benötigen, Anspruch auf spezialisierte ambulante Palliativversorgung: »Die spezialisierte ambulante Palliativversorgung umfasst ärztliche und pflegerische Leistungen einschließlich ihrer Koordination insbesondere zur Schmerztherapie und Symptomkontrolle und zielt darauf ab, die Betreuung der Versicherten in der vertrauten häuslichen Umgebung zu ermöglichen.«

Die moderne Palliativmedizin gilt für viele als junge Spezialdisziplin, die sehr deutlich auf die Grenzen der modernen technokratischen Medizin verweist; sie ist aber auch ein Ansatz, der in vielen Bereichen der Medizin ethische und fachliche Orientierungen bietet.[16] Allerdings sind die palliativen Versorgungsformen in den einzelnen Ländern Europas sehr unterschiedlich. In Abhängigkeit von Stadium und Art der Grunderkrankung benötigen ca. 10 bis 20 Prozent der Menschen mit lebenslimitierenden Erkrankungen eine spezielle palliativmedizinische Betreuung. Besonders in Großbritannien ist Palliative Care ein integraler Bestandteil der medizinischen Versorgung. Von den ca. 160 000 Menschen, die dort jährlich an Krebserkrankungen sterben, wird fast jeder Fünfte in einem der mehr als 3 300 Palliativbetten betreut, ca. 50 Prozent der Krebspatienten werden von ambulanten Hospizteams zu Hause versorgt.[17] In Deutschland wurden 2010 mehr als 400 Palliativstationen und stationäre Hospize mit über 3200 Betten gezählt; dennoch ist Deutschland im Vergleich zu Großbritannien im Bereich Palliative Care, was Ausbildung, Struktur der Versorgung und deren Akzeptanz anbelangt, noch als Entwicklungsland anzusehen.[18]

Die Palliativversorgung in Deutschland gliedert sich in drei Säulen: die stationäre Behandlung in spezialisierten Einrichtungen, die palliative Betreuung von sterbenskranken »Gästen« in Hospizen und die ambulante Versorgung von Palliativpatienten im häuslichen Bereich oder in Pflegeeinrichtungen durch Pflegedienste, Ärzte und ehrenamtliche Begleiter. Auf Palliativstationen werden vorwiegend Patienten mit besonderen medizinischen Problemen behandelt mit dem Ziel, die Anschlussbetreuung im häuslichen Bereich zu ermöglichen. In stationären Hospizen können Menschen für die letzte Zeit ihres Lebens als Gäste aufgenommen werden, wenn für sie eine Krankenhausbehandlung nicht oder nicht mehr erforderlich ist und sie weder zu Hause noch im Pflegeheim angemessen betreut werden können, aber doch eine besondere oder besonders aufwändige Betreuung benötigen. Die Behandlung aller anderen Patienten erfolgt durch Hausärzte und ambulante Pflegedienste, für die u. a. auch ambulante Dienste mit spezieller Expertise zur Verfügung stehen.

Immer erreichbare Home-Care-Dienste und spezielle Palliative Care-Teams sollen im ambulanten Bereich eine optimale palliativmedizinische und pflegerische Versorgung auch von schwerstkranken Menschen gewährleisten, um ein Sterben in der häuslichen Umgebung zu ermöglichen, wenn dies gewünscht wird. Palliativbetreuung benötigt als ganzheitliches Behandlungskonzept neben der palliativmedizinischen und palliativpflegerischen Kompetenz vor allem auch engagierte und qualifizierte ehrenamtliche Unterstützung durch Hospizhelfer. Hierzu sind in den letzten 20 Jahren ca. 1 500 ehrenamtliche Hospizgruppen mit etwa 80 000 Mitgliedern entstanden. Die Linderung von belastenden Symptomen ist die wichtigste medizinische Aufgabe der Palliativmedizin: 40 bis 80 Prozent der Krebspatienten haben unbefriedigend behandelte Schmerzen. Daneben gehören Schwäche, Appetitlosigkeit, Übelkeit, Verdauungsstörungen, Schlafstörungen, Atemnot, Husten, Hautprobleme, Blutungen, Ängste und Depressionen zu den häufigsten Symptomen, unter denen Palliativpatienten leiden. Ein weiteres bedeutsames Element einer guten Palliativbetreuung ist die Kommunikation über die den sterbenskranken Menschen und seine Angehörigen bewegenden Fragen und Belastungen. Es geht nicht nur darum, Symptome zu lindern, sondern auch darum, den Menschen in seiner biographischen Individualität, aber auch in seinen sozialen Bezügen zu verstehen und zu begleiten. Das erfordert nicht nur hohe fachliche Kompetenz, sondern auch Zuwendung, Unmittelbarkeit und Unvoreingenommenheit, wertfreies Interesse, emotionale Zuwendung und die besondere Bereitschaft, sich auf den Einzelnen und seine Situation einzulassen.

Für viele Menschen ist der Begriff Palliativmedizin negativ besetzt und wird mit Aussichtslosigkeit oder dem in Kürze zu erwartenden Tod in Verbindung gebracht. Doch palliative Aspekte sollten nicht erst dann erwogen werden, wenn nichts mehr getan werden kann, sondern sie sollten kurative Behandlungsstrategien besonders auch in der Onkologie schon früh begleiten und ergänzen. Eine kürzlich in der renommierten Zeitschrift *New England Journal of Medicine* publizierte Untersuchung zeigte, dass bei Patienten mit fortgeschrittenem Lungenkrebs, die insgesamt eine schlechte Prognose schon zum Zeitpunkt der Diagnose hatten, nicht nur eine verbesserte Lebensqualität erzielt werden konnte, sondern auch eine Verlängerung der Lebenszeit, wenn von Anfang an palliativmedizinische Expertise in das Behandlungskonzept mit aufgenommen wurde und nicht erst dann, wenn die Möglichkeiten der onkologischen Standardtherapien ausgeschöpft waren.[19]

Der palliative Ansatz ist deshalb neben Prävention, Kuration und Rehabilitation ein unverzichtbarer Teil einer menschengemäßen Medizin. Das gilt trotz der Fortschritte in der Medizin inzwischen auch und besonders für die Intensivmedizin und die Altersmedizin. Einen hohen Stellenwert hat Palliativmedizin bei Patienten mit Krebserkrankungen, wenn die Grenzen der direkt am Tumor angreifenden Therapien z. B. durch Operation, Bestrahlung, Chemotherapie oder Immuntherapie erreicht sind. Auch AIDS-Erkrankte, Patienten mit neurologischen Systemerkrankungen und mit lebensbegrenzenden und belastenden Lungen- und Herzerkrankungen benötigen häufig eine kompetente palliativmedizinische Begleitung in fortgeschrittenen Erkrankungsstadien. Heilung und Palliation stellen keine sich widersprechenden Behandlungsansätze dar – sie konzentrieren sich allerdings je nach Erkrankungsverlauf und Lebenssituation des Betroffenen auf unterschiedliche Ziele. So können auch in der Palliativmedizin rehabilitative Ziele angestrebt werden, so dass verschiedene Stadien von der Rehabilitation bis zur eigentlichen Sterbephase unterschieden werden müssen. Nicht jede Krankenhausaufnahme zur palliativen Behandlung endet mit dem Tod.

Neben fachlicher Kompetenz zu einer umfassend angelegten Beschwerdelinderung erfordern palliativmedizinische Konzepte auch eine multiprofessionelle und interdisziplinäre Herangehensweise an die Sorgen und Probleme der Patienten und deren Angehörigen, die nicht nur eine Verbesserung der Lebensqualität innerhalb begrenzter Zeit zum Ziel hat, sondern die auch versucht, die existentielle Bedeutung dieser für alle Beteiligten wichtigen und schwierigen Phase des Abschieds zu erfassen und zu begleiten. In der modernen Palliativversorgung können ein palliativer Ansatz sowie allgemeine und spezialisierte Versorgungsformen unterschieden werden. Der spezialisierte palliativmedizinische Versorgungsbedarf für Krebspatienten im letzten Lebensjahr lässt sich nach Erfahrungen aus Großbritannien mit ca. 15 bis 25 Prozent aller an Krebserkrankungen Versterbenden angeben, das wären ca. 35 000 bis 50 000 Patienten pro Jahr. Diese Zahlen sind sehr stark von den Versorgungsbedingungen abhängig, wobei vor allem auch eine gute allgemeine Palliativbetreuung im ambulanten Bereich den speziellen Bedarf vermindert. Allerdings benötigen nicht nur Krebspatienten eine spezialisierte Palliativversorgung. Insgesamt geht man in Deutschland derzeit davon aus, dass etwa 10 bis 12 Prozent aller sterbenskranken Menschen im letzten Jahr ihres Lebens eine spezialisierte Palliativversorgung benötigen; das wären ca. 84 000 bis 100 000 Menschen.[20] Derzeit liegt der Anteil der im Rahmen der spezialisierten Palliativversorgung betreuten Patienten in Deutschland noch deutlich unter 5 Prozent aller Verstorbenen. In verschiedenen ambulanten Modellprojekten konnte in den letzten fünfzehn Jahren gezeigt werden, dass durch eine multipro-

fessionelle Palliativversorgung bis zu 80 Prozent der Patienten mit Krebserkrankungen auch in der letzten Lebensphase zu Hause bleiben können – Krankenhauseinweisungen bei so betreuten Patienten waren für die Terminalphase nur noch in ca. 10 Prozent der Fälle notwendig.[21]

Allgemeine Palliativversorgung stützt sich im ambulanten Bereich vor allem auf Hausärzte und ambulante Pflegedienste, im stationären Bereich auf Krankenhäuser der Regelversorgung, Pflegeheime und andere stationäre Einrichtungen. Die allgemeine Palliativversorgung hat das Ziel, durch eine gute Symptomkontrolle und Berücksichtigung individueller Präferenzen die Lebensqualität der Betroffenen und deren Umfeld zu verbessern. Wenn dieses Ziel nicht erreicht werden kann, sollten die Möglichkeiten der spezialisierten Palliativversorgung, für die im ambulanten Bereich ein gesetzlicher Anspruch nach § 137b SGB V in Form der SAPV für schwerstkranke Menschen besteht, in Betracht gezogen werden. Grundlage der spezialisierten Palliativversorgung ist ein multiprofessioneller Ansatz, bei dem Ärzte, Pflegende und weitere Therapeuten als Team jederzeit zur Verfügung stehen, um bei komplexen Problemen, z. B. aufwändigen Wunden, Schmerzen, Atemnot und Ängsten, helfen zu können. Die Teams in der spezialisierten Palliativversorgung haben in besonderer Weise die Aufgabe, die Versorgung schwerstkranker Menschen im häuslichen Bereich und wohnortnah zu ermöglichen, um die Betroffenen und deren Angehörige bei der Bewältigung von belastenden Symptomen und Krankheitsproblemen mit einer aufwändigen therapeutisch-pflegerischen und psychosozialen Betreuung zu unterstützen.[22] Aufgrund der demographischen Entwicklung wird Palliative Care in den nächsten Jahren besonders im Rahmen der sogenannten Altersmedizin an Bedeutung gewinnen. In den industrialisierten Ländern sind die über 80-Jährigen die am stärksten wachsende Bevölkerungsgruppe. Der Anteil der Menschen ab 80 Jahren, der um 1900 erst etwa 0,5 Prozent der Bevölkerung Deutschlands ausmachte und gegenwärtig auf ca. 4 Prozent gestiegen ist, wird im Jahr 2050 etwa 12 Prozent betragen. Innerhalb der nächsten 25 Jahre wird die Zahl der 100-Jährigen in Deutschland von jetzt 10 000 auf 45 000 steigen, im Jahr 2050 sollen es sogar 114 000 sein.[23] Ca. 1,8 Millionen der über 80-Jährigen haben chronische Schmerzen, ca. 600 000 bis 900 000 haben Krebs, 20 Prozent leiden unter Depressionen, 20 Prozent unter Demenz. Ca. 30 Prozent der Menschen über 80 Jahre und über 50 Prozent der Menschen über 90 Jahre sind pflegebedürftig.[24] Die Betreuung alter und hochbetagter Menschen unter palliativen Aspekten wird also in den nächsten Jahren zu einer der wichtigsten Herausforderungen in der Medizin werden. Die Möglichkeiten der Palliativmedizin, aber auch die durch Palliativmedizin oder Palliative Care wieder stärker in die medizinethische Debatte hineingetragenen Prinzipien zu Entscheidungsproblemen am Lebensende stellen hier eine wichtige Orientierung dar.

Optimale Linderung belastender Symptome, effektive Kommunikation, reflektiertes Entscheiden sowie transparentes (nachvollziehbares) Handeln können als Kernelemente von Palliative Care angesehen werden. Dabei stehen der Wille und das Wohl der Betroffenen im Mittelpunkt aller Entscheidungen derjenigen, die einen Menschen, der sich krankheitsbedingt nicht mehr mitteilen und aktuell nicht entscheiden kann, begleiten. In Betreuungseinrichtungen der Palliativ- und Hospizversorgung sind diese Aspekte selbstverständlich; in Pflegeeinrichtungen, Krankenhäusern und sonstigen Orten des Sterbens bestehen hier leider oft noch erhebliche Defizite. Effektive Kommunikation bedeutet, Krankheit nicht nur als pathophysiologische Funktionsstörung, sondern als Prozess, und Kranksein als individuelle Erfahrung zu berücksichtigen; es bedeutet aber auch, alle Dimensionen des Krankseins zu erfassen, zu wissen, in welcher Lebenssituation sich der andere befindet und welche Werte für ihn wichtig sind, es bedeutet gemeinsame Ebenen zu finden und alle Aspekte von »Heilung« im Blick zu haben. Reflektiertes Entscheiden bedeutet, im Dialog immer auf den Willen des Patienten zu achten, egal ob es um Therapiewünsche am Lebensende, die Interpretation von Patientenverfügungen, den Umgang mit Sterbewünschen oder die Beendigung lebensverlängernder Maßnahmen geht. Nur so werden Entscheidungen ermöglicht, die auf der Grundlage einer vertrauensvollen Beziehung von allen getragen werden. Transparentes Handeln sollte dazu beitragen, dass alle Maßnahmen für andere nachvollziehbar werden. Das kann weder bedeuten, alles zu tun, was möglich ist, noch alles zu tun, was gewünscht wird. Medizinische Indikation bestätigt sich im Dialog und verwirklicht sich in der Palliativversorgung in der Begleitung des sterbenden Menschen. Palliative Care steht für ein Sterben unter würdigen Bedingungen mit bestmöglicher Symptomkontrolle sowie Zuwendung und Unterstützung im Umgang mit physischen, psychosozialen und spirituellen Problemen. Palliative Care steht aber auch für die Bedeutung, die das Leben bis zum letzten Augenblick haben kann. »Es gibt Zeiten, in denen es im Interesse der Gesundheit liegt, zu sterben. Es ist nicht gesund, das Sterben hinauszuziehen«, hat Cicely Saunders einmal gesagt. So geht es in der Begleitung des Sterbenden immer auch um die Beziehung und Bedeutung der Menschen im Mit- und Füreinander, wie es in einem weiteren berühmten, die Hospizbewegung begleitenden Satz Cicely Saunders' einmal ausgedrückt wurde: »Du zählst, weil Du bist. Und du wirst bis zum letzten Augenblick deines Lebens eine Bedeutung haben.«[25]

Kapitel 2

Intensivmedizin und Palliativmedizin – Widerspruch oder Ergänzung?

> »Wir leben, solange es Gott bestimmt hat, aber es ist ein großer Unterschied, ob wir im Alter jämmerlich wie arme Hunde leben oder wohl und frisch; und darauf vermag ein kluger Arzt viel.«
>
> J.W. v. Goethe, 1824

Seit zwei Monaten lag Herr P., ein 48-jähriger Kameramann, nach einem schweren Schlaganfall mit andauernder Bewusstlosigkeit auf der Intensivstation. Versuche, ihn von der künstlichen Beatmung abzugewöhnen, waren immer wieder nach kurzer Zeit gescheitert. Er war beim Fahrradfahren einfach zusammengebrochen. Zunächst war man davon ausgegangen, dass die Blutung im Gehirn durch den Sturz verursacht worden war, aber dann fanden die Ärzte im Computertomogramm ausgedehnte Missbildungen der Blutgefäße im Gehirn des Patienten: inoperabel, bösartig, Prognose aussichtslos. Alle dachten, dass Herr P. nur wenige Tage überleben würde, aber nun hatte er sich doch etwas »stabilisiert«, wie die Ärzte so schön sagen. Der Verlauf war immer wieder von Komplikationen gekennzeichnet. Die Pflegenden der Intensivstation und auch die Ehefrau, die jeden Tag stundenlang an seinem Bett saß, beobachteten, dass Herr P.s Gesicht sich auf Ansprache veränderte, aber es war nicht festzustellen, was er damit zum Ausdruck bringen wollte: Erstaunen, Schmerz, Einsamkeit, Entschlossenheit, eine Aufforderung zum

Weitermachen oder endlich in Ruhe gelassen zu werden? Oder vielleicht war es auch nur eine Reaktion aus weiter Ferne in einer unerreichbaren Eigenwelt ohne Emotion, ohne Wille, ohne Ziel? Über seinen mutmaßlichen Willen ließ sich nur spekulieren. Aktuell stand die Entscheidung an, ob Herr P. wegen zunehmenden Nierenversagens erneut dialysiert werden sollte. Bis vor einigen Tagen noch hatten die Ärzte erwogen, die intensivmedizinische Behandlung einzustellen, aber nun musste neu entschieden werden. Frau P. war zur Betreuerin bestellt, Herr P. hatte immer wieder gesagt, dass er nie ein Pflegefall werden wolle. Wo finden Betroffene oder Angehörige in einer solchen Situation Hilfe?

Intensivstationen sind keine Sterbestationen. Dennoch ist der Tod in der Intensivmedizin immer gegenwärtig, denn es geht ja gerade darum, ihn zu vermeiden, die Todesbedrohung mit allen modernen technischen Möglichkeiten zu bekämpfen und dem Leben wieder eine Chance zu geben. Und doch sind es gerade Intensivstationen, wo in Krankenhäusern besonders häufig gestorben wird. Die Letalität auf Intensivstationen ist je nach Ausrichtung und Spezialisierung unterschiedlich. Auch wenn es keine genaueren statistischen Erhebungen zur Sterberate auf Intensivstationen in Deutschland gibt,[26] kann man davon ausgehen, dass etwa 10 bis 20 Prozent der jährlich ca. 370 000 in Krankenhäusern sterbenden Patienten auf einer Intensivstation sterben, also mindestens 50 000 Patienten. In den USA sterben jährlich etwa 540 000 Menschen auf Intensivstationen oder unmittelbar nach Beendigung einer intensivmedizinischen Behandlung, das sind ca. 22 Prozent aller Verstorbenen.[27] Über 70 Prozent der in der Universitätsklinik Freiburg im Beobachtungszeitraum 2006 verstorbenen Patienten wurden bei ihrem letzten Aufenthalt im Krankenhaus ein bis sechs Mal auf die Intensivstation aufgenommen. Über 60 Prozent starben auf der Intensivstation oder unmittelbar nach Verlegung.[28] Die Begleitung eines Sterbenden auf der Intensivstation wird oft als besonders belastend erlebt, und für viele Menschen ist die Aussicht, auf einer Intensivstation zu sterben, grauenvoll. Die Angst, einem Leben an Schläuchen willenlos ausgeliefert zu sein, wodurch das Sterben nur hinausgezögert oder für eine gewisse Zeitspanne verhindert wird, ist einer der wesentlichen Gründe für die zunehmende Zahl von Menschen, die sich in einer Patientenverfügung gegen intensivmedizinische Maßnahmen aussprechen. Zwar wird dem Thema Sterbebegleitung im Krankenhaus generell immer noch viel zu wenig Beachtung geschenkt, doch gerade in der Intensivmedizin ist es ein mit besonderen Tabus besetztes Thema, dem man sich gerne entzieht, indem sterbende Patienten auf andere Stationen verlegt werden. Sind solche Handlungsweisen Ausdruck dafür, dass das Zulassen des Sterbens im intensivmedizinischen Selbstverständnis immer noch als Niederlage und Versagen intensivtherapeutischen Bemühens angesehen wird? Dabei gehört auch eine Sterbebegleitung unter menschenwürdigen Bedingungen zu den intensivtherapeutischen Aufgaben. Das ist manchmal besonders schwierig, wenn akzeptiert werden muss, dass alle Anstrengungen, ein Menschleben zu retten, nicht zum Erfolg geführt haben.

Die Beantwortung der Frage, wie hoch der Bedarf an Intensivmedizin am Ende des Lebens ist und welche Maßnahmen wann sinnvoll sind, wird sehr stark von den Perspektiven, den Wertvorstellungen und Interessen der an der medizinischen Versorgung Beteiligten bestimmt. Dabei spielen sicherlich auch kulturelle Normen und Traditionen eine Rolle. So werden z. B. in den skandinavischen Ländern intensivmedizinische Maßnahmen bei Patienten häufiger begonnen, jedoch früher abgebrochen, wenn das angestrebte Behandlungsziel mit den Intensivmaßnahmen nicht erreicht werden kann, während im Süden Europas Intensivmaßnahmen häufig erst zu einem kritischen Zeitpunkt begonnen, dann aber meist länger fortgeführt werden. In Japan dagegen werden Intensivmedizin und Organersatz nur sehr zurückhaltend eingesetzt; dennoch ist die Lebenserwartung der Japaner deutlich höher als in den USA oder Westeuropa. Obwohl in Japan prozentual mehr hochaltrige Menschen leben als in allen anderen Ländern der Erde, liegt der Anteil der über 85-jährigen Patienten, die in Japan am Ende des Lebens intensivmedizinisch behandelt werden, bei nur 1,2 Prozent, während in den USA und Europa bis zu 5,3 Prozent der über 85-Jährigen zuletzt auf einer Intensivstation behandelt werden und dort sterben.[29]

Die technologischen Entwicklungen der letzten 50 Jahre haben den Alltag der Medizin gewaltig verändert und werden diesen auch weiterhin zunehmend bestimmen. Anästhesiologische, operative und intensivmedizinische Möglichkeiten haben dazu beigetragen, dass Organfunktionen künstlich aufrechterhalten oder ersetzt werden können und der Zeitpunkt des Todes in der Intensivsituation in besonderer Weise zu einer Variablen in der Hand des Arztes geworden ist. Die rasante technische Entwicklung umfasst einen breiten Bereich von der Intensivmedizin bis zum therapeutischen Klonen, vom Organersatz bis zur interventionellen Mikrotherapie, von der prädiktiven Diagnostik bis zur Genmedizin und Nanotechnologie; hinzu kommen noch die Möglichkeiten, die durch die modernen Kommunikationstechniken und medizinischen Informationssysteme entstanden sind. Auch wenn mit den Möglichkeiten der modernen Hochleistungsmedizin zweifellos großartige Erfolge für Menschen mit noch vor wenigen Jahrzehnten sicher zum Tode führenden Erkrankungssituationen erzielt wurden, kann der Beitrag dieser Erfolge für eine allgemein verbesserte Gesundheitsversorgung und Lebensqualität durchaus in Frage gestellt werden.

Kaum eine medizinische Disziplin wie die Intensivmedizin symbolisiert so sehr die Erfolge, die Macht wie auch den Anspruch der modernen Medizin im Kampf gegen den Tod.

Ein Beispiel: In den 50er-Jahren des letzten Jahrhunderts wurden in den USA und Skandinavien die ersten großen Beatmungszentren zur Versorgung an Kinderlähmung erkrankter Menschen eingerichtet. Durch eine zunächst manuell, später dann maschinell durchgeführte Beatmung in der eisernen Lunge konnte die Mortalität dieser Patienten von 78 auf etwa 40 Prozent gesenkt werden. Manche der Patienten haben bis zu ihrem Tod 60 Jahre und länger mit der eisernen Lunge gelebt – eine Patientin starb vor wenigen Jahren, als die Stromversorgung der Beatmungsmaschine versagte und das Notstromaggregat nicht einsprang. Heute leben ca. 5000 Menschen in Deutschland künstlich und andauernd intensivpflegerisch und intensivmedizinisch betreut, z. B. mit einer künstlichen Beatmung, gelähmt oder im Wachkoma.

Herr V., ein 82-jähriger ehemaliger Ingenieur jüdischen Glaubens, wurde bereits seit drei Jahren nach mehreren Schlaganfällen von seiner Frau zu Hause gepflegt. Vor zwei Jahren hatte er wegen zunehmender Schluckstörungen eine Ernährungssonde bekommen. Seine Frau erzählte, er sei immer ein aufopferungsvoller und »unendlich gutmütiger« Vater und Ehemann gewesen. Im Alltag habe die jüdische Tradition keine Rolle gespielt – Ehefrau und Tochter sind katholisch. Im letzten Jahr war der dauerhaft bettlägerige, an Druckgeschwüren, schmerzhaften Kontrakturen und einer Epilepsie leidende Patient wiederholt wegen Lungenentzündungen und Kreislaufproblemen über die

Notfallaufnahme auf der Palliativstation aufgenommen worden. Sein Blick war leer, ein Kontakt nicht herstellbar – eine terminale Lebenssituation. Mutter und Tochter verlangten flehend und drohend, dass alles getan werde, um ihn am Leben zu erhalten. »Er darf nicht einfach sterben«, sagte die Ehefrau, eine Gerichtsmedizinerin, und drohte mit einer Klage. Eine palliativmedizinische Betreuung, die den Tod einbezog, kam für sie nicht in Frage. Trotz intensiver antibiotischer Behandlung verschlechterte sich der Zustand weiter. Viele fragten sich: Was tun wir hier? Erzeugen wir nicht mehr Leid, anstatt es zu lindern? Sind es nicht nur symbolische Maßnahmen, die wir hier durchführen? Woran erkennen wir, was gut ist, was ein gutes Leben ist? Die Tochter beteuerte immer wieder: »Ich möchte ihn nicht verlieren, ich brauche ihn, er braucht mich. Ich möchte, dass mein Vater so lange wie möglich für mich da ist.« Auf Drängen der Ehefrau und Tochter wurde Herr V. auf die Intensivstation verlegt, beatmet und dialysiert. Der Kreislauf musste medikamentös unterstützt werden. Nach 21 Tagen auf der Intensivstation hatte sich die Nieren- und Kreislauffunktion gebessert. Der Blick von Herrn V. war weiterhin leer, ein Kontakt nicht herstellbar. Er sollte zur Dauerbeatmung in ein Pflegeheim verlegt werden. Ehefrau und Tochter misstrauten dem, wünschten, dass Herr V. so lange im Krankenhaus bliebe, bis sie die Pflege selbst und ohne weitere Unterstützung durchführen könnten. Nach weiteren vierzehn Tagen gelang es dennoch, Herrn V. in ein Pflegeheim für Beatmungspatienten zu verlegen, wo er in einem unbeobachteten Augenblick sterben konnte – ein für alle Beteiligten unbefriedigender Tod.

Als ich einem befreundeten jüdischen Arzt diese Krankengeschichte und die darin deutlich werdenden Konflikte erzählte, verwies er mich auf eine Erzählung aus dem *Talmud*: Ein berühmter Rabbiner lag im Sterben. Er litt an einer unheilbaren Krankheit. Seine Schüler konnten sein Sterben nicht akzeptieren und beteten ohne Pause zu Gott, den Rabbiner doch am Leben zu lassen. Solange die Schüler beteten, konnte der Rabbiner nicht sterben. Die Magd, die ihn über viele Jahre betreut hatte und sehr gut kannte, konnte seiner Qual nicht tatenlos zusehen. Auch sie wusste, dass ihr Herr unheilbar erkrankt war. Sie nahm einen großen Lehmkrug, kletterte auf das Dach des Hauses und warf den Krug zu Boden. Es entstand ein Riesenkrach, die Schüler erschraken und hörten für einen Moment mit dem Beten auf, während dem der Rabbiner sterben konnte. Viele berühmte Rabbiner, die das Vorgehen der Magd diskutierten, haben es gebilligt.

Durch die technischen Möglichkeiten, Organe und Organfunktionen künstlich zu ersetzen, sind Entscheidungen in lebensbedrohlichen Erkrankungssituationen bei Menschen zwischen Leben und Sterben für alle davon Betroffenen immer schwieriger geworden. In der Intensivmedizin wurde die in der Palliative Care handlungsleitende Frage des Lebenswertes und der Lebensqualität im Kampf gegen den Tod lange Zeit verdrängt. Erst in den letzten Jahren werden Entscheidungen zur Therapiebegrenzung notwendigerweise auch unter dem Gesichtspunkt einer qualitativen Beurteilung der verbleibenden Lebensperspektive und einer angestrebten Lebenszeitverlängerung diskutiert, wobei die Bewertung oder Beurteilung eines anderen, fremden Lebens und die Begründung, weshalb und wann eine belastende Situation als nicht oder nicht mehr lebenswert angesehen wird, immer auch eine Herausforderung an das eigene Selbstverständnis darstellt. Sowohl am Anfang wie auch am Ende des Lebens müssen zunehmend Entscheidungen getroffen werden, die als besonders schwierig empfunden werden, wenn durch die technischen Interventionsmöglichkeiten ein Überleben, wenn auch unter sehr eingeschränkter Qualität und Perspektive, möglich ist und der Verzicht darauf zum Tod führt. Über die Frage, welche Kriterien oder allgemein anerkannten Lebenskonzepte als Leitlinie für Entscheidungen in solchen Grenzsituationen herangezogen werden können, besteht noch lange kein Konsens. Behandlungsbegrenzungen, um das Sterben zuzulassen, sind umso schwieriger, je jünger die Betroffenen sind. In der Intensivmedizin bei Neu- und Frühgeborenen wird das besonders deutlich: Wenn alle Aktivitäten daraufhin ausgerichtet sind, das junge Leben zu erhalten und Lebenszeit zu verlängern, können Entscheidungen, sie zugunsten palliativer Maßnahmen zu begrenzen, zu erheblichen fachlichen, moralischen, weltanschaulichen und emotionalen Konflikten führen.

Beim Vergleich von Behandlungsprioritäten und therapeutischen Konzepten in der Intensiv- und Palliativmedizin sollten die unterschiedlichen Behandlungsziele voneinander abgegrenzt werden, auch wenn in der Palliativmedizin gelegentlich intensivmedizinische Aspekte berücksichtigt werden und umgekehrt. Behandlungsziel in der Intensivmedizin ist in erster Linie die Lebensverlängerung und Wiederherstellung lebensbedrohlich gestörter Organfunktionen. In der Palliativmedizin dagegen steht die Symptomkontrolle und Verbesserung der Lebensqualität ohne gezielte Lebensverlängerung im Mittelpunkt. Während in der Intensivsituation die Wiederbelebung in Grenzsituationen eine zentrale Bedeutung hat und Ausdruck des Anspruchs ist, Leben zu erhalten, werden in der Palliativsituation der Verzicht auf Reanimation sowie die würdige Begleitung des Sterbenden und Erleichterung im Sterben als die wichtigsten Aufgaben angesehen. Bei beiden haben Interdisziplinarität, Teamarbeit und Multiprofessionalität einen hohen Stellenwert.[30] Die Diagnostik und die invasive Überwachung der Vitalfunktionen, die von Patienten und Angehörigen oft als sehr belastend empfunden werden, haben in der Intensivmedizin eine weitaus größere Bedeutung als in der Palliativmedizin. Umgekehrt ist die Berücksichtigung von Basis- und Komfortmaßnahmen, die Beachtung individueller Wünsche und auch der bewusste Verzicht auf belastende Maßnahmen, ein besonderes Anliegen der Palliativbetreuung. Die Beurteilung des Zeitpunktes, ab wann ein Mensch ein Sterbender ist und ob in diesen Situationen durch medizinische Maßnahmen eine Lebensverlängerung angestrebt werden sollte oder nicht, ist in der Intensivmedizin ein viel größeres Problem als in der Palliative Care. Allerdings stellt sich auch in der Palliativbetreuung gelegentlich die Frage, ob nicht doch durch gezielte Maßnahmen in todesnahen Situationen eine Lebensverlängerung erreicht werden kann, besonders dann, wenn das Sterben bei den Betroffenen und Angehörigen – aus welchen Gründen auch immer – noch keine Akzeptanz findet.

Die Schwierigkeit, Beginn und Dauer des Sterbens im Einzelfall zu bestimmen und das Handeln adäquat daran zu orientieren, führt zu Unsicherheiten, wenn es darum geht, in Grenzsituationen der besonderen Würde dieser letzten von der Natur gegebenen Gewissheit gerecht zu werden. Suchen wir nicht lieber den Tod der Natur zu entreißen? Werden wir durch die Entwicklung der medizinischen Möglichkeiten nicht sogar zunehmend dazu gezwungen? Jahrtausende lang hat die Menschheit gegen den Widerstand der Natur gekämpft, nun ist er scheinbar in wichtigen Dingen gebrochen. Nicht mehr die Natur setzt die Grenzen, sondern der Mensch wird aufgefordert, sich selbst Grenzen zu setzen.

Durch die Möglichkeiten, den biologischen Vorgang des Sterbens hinauszuzögern, können sich auch Interessenkonflikte entwickeln. Ein Beispiel hierfür ist der 1992 bekannt gewordene Fall des Erlanger Babys, bei dem wegen der Frühschwangerschaft einer für klinisch tot erklärten 19-jährigen Frau lebenserhaltende Maßnahmen fortgeführt wurden, um die Entwicklung des ungeborenen Lebens bis zur Geburt zu ermöglichen. Erst als der Fötus in der 19. Schwangerschaftswoche starb, wurden die lebenserhaltenden Maßnahmen eingestellt. Der nach vorgegebenen Regeln festgestellte klinische Tod wurde seiner Bedeutung enthoben,[31] indem die Mutter zwar für tot erklärt, jedoch so behandelt wurde, dass durch Aufrechterhaltung des Kreislaufs und der Hormonproduktion der Fetus über mehrere Wochen ernährt werden konnte. In den juristischen und ethischen Auseinandersetzungen um diesen Fall wurde festgestellt, dass bei einer Güterabwägung der postmortale Persönlichkeitsschutz eines (klinisch toten) Menschen dem selbständigen Recht auf Leben eines ungeborenen Kindes nachgeordnet ist. Inzwischen wurde weltweit über etwa 20 Fälle von Kindern berichtet, deren Geburt erst durch die künstliche Lebensverlängerung einer für hirntot erklärten oder sterbenden Schwangeren ermöglicht wurde.

Der Beginn des Sterbens wird unter den Bedingungen der modernen Medizin nur noch selten von einer natürlichen Autonomie bestimmt, sondern von der Beurteilung der Irreversibilität einer Krankheit und der Behandlungsmöglichkeiten beim Zusammenbruch vitaler Grundfunktionen wie Atmung, Kreislauf und Stoffwechsel abhängig gemacht. Wenn medizinische Maßnahmen zunehmend belastend werden, physiologisch schlecht begründet sind und – ohne klinischen Erfolgsnachweis – der Nutzen für den Patienten hinterfragt werden muss, tritt die Entscheidung, lebensverlängernde Behandlungsmöglichkeiten zu begrenzen, in den Vordergrund. Die

Bestimmung des Sterbe- und Todeszeitpunkts ist nicht nur von Wissen, Erfahrung und Einfühlungsvermögen abhängig, sondern bedeutet immer auch Verantwortung zu übernehmen – auch mit der Gefahr, sich zu irren. Wir erleben aktuell die paradoxe Situation, dass sich die Medizin in ihrer rasanten Entwicklung einerseits immer mehr vom Sterbenden abgewandt hat – der würdelose Tod im Krankenhaus ist von Aries[32] sehr treffend beschrieben worden – andererseits der Sterbende z. B. dann, wenn er jung ist und seine Organe für eine Transplantation gebraucht werden, wieder besonders interessant wird, so dass intensivmedizinische Maßnahmen inzwischen durchaus auch angewendet werden, um sogenannte klinisch Tote, deren Organe gebraucht werden könnten, am Leben zu erhalten. In beiden Fällen tut sich die Medizin schwer mit der Achtung der Würde des Sterbenden, was immer diese auch bedeuten mag. Wird der Sterbende in Zukunft sogar noch mehr funktionalisiert werden, z. B. um genetisch wirksame Medikamente zu entwickeln? Während das Interesse am Leichnam erlischt, gerät der Sterbende selbst zunehmend ins Blickfeld der wissenschaftlichen Neugier.

Entscheidungen in der Intensivmedizin zwischen Maximaltherapie, Therapiebegrenzung, Therapiereduktion und Therapieabbruch[33] werden in kritischen Situationen weitgehend paternalistisch – ohne Mitwirkung des meist nicht kommunikationsfähigen und selbstbestimmungsfähigen Patienten – und unter Berücksichtigung medizinischer Möglichkeiten und prognostischer Kriterien getroffen – sicherlich in der Regel zum Wohle des Betroffenen. Gerade in der Intensivmedizin spielt allerdings bei Entscheidungen zur Durchführung lebensverlängernder Maßnahmen der therapeutische Optimismus eine viel größere Rolle als eine differenzierte Bewertung der aktuellen Situation. Eine in den 1990er-Jahren durchgeführte Multicenterstudie mit ca. 25 000 Patienten kam zu dem Ergebnis, dass die behandelnden Intensivmediziner noch eine Woche vor dem tatsächlichen Tod der auf der Intensivstation verstorbenen Patienten bei mehr als 50 Prozent ein Überleben von mehr als zwei Monaten erwarteten, am Tag vor dem tatsächlichen Tod waren es noch 17 Prozent.[34]

In Abgrenzung zur Intensivmedizin geht es in der Palliativmedizin in der Regel um Menschen, deren Erkrankung lebensbegrenzend ist und die sich mit Sinn und Qualität der vom nahen Tod bestimmten verbleibenden Zeit ihres Lebens intensiv auseinandersetzen. Ein wichtiger Aspekt ist es dabei, unter Berücksichtigung individueller Präferenzen zu gemeinsamen Entscheidungen zu gelangen und das Handeln daran zu orientieren. Sowohl die Art des Sterbens wie auch der Zeitpunkt des Todes werden von diesen Entscheidungen bestimmt. Die Palliativmedizin unterscheidet vier Formen der Behandlung: 1. maximale Symptom- und Supportivtherapie, wie z. B. die Minderung von Nebenwirkungen und Begleitproblemen bei palliativen Operationen, Strahlen- und Chemotherapie; 2. Palliative Therapie, die sich auf die symptomorientierte Behandlung durch direkt am Krankheitsgeschehen ansetzende Maßnahmen konzentriert, aber die Erkrankung letztlich nicht in ihrem Verlauf beeinflussen kann; 3. Therapiebegrenzung mit Konzentration auf Komfort und Lebensqualität durch palliativmedizinische Maßnahmen; und 4. eine sich an den Basalbedürfnissen des Menschen orientierende Sterbebegleitung.[35] Die verschiedenen palliativen Behandlungsformen können durchaus auch kombiniert werden, wobei als Leitgedanke die Verbesserung der Lebensqualität gilt. Dabei sind die Respektierung von Autonomie und Selbstbestimmung des Patienten und in fortgeschrittenen Erkrankungssituationen eine sorgfältige und differenzierte Einschätzung seiner Belastung und Belastbarkeit durch die therapeutischen Möglichkeiten von entscheidender Bedeutung.

Respekt vor Autonomie bedeutet immer, den Betroffenen in die Entscheidung zur Durchführung von Behandlungsmaßnahmen einzubeziehen. Keine Behandlung darf durchgeführt werden ohne Einwilligung des Betroffenen oder seines Vertreters. Informierte Zustimmung oder Informed consent als Grundlage für eine gemeinsame Entscheidungsfindung zur Begrenzung lebensverlängernder Maßnahmen setzt den aufgeklärten, kommunikations- und selbstbestimmungsfähigen Patienten voraus, was in der Palliativsituation im Vergleich zur Intensivmedizin zwar häufiger der Fall ist, aber gerade in fortgeschrittenen Krankheitsstadien und in der Terminalphase auch zu Entscheidungskonflikten führen kann, selbst dann, wenn durch Patientenverfügungen und Vorsorgevollmachten der Sterbewille festgelegt zu sein scheint. Auch in der Palliativmedizin ist es keineswegs selbstverständlich, dass die Bereitschaft des Betroffenen, das Sterben anzunehmen und den Tod zuzulassen, im Krankheitsverlauf konstant bleibt und sich vielleicht gar verfestigt. Lebenswille und die Bereitschaft, sich auf riskante und belastende Maßnahmen einzulassen, verändern sich in todesnahen Situationen manchmal spontan und scheinbar willkürlich, was zu Konflikten führen kann, beispielsweise wenn eine lebenserhaltende Behandlung, die das Sterben nur noch verzögert, aus medizinischer Sicht nicht mehr sinnvoll erscheint, der Sterbende und seine Angehörigen aber alles einfordern, was noch getan werden kann.

Bei lebensbegrenzenden Behandlungsentscheidungen in sterbenahen Situationen – das gilt besonders für die Intensivmedizin, aber natürlich auch für die Palliativmedizin – werden häufig Parameter wie Alter, Lebenserwartung, Morbidität, auszehrende Erkrankungen, Erfahrung und der Wille des Patienten herangezogen. Die Kommunikation über Sinn und Nutzen von Behandlungsmöglichkeiten ist ein wichtiges Element, um zu einvernehmlichen Entscheidungen zu kommen. Aber: Wie soll es weitergehen, wenn die Kriterien zu Weiterführung oder Abbruch der Therapie keinen Konsens finden? Und: Gibt es Gemeinsamkeiten, wenn in der jeweils individuellen Verantwortung Arzt und Patient oder sein Stellvertreter zu unterschiedlichen Beurteilungen kommen, oder müssen dann gesellschaftliche, z. B. rechtliche, Bedingungen festgelegt werden, die das Handeln regeln? Diese Fragen gelten sowohl in der Intensivmedizin wie auch in der Palliativmedizin.

Das Dilemma zwischen ärztlicher Moral und Ethik der Autonomie, zwischen dem Prinzip der Lebenserhaltung und Lebensqualität, zwischen Behandlungsauftrag und Respektierung des Patientenwillens, zwischen Selbstbestimmung und Verantwortung für Leben und Sterben manifestiert sich in Intensivmedizin und Palliativmedizin mit unterschiedlicher Gewichtung. Entscheidungen in Grenzbereichen bedeuten immer auch Urteilsbildung, Respektierung individueller Werte und Verantwortung für das Schicksal eines sterbenskranken Menschen.

Auch wenn die Erfolge der Intensivmedizin im Einzelfall unbestritten sind und durch sie immer wieder ein zum Sterben bestimmtes Leben ›gerettet‹ wird, kann hinterfragt werden, ob und in welchem Umfang die technischen Möglichkeiten zum Ersatz von Organen und Organfunktionen dazu beigetragen haben, Lebenszeit und Lebensqualität insgesamt zu verbessern. Die demographische Altersentwicklung ist eher ein Ergebnis veränderter Lebensweisen, sozialer Bedingungen und Prävention als ein Erfolg der Intensivmedizin. Der Rückgang der Säuglingssterblichkeit von ca. 20 Prozent in der Mitte des 19. Jahrhundert auf inzwischen weniger als 0,5 Prozent ist sicherlich einer der wichtigsten Faktoren für eine verlängerte Lebenserwartung gewesen. Die Möglichkeiten, Leben künstlich zu verlängern, haben wahrscheinlich nur sehr wenig zur Zunahme der durchschnittlichen Gesamtlebenszeit in den letzten 100 Jahren beigetragen. So hat die durchschnittliche Gesamtlebenszeit in der ersten Hälfte des 20. Jahrhunderts insgesamt um fast 50 Prozent zugenommen. Mit der Etablierung der Intensivmedizin in den 50er-Jahren stieg sie dann in den industrialisierten Ländern weltweit noch einmal um ca. 20 Prozent – von 66 auf 73 Jahre in den Jahren 1950 bis 1980 sowie um weitere 7,5 Jahre in den Jahren 1980 bis 2010. Die zunehmende Langlebigkeit ist weniger den Erfolgen der Intensivmedizin zuzuschreiben als vielmehr das Resultat eines komplizierten und variablen Zusammenspiels verschiedener Faktoren wie Bildung, Einkommen, Ernährung, Hygiene und Gesundheitsverhalten,[36] das mit dem Alter, der Zeitperiode, dem Geburtsjahrgang, der geografischen Lage und natürlich auch bei verschiedenen Krankheiten variiert. Doch auch wenn von einigen Altersforschern eine weiterhin unvermindert konstant ansteigende Lebenserwartung von drei Monaten pro Jahr prognostiziert wird, soll sich die durchschnittliche menschliche Lebenszeit nach demographischen Berechnungen in den nächsten 50 Jahren nur noch um maximal 7 Prozent verlängern.[37]

Seit der zweiten Hälfte des 20. Jahrhunderts liegt der Anstieg der Lebenserwartung in den industrialisierten Ländern ziemlich konstant bei 2,3 bis 2,5 Jahren pro Dekade. Es sind die Fortschritte in der Pharmakotherapie – z. B. bei Herz-Kreislauf-Erkrankungen, in der Prävention der bei alten Menschen auftretenden Krankheiten oder in der Behandlung von chronischen Erkrankungen –, die wesentlich zu dieser verlängerten Lebenserwartung beitragen. Die Intensivmedizin spielt dabei nur eine untergeordnete Rolle, während sie allerdings unter ökonomischen Aspekten herausragend ist.[38]

Die Grenze der maximalen biologischen Lebenszeit wird von der Intensivmedizin immer wieder herausgefordert, aber letztlich nicht durch sie bestimmt. Eng verbunden mit der zunehmenden Lebenszeit ist jedoch zweifellos auch eine steigende Altersmorbidität und eine von vielen alten Menschen als Belastung empfundene krankheitsbedingte Beeinträchtigung.

Sicherlich sind Gesundheit und Langlebigkeit eine wichtige Grundlage sozialen Fortschritts. Gleichzeitig besteht aber auch die Gefahr, dass die Lebensgrundlagen dieses Fortschritts zerstört werden. Wie niemals zuvor in der Geschichte haben sich die Menschen technische Möglichkeiten geschaffen, mit denen sie sich global bedrohen und als Gesamtheit auch vernichten können. Dieser Bedrohung eine Perspektive des Lebens und Überlebens entgegenzusetzen, ist eine globale Herausforderung. Nach der Prognose des Ökonomen Nefiodow wird das gesellschaftliche Miteinander im ersten Drittel des 21. Jahrhunderts zunehmend durch das Thema Gesundheit bestimmt. Dazu gehört nicht nur die körperliche, sondern auch die emotionale, geistige und soziale Gesundheit, die das Humane des menschlichen Miteinanders im Blick hat. Für eine Zukunftsperspektive geht es nicht nur um Leben und Überleben im Sinne des Machbaren, sondern auch darum, sich zu begrenzen, sich zurückzunehmen. Gesundheit als wesentliche Basisinnovation und motivierende Kraft wird eine ähnliche Bedeutung für Wettbewerb und Entwicklungen im gesellschaftlichen und wirtschaftlichen Miteinander bekommen wie derzeit noch die mit Information und Kommunikation verbundenen technologischen Entwicklungen. In der von dem russischen Ökonomen Nikolai Kondratieff entwickelten Theorie einer zyklischen Wirtschaftsentwicklung wird Gesundheit als Basisinnovation zu einem Paradigmenwechsel führen und den sechsten Zyklus des wirtschaftlichen Fortschritts kennzeichnen, wie das in ähnlicher Weise bei den wichtigen Basisinnovationen seit Mitte des 19. Jahrhunderts der Fall war. Zu diesen gehören Elektrotechnik, Chemie, Petrochemie, Automobil und Informationstechnologie. Jeweils über einen Zeitraum von 40 bis 60 Jahren haben diese zyklisch in den Vordergrund gelangenden Innovationen in den letzten 200 Jahren das ökonomische und gesellschaftliche Leben maßgeblich mitbestimmt, bis sie von einer neuen Innovation abgelöst wurden. Gesundheit als ›neue‹ Basisinnovation steht zwar derzeit noch in Konkurrenz zu anderen Trends, z. B. zur Nanotechnologie und den Möglichkeiten verbesserter Energieeffizienz, sie ist aber für das globale Überleben der Menschen insgesamt die wichtigste Herausforderung und wird wahrscheinlich auch die Entwicklungen im Nano- und Energiebereich zukünftig mit prägen.

Gesundheitliche Perspektiven zu reflektieren bedeutet auch, die Prioritäten der Gesundheitsversorgung im Bereich der Prävention, der kurativen Therapie und der Palliation zueinander in Beziehung zu setzen und nach ethischen Kriterien zu bestimmen. Dabei wird das Spannungsfeld zwischen individualethischen und sozialethischen Gesichtspunkten in der Intensivmedizin besonders deutlich. Nach welchen Regeln und Prioritäten sollen die zur Verfügung stehenden intensivmedizinischen Möglichkeiten eingesetzt werden? Wann ist die Betreuung eines augenscheinlich hoffnungslosen Falls gerechtfertigt, notwendig, sinnvoll?

Die kurze Halbwertszeit medizinischen Wissens – in der Regel liegt sie bei etwa 4 Jahren – steht in keinem Verhältnis zu der Zeit und dem Aufwand, mit dem dieses Wissen aus der Fülle des vorhandenen Wissens ausgewählt, angeeignet und eingesetzt wird. Neuere Möglichkeiten der Behandlung, selbst wenn sich deren Wirksamkeit in wissenschaftlichen Studien bestätigt hat, werden in der Regel erst nach ca. 10 Jahren – nach einem intensiven Prüfungsverfahren – in den Grundversorgungsbereich übernommen, so dass sich moralische Probleme der Versorgungsgerechtigkeit und ökonomische Konflikte ergeben können, besonders dann, wenn neue Erkenntnisse auftreten, durch die gerade erst eingeführte Handlungsmöglichkeiten wieder in Frage gestellt werden. Die statistische Evidenz der Wirksamkeit einer Maßnahme sagt noch lange nichts über ihren Erfolg im Einzelfall aus, das gilt in besonderer Weise auch für die Intensivmedizin. So ist neben der genauen Prüfung von Nutzen und Belastung die Wert- und Willensorientierung für die Durchführung einer lebensverlängernden Behandlung von allergrößter Bedeutung geworden.

Hinzu kommt, dass dank der modernen Informationstechnologien heute einer zunehmenden Anzahl von Patienten und Angehörigen Informationen zu Behandlungsmöglichkeiten und zur Prognose von Krankheiten zur Verfügung stehen. Dies erfordert gerade in Grenzsituationen, sich mit diesen Informationen ganz unterschiedlicher Qualität auseinanderzusetzen und die Sinnhaftigkeit von konkreten Behandlungsoptionen mit dem breiten Spektrum von Angeboten oder nur Angedachtem in Beziehung zu setzen.[39]

Intensivmedizin und Palliativmedizin sind in gleichem Maße kostenintensive Bereiche, die die Möglichkeiten, aber auch die Grenzen einer hochentwickelten gesundheitlichen Versorgung aufzeigen. Die Verfügbarkeit der Techniken und Mittel ist begrenzt. Medizinische Entscheidungen müssen zunehmend auch unter dem Aspekt der Verfügbarkeit von Ressourcen getroffen werden. Die Betreuung des lebensbedrohlich oder auch unheilbar erkrankten Menschen wird zwar allgemein als wichtiger und nicht zu vernachlässigender Bereich anerkannt, aber zur Frage, welche Prioritäten bei der Behandlung von Krankheiten mit minimalen Erfolgschancen der Heilung gesetzt werden, gibt es bisher auch in Fachkreisen noch keinen Konsens. Ist es die aufwändige palliative Begleitung oder die experimentelle Chance auf eine Lebensverlängerung?

Die Orientierung am medizinisch Möglichen bestimmt weitgehend den Alltag der Intensivmedizin. Die Rettung eines vor wenigen Jahren vielleicht noch unweigerlich dem Tode geweihten Lebens durch intensivtherapeutische Maßnahmen, durch eine Herz- oder Knochenmarktransplantation, durch künstlichen Lungen- oder Leberersatz oder durch aggressive Immun- und Kreislaufunterstützung ist ein großartiger Erfolg. Allerdings wird zu wenig beachtet, dass mit den Angeboten, durch risikoreiche oder sogar experimentelle Verfahren in schon vom Tod gekennzeichneten Situationen ohne ausreichende wissenschaftliche Evidenz und mit minimaler Hoffnung auf Erfolg im Einzelfall Leben zu verlängern, auch Ängste vor einem langen und leidvollen Sterben geschürt werden.

Von vielen Menschen wird ein schneller Tod heute als weniger schlimm angesehen als ein u. U. durch Intensivmedizin »gerettetes« Leben mit eingeschränkter Kommunikation und Behinderung, die andere belastet. Die Angst vor der Medizin hat die Angst vor dem Tod verdrängt. Übertherapie, Aktionismus oder nur symbolhaftes Handeln – aus welchem Grunde auch immer – ist besonders in Deutschland ein verbreitetes, aber noch viel zu wenig problematisiertes Phänomen. So ist es nicht verwunderlich, dass medizinische Maßnahmen und damit zusammenhängende Komplikationen in einem nicht unerheblichen Maße zur Mortalität beitragen. Eine im Jahr 2000 erschienene Untersuchung in den USA zeigte, dass Komplikationen medizinischer Behandlungen die dritthäufigste Todesursache nach Herz-Kreislauf-Erkrankungen und Krebs sind.[40] Es wurde geschätzt, dass in den USA jährlich etwa 100000 Menschen an vermeidbaren Nebenwirkungen und Fehlern medizinischer Behandlungen sterben.[41]

Die besonders in den USA, aber inzwischen ebenso in Deutschland nicht nur unter medizinischen, sondern auch unter ökonomischen Aspekten verstärkt geführte Diskussion über die sogenannte *futility medicine* (physiologisch sinnlos, qualitativ ineffektiv, quantitativ unangemessen) zeigt, dass im Spannungsfeld von medizinischen Möglichkeiten, sozialen Interessen, gesellschaftlichen Prioritäten und individuellen Vorstellungen ethische Konflikte bestehen, die im Grenzbereich zwischen Leben und Sterben nach Orientierung verlangen,[42] wenn es darum geht, den Tod zuzulassen und das Sterben zu gestalten.

Ein Problem der modernen Medizin und insbesondere der Intensivmedizin ist sicherlich, dass sie sich zu wenig Gedanken darum gemacht hat, wie ein Mensch wieder zum Subjekt seines eigenen Lebens werden kann.[43] Doch neben der Orientierung an den unbestreitbaren Möglichkeiten der hochtechnisierten Medizin muss auch der Bereich der ungesehenen Nebenfolgen im Rahmen einer am individuellen Wohl des Patienten orientierten Medizin stärker berücksichtigt und beurteilt werden. Technik kann die Effektivität ärztlichen Handelns enorm steigern, aber sie kann auch zu Missbrauch verführen. Besonders in der Intensivmedizin zeigt sich, dass Technik auch eine faszinierende Form von Macht ist.[44] Der Einsatz von High-Tech- und Apparatemedizin hat nichts daran geändert, dass der Mensch mit seinen individuellen Reaktionen letztlich unberechenbar ist. Während die Intensivmedizin die Möglichkeiten der Hochleistungsmedizin symbolisiert, zeigt Palliativmedizin die Grenzen dieser Möglichkeiten. Allerdings genießt die differenzierte Linderung und Begleitung individuellen Leidens in der medizinischen Welt sehr viel weniger Anerkennung als der hochspezialisierte Kampf gegen die Krankheiten.

Nur wenn die palliative Begleitung des Sterbens auch als wichtige Aufgabe in der Intensivmedizin angenommen wird, kann die weit verbreitete Angst vor einer Medizin, die den Tod missachtet und in der man lebensverlängernden Maßnahmen hilflos und ohne eigene Entscheidungsmöglichkeit ausgeliefert zu sein scheint, gemindert werden.

Doch was kann im Umgang mit lebenslimitierenden Erkrankungen und lebensbedrohlichen Situationen verbessert werden? Eine vor wenigen Jahren in den USA durchgeführte Untersuchung an verschiedenen Krankenhäusern hat gezeigt, dass durch eine palliativmedizinische Beratung nicht nur die Lebensqualität dieser schwerstkranken Menschen in lebensbedrohlichen Situationen besser war, sondern sich auch die Gesundheitskosten – bei unveränderter Überlebenszeit – z. B. durch eine differenziertere Indikationsstellung für aufwändige Diagnostik, interventionelle Maßnahmen und den Verzicht auf Intensivbehandlungen ohne Aussicht auf Erfolg – in einem bedeutsamen Rahmen reduzierten.[45] Es wurde gezeigt, dass der Anteil von Patienten, die auf einer Intensivstation starben, von 18 auf 4 Prozent sank, ohne dass sich im Vergleich zu einer Gruppe ähnlich schwerstkranker Menschen die Überlebenszeit veränderte. Die Lebens- und Sterbequalität der Patienten, bei denen Entscheidungen und Maßnahmen unter palliativen Aspekten erfolgten, wurde zudem von den Angehörigen als wesentlich besser bewertet.[46] Hochgerechnet könnten die Gesundheitsausgaben in den letzten Lebenswochen um etwa 10 bis 12 Milliarden Dollar reduziert werden. Vor diesem Hintergrund bilden der palliative Ansatz und die Einbeziehung palliativer Möglichkeiten einen unverzichtbaren Teil einer stärker am Menschen orientierten Intensivmedizin.

Dies gilt besonders auch für die Altersmedizin. Ökonomisch gesehen stellt die Betreuung alter und sterbenskranker Menschen natürlich trotz allem eine ähnliche Kostenbelastung dar wie die Intensivmedizin, die unter marktwirtschaftlichen Gesichtspunkten eher ungünstig einzustufen ist. Hier liegt nicht nur Konfliktpotential für Entscheidungen zu Maßnahmen im Einzelfall, sondern auch für die Beziehungen der Menschen zueinander. Insofern kann die Palliativmedizin unter ethischen Aspekten auch als ein Gradmesser dafür angesehen werden, wie die Gesellschaft mit dem Problem der zunehmenden Altersmorbidität umgeht. Angesichts zunehmender Hilflosigkeit und Vereinsamung beschäftigen sich viele alte Menschen mit der Frage nach dem Sinn ihres Lebens und danach, was es noch lebenswert macht. Nicht selten entstehen mit zunehmender Disabilität und Invalidität auch Schuldgefühle, die die letzte Zeit des Lebens begleiten, so dass dieses nur noch als belästigend empfunden wird. De facto bedeutet jedoch die Beschränkung medizinischer Maßnahmen inklusiv sinnvoller Intensivbehandlung bei alten Menschen auch eine Missachtung der größten Randgruppe unserer Gesellschaft. Die Defizite und Beschränkungen in der Palliativversorgung sowie die durch Personalmangel und Rationalisierungen im Bereich der Alten- und Schwerstbehindertenpflege auftretenden Betreuungsprobleme sind ein Signal für eine Ächtung dieser Menschen, die sich beispielsweise dadurch manifestiert, dass einem vorzeitigen Sterben der Vorzug gegenüber einem ökonomisch belastenden, jedoch qualitativ befriedigenden Überleben gegeben wird – eine These, die von dem Münchner Pflegekritiker Claus Fussek anhand vieler Beispiele aus dem Alltag der Altenpflege vertreten wird. Auch wenn Palliativmedizin selbst nicht billig ist, stellen palliative Ansätze eine wichtige präventive Möglichkeit dar, unnötiges Leiden bei Sterbenskranken zu vermindern und Lebensqualität ohne Verkürzung der Lebenszeit zu verbessern, wobei durch die Vermeidung unnötiger Maßnahmen durchaus auch Gesundheitskosten reduziert werden können. So stellt Palliativmedizin, die den Problemen älterer Menschen mehr Beachtung schenkt, auch eine ökonomische Herausforderung dar.

Tötung auf Verlangen, ärztliche Beihilfe zum Suizid und Palliativmedizin – eine medizinische und ethische Herausforderung

Selten im Verlauf meiner ärztlichen Tätigkeit wurde das »Töten auf Verlangen« so flehentlich und so verzweifelt gefordert wie von Frau L. Seit einem Jahr litt die 53-jährige Tierärztin an einem fortgeschrittenen Bauchspeicheldrüsenkrebs mit Leberversagen. »Ich weiß, wie es um mich steht«, sagte sie angesichts ihrer gelb gefärbten Haut, der Übelkeit, der Atemnot, der Schmerzen und des durch viel Flüssigkeit aufgeblähten Bauches, mit dem sie auf der Palliativstation aufgenommen wurde – »aber ich will es einfach nicht fassen, dass auch ich so früh, so jämmerlich sterben soll.« Vor einigen Jahren hatte sie das lange, quälende Sterben ihrer Mutter begleitet.

Frau L. liebte Tiere, und mit dem Studium der Tiermedizin hatte sie sich einen Kindheitstraum erfüllt. Ihr Lebenspartner, ein Optiker, mit dem sie in wechselnder Harmonie zusammenlebte, hatte ihr versprochen, sie bis zuletzt zu begleiten. Nach langem Zögern und obwohl sie in ihrer Patientenverfügung alle lebensverlängernden Maßnahmen abgelehnt hatte, willigte sie in eine palliative endoskopische Gallengangserweiterung ein, ein kleiner operativer Eingriff, der ihr nochmals Linderung und eine kurze Verlängerung der Lebenszeit bringen sollte. In den letzten Wochen hatte sie immer wieder daran gedacht, ihr Leben mit einer Überdosis starker Schlafmittel zu beenden, einen würdigen Tod ohne lange Qualen zu finden, wie bei den geliebten Tieren, deren Sterben sie – wenn es notwendig war – so zu erleichtern suchte. Und doch wollte sie noch an einem Fest teilnehmen, das ihre Chefin auch ihr zu Ehren am Wochenende geplant hatte. Nur wenige Tage leben, dachte sie. Die Nacht nach dem endoskopischen Versuch, den Galleabfluss der gestauten Leber zu ermöglichen, war von heftigen Krämpfen geprägt und so unerträglich, dass sie nur noch sterben, erlöst werden wollte. »Bitte helft mir doch in den Tod«, bettelte sie. »Bitte besorg mir meine Barbiturate«, flehte sie ihren Partner an, »damit ich endlich zum Ende komme – warum darf ich nicht sterben, wie auch Tiere sterben dürfen?« Wir waren verlegen und hilflos. »Wie ausgeliefert ist man doch im Sterben«, klagte sie. »Was ist denn Würde, wenn das Leben so unerträglich geworden ist und der Tod so nah und doch nicht kommt?« Ihr Partner forderte, nun endlich ihren Sterbewunsch zu respektieren, sonst würde er handeln, so, wie er es seiner Frau versprochen hatte. Unter solchen Bedingungen eine palliative Sedierung zu beginnen, stellt nicht nur eine Herausforderung an die Möglichkeiten einer fachgerechten medikamentösen Anxiolyse dar, sondern berührt auch ethische Grenzen, weswegen wir sehr genau die Ziele, aber auch die spirituellen und emotionalen Grundlagen und Dimensionen unseres Handelns hinterfragen müssen. Schließlich gelang es mit Opiaten und einer gezielt dosierten Infusion mit dem Beruhigungsmittel Midazolam, die Schmerzen zu lindern und Frau L. in einen Schlaf zu versetzen. Ihr Partner saß bei ihr, hielt ihre Hand und bewachte sie wie ein sterbendes Tier. Nach vielen Stunden, in denen auch wir die Gewissheit hatten, dass der Anlass des Leidens, der zu der Dramatik des Sterbeverlangens geführt hatte, nicht mehr vorhanden war, gelang es, wieder miteinander zu reden, die Luft zu fühlen, das Licht und die Farben des Tages wahrzunehmen, Trost, Hoffnung und Worte füreinander zu finden. Es waren noch zwei bewegende Tage und Nächte, in denen Frau L. in ruhiger, trauriger und doch auch entspannter Atmosphäre ihren Tod finden konnte und die alle Beteiligten die tiefe, bestimmende Bedeutung des Sterbeerlebens bewusster werden oder zumindest erahnen ließen.

Trotz der besonderen Erschütterung der letzten Tage kam Herr K. am Tag nach dem Tod seiner Partnerin nochmals zurück. Er wollte uns danken für die wunderbare Hilfe, die seiner Frau und ihm in den letzten Tagen auf der Palliativstation widerfahren sei, für die Erleichterung, die er nach dem tiefen Konflikt im Ringen um den richtigen Weg empfinde, und für das Gefühl, nun doch leben zu können, ohne das Bewusstsein, etwas versäumt zu haben oder Schuld zu empfinden. Er wisse nun, wie sehr das Sterben der anderen auch das eigene Leben begleite.

Der inzwischen vielfach belastete Begriff Euthanasie im Sinne von »Sterbehilfe« erfuhr über die Jahrhunderte hinweg, besonders aber im ersten Drittel des 20. Jahrhunderts, einen Bedeutungswandel, der in Deutschland auch die derzeitige Diskussion wesentlich mitbestimmt. Im Sinne von Francis Bacon ging es bei der Euthanasie zunächst um eine *ars moriendi*, d. h. um »ärztliche Handlungen, die Sterbenden den Todeskampf erleichtern«. Im 18. und 19. Jahrhundert verstand man unter diesem Begriff eine »Todeslinderung«, indem der Arzt durch zweckmäßige Lagerung, Fernhaltung von äußeren Störungen, Linderung von Schmerzen, frische Luft und labende Getränke den als unvermeidlich erkannten Tod für den Sterbenden möglichst leicht und schmerzlos zu machen suchte. »Sterbehilfe« als Synonym für Euthanasie findet sich erstmals im Großen Brockhaus von 1934 als »Abkürzung von Qualen bei einer unheilbaren, langwierigen Krankheit zum Wohle des Kranken oder im Sinne der Tötung z. B. idiotischer Kinder, also zugunsten der Allgemeinheit«.[47] Diese Pervertierung der Euthanasie im Nationalsozialismus hat in Deutschland zu einer besonderen Sensibilisierung im Hinblick auf ärztliches Töten geführt, aber auch die Unsicherheiten genährt, wann welche Formen einer ärztlichen Hilfe im Sterben und nicht zum Sterben erlaubt und angemessen sind.[48]

Zur Beurteilung medizinischer Maßnahmen in sterbenahen Situationen wurden Begriffe wie »aktive«, »passive«, »direkte« und »indirekte« Sterbehilfe eingeführt – Begriffe, die auch Ärzte häufig nicht eindeutig voneinander abgrenzen und die sich in der Debatte um die Notwendigkeit von Gesetzesregelungen inzwischen als wenig hilfreich erwiesen haben. Konsequenterweise verzichtet die Bundesärztekammer in ihren zuletzt 2011 aktualisierten *Grundsätzen zur ärztlichen Sterbebegleitung* völlig auf den Begriff der Sterbehilfe.

Und dennoch wird die Diskussion über die Zulässigkeit oder Unzulässigkeit medizinischer Maßnahmen bei sterbenskranken und sterbenden Menschen vor allem durch die unter juristischen Gesichtspunkten verwendete Terminologie zur »Sterbehilfe« bestimmt. Dabei ist die Unterscheidung von aktiver und passiver Sterbehilfe ein wesentlicher Bezugspunkt in der Diskussion über die Euthanasie. Vom Nationalen Ethikrat wurde deshalb im Jahr 2006 eine Änderung der Terminologie vorgeschlagen, die sich aber im Sprachgebrauch zu Handlungsformen der »Sterbehilfe« noch nicht allgemein durchgesetzt hat:[49] Es sollte nur dann von *aktiver Sterbehilfe* oder *Euthanasie* gesprochen werden, wenn eine medizinische Maßnahme, z. B. die Gabe eines tödlich wirkenden Medikaments oder eine Injektion, auf ausdrückliches Verlangen des Betroffenen verabreicht wird und dies unter bestimmten gesundheitlichen Voraussetzungen, z. B. weit fortgeschrittener Erkrankung und unerträglichem Leid, mit der Absicht geschieht, damit den Tod herbeizuführen. Insofern ist der Begriff mit dem englischen *euthanasia* gleichzusetzen. Aktive Sterbehilfe (Tötung auf Verlangen) ist in Deutschland nach § 216 StGB verboten, selbst wenn sie auf Verlangen des Betroffenen erfolgt. Die gezielte Tötung auf Wunsch des Patienten durch eine nur zu diesem Zweck durchgeführte Handlung, z. B. die Verabreichung einer tödlichen Medikation, gehört nicht nur aus juristischen Gründen, sondern auch im moralischen Selbstverständnis der meisten Ärzte nicht in den Verantwortungsbereich der Medizin und schon gar nicht der Palliativmedizin.

Der Verzicht auf lebensverlängernde Maßnahmen (sowohl die Nichteinleitung wie auch deren Beendigung), um den Tod zuzulassen, wird in Deutschland als *passive Sterbehilfe* bezeichnet. Obwohl es sich nicht um die Verabreichung einer tödlichen Medikation handelt, ist die Folge in der Regel absehbar. Intention ist das Zulassen des Todes und nicht das Töten. Dabei handelt es sich zwar gelegentlich um eine aktive Handlung, z. B. wenn eine Beatmungsmaschine abgestellt oder die künstliche Ernährung beendet wird, im Gegensatz zur Euthanasie ist diese Handlungsform aber rechtlich und ethisch zulässig und sogar geboten, wenn es auf Verlangen der Betroffenen erfolgt. Dennoch bestehen gelegentlich Unsicherheiten, wenn es um die juristische und ethische Bewertung solcher Entscheidungen geht. Voraussetzung für ein Sterbenlassen durch Verzicht ist immer der (mutmaßliche) Wille des Patienten. In weit fortgeschrittenen Erkrankungssituationen kann die Beendigung lebensverlängernder Maßnahmen aus prognostischen Erwägungen geboten sein, wenn dadurch das Sterben nur verzögert wird. Dies entspricht ohnehin dem Grundprinzip palliativmedizinischen Handelns, dass in weit fortgeschrittenen Erkrankungssituationen nicht zwangsläufig alles getan werden muss, was möglich ist, um den Betroffenen am Leben zu erhalten, besonders dann, wenn mögliche Maßnahmen mehr schaden als nutzen. Bereits Mitte der 1980er-Jahre wurde durch den Bundesgerichtshof festgestellt, dass es keine Verpflichtung zur Erhaltung des erlöschenden Lebens um jeden Preis gibt (BGH 1984), und im Juni 2010 wurde durch eine Entscheidung des 1. Strafsenats des BGH nochmals in sehr eindeutiger Weise auf die Zulässigkeit der passiven Sterbehilfe hingewiesen, wobei rechtlich kein Unterschied besteht, ob das Sterben durch eine aktive Begrenzung von lebensverlängernden Maßnahmen oder durch ein passives Unterlassen erfolgt.

In Ergänzung zur passiven Sterbehilfe unterscheidet man in Deutschland noch die *indirekte Sterbehilfe* sowie die *(ärztliche) Beihilfe zum Suizid*. Unter indirekter Sterbehilfe (Sterbebegleitung und Therapien am Lebensende) versteht man eine unbeabsichtigte Lebensverkürzung als Nebenwirkung bei der Durchführung lindernder medizinischer Maßnahmen. Ethische Grundlage hierzu ist die Doktrin des Doppeleffektes, in der zwischen intendierten, d. h. ethisch positiv bewerteten, sowie nicht beabsichtigten, aber mit einer Handlung assoziierten negativen Folgen unterschieden wird. Leidensminderung hat Vorrang vor bloßer Lebensverlängerung, entschied der Bundesgerichtshof 1996. Das Recht wendet sich damit gegen jeden »Leidensheroismus« und gegen jede »Aufdrängung von Lebenszwang« mit dem Ziel, optimale Schmerzlinderung mit den modernen Möglichkeiten der Palliativmedizin zu garantieren.[50]

Die ärztliche Beihilfe zum Suizid unterscheidet sich von der aktiven Sterbehilfe durch das Kriterium der Tatherrschaft.

Beihilfe zum Suizid ist in Deutschland kein Gegenstand des Strafgesetzbuchs, da der eigenständig durchgeführte Suizid keine Straftat ist. Bei einer Beteiligung von Ärzten können allerdings juristische Abgrenzungsprobleme in Hinblick auf die ärztliche Garantenpflicht und unterlassene Hilfeleistung auftreten. Nach den Grundsätzen der Bundesärztekammer gehört die Mitwirkung bei der Selbsttötung nicht zu den ärztlichen Aufgaben. Auch in der im Mai 2011 vom Deutschen Ärztetag beschlossenen Musterberufsordnung der Bundesärztekammer heißt es, dass Ärzte keine Beihilfe zum Suizid leisten dürfen, so dass ein Arzt, der – aus welchen Erwägungen auch immer – bei einem Suizid mitwirkt, dies nicht mit seinem ärztlichen Auftrag rechtfertigen kann.

Die Konfrontation mit Sterbe- und Tötungswünschen bei schwerstkranken Menschen stellt auch in der Palliativbetreuung zunächst einmal eine emotionale Herausforderung dar, die einfühlsames Verstehen und besonderen Respekt erfordert. Bei sterbenskranken Menschen lassen sich zwei Gruppen deutlich unterscheiden. Die eine Gruppe umfasst diejenigen, die im Bewusstsein des Todes eine Verbesserung ihrer Lebensqualität erwarten, aber auch Erleichterung und Beistand in der Sterbephase. Dazu gehört auch, dass das Sterben nicht hinausgezögert wird, wenn es denn sein muss. Dennoch bewerten diese Menschen die ihnen verbliebene Zeit ihres Lebens als besonders kostbar. Andere erleben ihre Erkrankung in einem hohen Maße als Schuld oder Belastung und als Versagen medizinischer Möglichkeiten. Menschen dieser Gruppe haben sich oft selbst aufgegeben und begegnen palliativmedizinischen Bemühungen zunächst mit dem Gedanken, dass es nun keine Hoffnung mehr gebe. Der Wunsch nach einem raschen Tod und das Verlangen nach konkreter Hilfe zu einem schnellen Ende entsteht bei dieser Gruppe häufig in dem Glauben, dass die medizinischen Bemühungen keinen Sinn mehr hätten und ihre Qual und Verzweiflung doch bald beendet werden solle, wenn man ihnen schon kein längeres Leben mehr ermöglichen könne.

Beim palliativmedizinisch betreuten Sterbenskranken besteht die Wahl nicht zwischen Tod und Leben, sondern zwischen Sterben und Tod mit unterschiedlichen Modalitäten. Ist dies die Ausnahmesituation? Ein wichtiger Aspekt beim palliativ begleiteten Sterben ist es, die einem Leiden zugrunde liegenden existentiellen Fragen nach Werten und Sinn sowie körperliche, psychische und soziale Probleme umfassend aufzunehmen, sich um Lösungswege zu bemühen und nicht Konflikte zu beenden, indem der Leidende abgeschafft wird. Dies gilt auch für Situationen, in denen die Betroffenen ihr Leiden und die Angst vor dem Sterben als unerträglich empfinden.

In der europaweit geführten Debatte um eine Legalisierung der Euthanasie, d. h. der Tötung auf Verlangen und des ärztlich assistierten Suizids bei unerträglichem Leid, besteht trotz vieler Kontroversen Einigkeit darin, dass Palliativmedizin und Hospizbetreuung eine wesentliche Voraussetzung für ein Sterben unter würdigen Bedingungen und für ein humanes Miteinander in sterbenahen Situationen sind. Dennoch weisen Umfragen in der Bevölkerung Deutschlands ähnlich wie in anderen Ländern Europas darauf hin, dass sich die Mehrheit durchaus auch eine ärztlich durchgeführte Euthanasie oder den ärztlich assistierten Suizid wie in den Niederlanden, der Schweiz, in Belgien oder in Luxemburg vorstellen kann.

Bei dem Wunsch nach Euthanasie und ärztlich assistiertem Suizid müssen medizinische, juristische und weltanschauliche Gesichtspunkte beachtet werden. Während auf der philosophisch-theologischen Ebene die ethische Diskussion vom Spannungsfeld zwischen individueller Freiheit, Wert und Würde des Lebens bestimmt wird, müssen auf der juristischen Ebene die rechtlich und gesellschaftlich anerkannten Normen unter dem Gesichtspunkt von Autonomie und Selbstbestimmung beurteilt werden. Auf der medizinischen Ebene geht es vor allem um die Unterscheidung von passivem Sterbenlassen und aktiven Tötungshandlungen sowie die Festlegung von Behandlungsindikationen und -zielen. So ist der Abbruch einer medizinischen Behandlung – auch mit der Konsequenz des Todes – grundsätzlich immer erlaubt und unter bestimmten Voraussetzungen auch geboten, während der Tod aufgrund von Mitwirkung bei der gezielten (Selbst-) Tötung eine krankheitsunabhängige Kausalität beinhaltet und Normen des Rechts zu töten unter juristischen und ärztlich-berufsethischen Aspekten berührt. Jeder Mensch hat zwar aufgrund des Rechts auf Selbstbestimmung die Möglichkeit, sich in freier Verantwortung selbst zu töten, aber keinen Anspruch darauf, dass ihm hierzu von anderer Seite und im Besonderen von ärztlicher Seite auch Hilfe gewährt wird. Die Grundprinzipien der modernen Medizinethik – Respekt vor Autonomie, Benefizienz, Non-Malefizienz und Gerechtigkeit – sind in der Auseinandersetzung um die Zulässigkeit von Handlungsmöglichkeiten in Grenzsituationen von zentraler Bedeutung. Insofern gehört es zu den ärztlichen Aufgaben – besonders in der Palliativsituation –, Sterbewünsche von Betroffenen und deren Angehörigen respektvoll aufzunehmen, diese als medizinische, aber auch als emotionale Herausforderung an das eigene Ethos zu akzeptieren und sich nicht nur auf eine juristische oder weltanschauliche Position zurückzuziehen. Dies erfordert nicht nur, sich mit den eigenen Wertvorstellungen auseinanderzusetzen, sondern auch, sich in einer therapeutischen Beziehung auf das Sterbeverlangen des anderen so einfühlsam einzulassen, dass ihm Perspektiven

geboten werden, er aber auch im Vertrauen auf Ungewisses
Begleitung findet.

Kann Palliativmedizin eine Alternative zu den Forderungen
nach Euthanasie und der ärztlichen Mitwirkung beim Suizid
bedeuten? Das Wissen über und die Verfügbarkeit palliativmedizinischer Möglichkeiten zur effektiven Kontrolle von
Schmerzen und belastenden Symptomen sind die wesentliche Voraussetzung dafür, dass Menschen mit fortgeschrittenen Erkrankungen die Angst vor einem qualvollen Sterben
verlieren können. Dementsprechend stellt die medizinische
Ebene der Symptomkontrolle die vielleicht wichtigste Möglichkeit dar, dem Wunsch nach aktiver Sterbehilfe oder
Tötung auf Verlangen eine Alternative entgegenzusetzen. To-
deswünsche aufgrund unbefriedigender Symptomkontrolle
werden in palliativmedizinischen Einrichtungen nur selten
geäußert. Wenn es dennoch vorkommt, dann verbirgt sich dahinter in der Regel der verzweifelte Wunsch der Betroffenen,
ihre Lebenssituation so erträglich zu machen, dass auch das
Sterben angenommen werden kann, und nicht der Wunsch
nach einer vorzeitigen Lebensbeendigung. In meiner langjäh-
rigen Erfahrung als Arzt konnte die rasche und erfolgreiche
Kontrolle von Symptomen unter Respektierung des Selbstbe-
stimmungsrechts der Patienten häufig erreichen, dass diese
ihren Wunsch nach Euthanasie unter einem anderen Blickwinkel betrachteten.

Vor einigen Jahren starb auf der Palliativstation Herr P.,
eine im öffentlichen Leben stehende Persönlichkeit, die
durch einen vor wenigen Wochen entdeckten, weit fortgeschrittenen und metastasierten Blasenkrebs im wahrsten
Sinne des Wortes mitten aus dem Leben gerissen worden
war. Nach reiflicher Überlegung hatte er sich entschieden,

auf alle chemotherapeutischen, operativen und strahlentherapeutischen Optionen, die ihm angeboten wurden, zu
verzichten. Er wurde auf die Palliativstation verlegt mit der
ausdrücklichen Bitte, dass keine lebensverlängernden
Maßnahmen durchgeführt würden. Seit Wochen hatte er
nicht geschlafen, er litt unter kolikartigen Bauchschmerzen und schwerster Atemnot. Er begrüßte mich mit dem
Satz: »Eigentlich ist es schade, dass wir hier nicht die Möglichkeiten haben wie in den Niederlanden.« Diese Bemerkung traf mich tief, und ich versprach, ihm mit allen meinen Möglichkeiten zu helfen und für ihn da zu sein. Die
Atemnot und die Schmerzen konnten auf eine große Flüs-
sigkeitsansammlung im Bauchraum zurückgeführt werden, und ich schlug eine entlastende Punktion vor, die er
als symptomlindernde Maßnahme schließlich akzeptierte.
Als ich ihn am nächsten Morgen besuchte, hatte er nach
langer Zeit erstmals wieder richtig geschlafen, und wir vereinbarten, diese Maßnahme zu wiederholen, so oft sie ihm
Entlastung brächte. Er fragte, wie viel Zeit er noch habe,
und ich antwortete: »Ich denke, es sind noch wenige Tage,
vielleicht Wochen ...«, und wies ihn darauf hin, wie kostbar und wichtig die Zeit des Abschieds sein könne. Seine
Frau, die sich am Tag zuvor noch vergewissern ließ, dass
wir auf keinen Fall lebensverlängernde Maßnahmen ein-
leiten würden, sagte nun zu mir: »Aber auf etwas mehr
Zeit dürfen wir doch hoffen.« Die nächsten Tage waren
angefüllt mit Terminen, Besuchen von Freunden und Angehörigen, die sich verabschiedeten und das Sterben des
zunehmend schwächer werdenden Herrn P. tief erschüttert und betroffen begleiteten. Das Thema Sterbehilfe wurde nicht mehr angesprochen. In diesem Fall konnte eine
gute palliative Symptomkontrolle dem Sterben des Herrn
P. eine andere Würde verleihen, als es unter dem Blick-

winkel des unerträglichen Leidens und dadurch sinnlosen Lebens zunächst schien.

Natürlich gibt es auch in der Palliativbetreuung Situationen, in denen die Symptomkontrolle nicht befriedigend gelingt. Aber gerade hier zeigt sich, wie wichtig ein umfassendes palliatives *care not to cure*, das sich nicht nur auf die Medizin beschränkt, sein kann. In terminalen Erkrankungssituationen und in längeren Sterbephasen wird der Wunsch nach ärztlicher Hilfe zum Tod nicht nur von Betroffenen, sondern häufig auch von Angehörigen geäußert. Wenn das Sterben unerträglich lang schien, wurde manchmal die Bitte an mich herangetragen: »Können Sie ... warum können Sie nicht ein bisschen nachhelfen?« Eine Bitte, die das Leiden an der Zeit und vielleicht weniger an körperlichem Schmerz zum Ausdruck bringt.

Eine von Vertrauen und Respekt geprägte therapeutische Beziehung auf der psychologisch-sozialen Ebene ist eine weitere Möglichkeit, dem Verlangen nach Euthanasie entgegenzuwirken und sich dem Sterben in seiner existentiellen Bedeutung anzunähern. Besonders dann, wenn die sozialen Bedingungen oder die familiären Verhältnisse keine Unterstützung zulassen oder diese aus anderen Gründen nicht angeboten werden kann, ist der Appell »Dann hilf mir wenigstens so« nicht nur ein Zeichen des Vertrauens in den Arzt, sondern auch eine Anklage. Wenn der Wunsch nach Sterbehilfe aus dem Alleinsein, dem Gefühl der Verlassenheit und den Verlusten sozialer Beziehungen entsteht und deutlich ausgesprochen wird, ist dies nicht immer Ausdruck einer Depression oder einer Lebensbilanz, die die Zukunftsperspektive nur noch negativ sieht, sondern eines eigenen Wertesystems, in dem der Tod als konsequente und subjektiv logische Möglichkeit der

Lebensvollendung angesehen wird. Er wird als die weniger schlimme Alternative zum als unerträglich, belastend oder gar als sinnlos empfundenen »lebensunwerten« Leben betrachtet.

Das »sozialverträgliche Frühableben«, z. B. durch Euthanasie oder durch Beihilfe zum Suizid, bietet eine verführerische Perspektive, die in der Öffentlichkeit zunehmend als bedrohlich empfundene soziale Altersproblematik und Belastungen durch Behinderungen auf elegante Art zu lösen. Die psychosoziale Orientierung der Palliativmedizin versucht hier Alternativen und Antworten, z. B. durch ehrenamtliche Begleitung oder durch Nachbarschaftshilfe, anzubieten und dem Wunsch nach Euthanasie soziale Verbundenheit entgegenzusetzen.

Eine weitere Möglichkeit, dem Wunsch nach Sterbehilfe entgegenzuwirken, ist die Berücksichtigung ökonomischer Aspekte, die bei Sterbe- und Tötungswünschen mehr oder weniger bewusst und deutlich zum Ausdruck gebracht werden. Die letzte Lebenszeit verursacht in der Regel die höchsten Betreuungs- und Behandlungskosten. Die Frage der Verteilungsgerechtigkeit in der modernen Medizin bestimmt zunehmend auch Entscheidungen über das, was für den Einzelnen sinnvoll ist und noch getan werden kann. In Zukunft wird es immer schwieriger werden, alle medizinischen Möglichkeiten in der Behandlung von Krankheiten zu finanzieren und allen Menschen zur Verfügung zu stellen. Dieses allokationsethische Problem berührt auch die letzte Lebenszeit. Wie verführerisch ist es, in diesem Zusammenhang durch die einfache Möglichkeit, die letzte Lebenszeit zu verkürzen, eine Kostensenkung zu erreichen, um für andere Bereiche mehr Ressourcen verfügbar zu haben? So wird die zunehmende »Überzähligkeit« der Älteren auch von Gefühlen des Überflüssigseins und der Scham begleitet, die den Gedanken an Euthanasie besonders dann auftreten lassen, wenn die letzten teuren Wochen der Betreuung von »aussichtslosen Fällen« als Belastung des Sozialwesens angesehen werden. Andererseits befürchten alte Menschen auch immer wieder, dass ihnen lebenserhaltende Medikamente, Fürsorge und Operationen vorenthalten werden. Hier hat die Palliativmedizin die Aufgabe, eine Balance zwischen individualethischen und sozialethischen Kriterien zu finden. Dies erfordert Vorurteilslosigkeit und verantwortungsvolles Entscheiden zum Verzicht oder zur Begrenzung therapeutischer Maßnahmen im Hinblick auf individuelle, aber auch soziale Bedürfnisse.

Unter Rationierungs- und Allokationsgesichtspunkten könnte Euthanasie im Vergleich zur palliativmedizinischen Betreuung vordergründig tatsächlich als eine kostengünstige Lösung erscheinen. Doch auch wenn Palliativmedizin nicht billig ist, muss gefragt werden, ob mit Bezug zu den Kosten in anderen Bereichen der Gesundheitsversorgung die Prioritäten hier nicht falsch gesetzt wären. Erhöht die Möglichkeit, die letzte Lebensphase durch Euthanasie gezielt abzukürzen, nicht auch die Gefahr, dass der gesellschaftliche Druck größer wird, eine solche »Lösung« aus ökonomischen Gründen zu akzeptieren und zu legitimieren?

Ein weiterer Aspekt in der Auseinandersetzung mit dem Verlangen nach Euthanasie verweist auf ethische Prinzipien, die ärztliches Handeln begründen. Das Thema Sterbehilfe ist kein Tabu in der Palliativmedizin. Der Respekt vor der individuellen Autonomie des anderen erfordert, Wünsche nach Hilfe zum Sterben oder zur Selbsttötung sehr aufmerksam aufzunehmen, im Wertesystem des anderen anzuerkennen und die zugrunde liegenden Überlegungen zu verstehen. Die Einbeziehung von anderen in den eigenen Todeswunsch und das

Verlangen nach ärztlicher Hilfe zur Lebensbeendigung ist immer auch ein Zeichen großen Vertrauens; nicht selten verbirgt sich dahinter jedoch ein verborgener, starker Lebewunsch, den es zu erkennen gilt – auch wenn die Möglichkeiten oft begrenzt sind, diesen Wunsch entsprechend zu erfüllen. Wichtig ist es, die Tötung auf Verlangen vom Sterbewunsch und von der Sterbebereitschaft abzugrenzen. Gerade mit den vielen Möglichkeiten der Intensivmedizin, Leben zu verlängern, gilt es auch zu akzeptieren, dass Menschen sich nicht gegen ihren Willen der Unausweichlichkeit des Todes durch lebensverlängernde Maßnahmen ausgeliefert sehen möchten. Hier haben Patientenverfügungen einen verpflichtenden Stellenwert, den es zu respektieren gilt. Wenn Menschen jedoch verlangen, dass ihr Leben durch ärztliche Maßnahmen gezielt beendet wird, so wird damit nicht nur der strafrechtliche Bereich, sondern auch das Selbstverständnis des ärztlichen Berufs angesprochen. Die Frage, ob die Tötung auf Verlangen und/oder die Beihilfe zur Selbsttötung zu den ärztlichen Aufgaben gehören sollten, wird nicht nur in der Gesellschaft, sondern auch in der Ärzteschaft kontrovers diskutiert. Hier eine ethische Position einzunehmen und verständlich zu vertreten, führt – wenn Tötungswünsche geäußert werden – auch bei Ärzten zu Konflikten, denen man sich allerdings nicht entziehen darf.

Frau K. war eine erfolgreiche Schauspielerin gewesen und zuletzt als bedeutende Theaterkritikerin tätig. Der trotz intensiver Chemo- und Strahlentherapie weit fortgeschrittene Brustkrebs hatte ihre Haut in ein brennendes Ekzem verwandelt und zu einer monströsen Anschwellung des rechten Arms geführt. Jede kleinste Bewegung schmerzte. Mehrfach am Tag musste ihr Arm gewickelt und verbunden werden, was sie wie eine Folter empfand. Ihre durch

Angst und Hilflosigkeit ausgelösten Panikanfälle und bedrohlichen Aggressionen führten bald dazu, dass kaum noch einer der Pflegenden sie betreuen wollte oder konnte. Auch ihre Lebenspartnerin war nicht in der Lage, sich der unkontrollierten Wut von Frau K. zu entziehen, und dennoch verbrachte sie in beinahe sklavischer Ergebenheit täglich fast 20 Stunden bei ihr.

Die medikamentöse Therapie musste wegen intolerabler Nebenwirkungen immer wieder geändert werden. Alle wussten, dies würde ein schlimmes Sterben werden. Immer wieder fragte Frau K., wann es denn so weit sein werde, warum wir es denn nicht beschleunigen und weshalb wir sie denn nicht endlich durch eine todbringende Spritze befreien könnten. Es gab lange philosophische Diskussionen über das Für und Wider und die verschiedenen Formen der Sterbehilfe. In ihrem Nachttisch befand sich eine größere Menge an Opiaten, Schlaf- und Beruhigungsmitteln, die wohl ausgereicht hätten, um sich selbst zu töten. Ich versprach ihr, nichts zu unternehmen, wenn sie wirklich selbst ihrer Qual ein Ende setzen würde. Sie hat es nicht getan. Trotz aller Umstände gelang es schließlich, die Schmerzen so weit zu lindern, dass sie mit Unterstützung eines toleranten Pflegeteams nach Hause entlassen werden konnte. Sie starb etwa drei Wochen später an Erschöpfung im Kampf gegen den Tod und gegen das Nicht-Sterben-Wollen. Ihr Appell an uns war keine Aufforderung zum Töten gewesen, sondern ein Ausdruck ihrer Qual, vielleicht ein Schrei der verzweifelten Sehnsucht nach Leben, dem wir nicht angemessen begegnet sind.

Die Prämisse des Tötungsverbots ist Ausdruck des kulturellen Niveaus einer Gesellschaft, Grundlage des humanen Miteinanders. Die Art und Weise, wie wir mit Sterben und Tod umgehen, kennzeichnet unsere Gesellschaft. Gezieltes Töten als ›humane‹ Möglichkeit der Leidenslinderung birgt die Gefahr des Missbrauchs, indem die Indikation erweitert und es zunehmend häufiger angewendet wird. Natürlich gibt es in der Sterbebegleitung dramatische und auch tragische Momente für die Sterbenden und deren Angehörige, denen wir uns besonders als Ärzte und Pflegende stellen müssen und die wir nicht lösen dürfen, indem wir töten. Sterbebegleitung bedeutet zwar immer auch Verzicht auf eventuell noch vorhandene Handlungsoptionen, was jedoch nicht damit gleichzusetzen ist, nichts mehr zu tun. Dabei zeigt sich, dass die Grenze zwischen Palliativmedizin, Sterbebegleitung und Sterbehilfe gelegentlich sehr dünn ist. Harmonie, Autonomieförderung und gemeinsame Sinnfindung sind die drei wesentlichen Elemente einer guten palliativen Begleitung bis in die Todesstunde – vielleicht sind sie auch die drei wesentlichen Elemente von menschlicher Würde. Insofern folgt die Palliativmedizin einem umfassenden Konzept im Spannungsfeld zwischen einer durch optimale Symptomkontrolle auf eine verbesserte Lebensqualität hin orientierten Intensivmedizin, die zwar den Tod als biologische Notwendigkeit anerkennt, ihm aber doch immer wieder entgegentritt, und einer auf ein friedliches und erträgliches ›humanes‹ Sterben hin orientierten Abschiedsbegleitung, die dem Tod seine spirituelle und individuelle Bedeutung zugesteht.

Frau K. war eine Mutter von vier schon erwachsenen Kindern. Aufgrund eines therapieresistenten Asthmaleidens hatte sie in den letzten Monaten fast nur noch unter extremer physischer Anstrengung mit Sauerstoffmaske leben können und unter schwersten Atemnotanfällen gelitten. Die langjährige Cortisonbehandlung und andere Medikation hatten ihren Körper extrem aufgedunsen, so dass sie sich selbst kaum noch wiedererkannte, sich nur sehr schlecht bewegen konnte und im Bett nur mit Mühe zu lagern war. Ihr Körper war aufgrund einer erhöhten Blutungsbereitschaft von Hämatomen übersät. Der Stoffwechsel war durcheinandergeraten, und es bestand der Verdacht auf einen Abszess, der eigentlich operiert werden musste. Die Behandlung jedes einzelnen Teils ihrer Erkrankung war mit ungeheuren Belastungen verbunden, so dass wir uns immer wieder fragten, wie viel wir ihr überhaupt zumuten konnten. Maximaltherapie – Therapiebegrenzung – Therapieverzicht – Therapieabbruch? Sie gestand uns, dass sie bereit sei zu sterben, aber die ihr noch verbliebene Zeit, jeder Augenblick davon, immer wertvoller für sie werde, weil sie alles so intensiv erlebe: Jeder Sonnenstrahl, das Zwitschern der Vögel, Musik, Gedichte und auch Süßigkeiten, jede kleinste Aufmerksamkeit, die Anwesenheit der Kinder erfülle sie mit ungeheurer Dankbarkeit und Glück. Es war ein langer Abschied und kein friedliches Sterben, das besonders geprägt war durch die Angst vor dem Ersticken, die wir einfühlsam zu lindern versuchten.

Zwei Tage nach dem Tod ihrer Mutter schrieb ihre damals neunzehnjährige Tochter uns einen Brief: »Ihr Leben, das auch die lange Abschiedsphase bei Euch beinhaltete, hinterließ Spuren, ganz individuelle Spuren, die viel bedeuten und vielleicht auch Zeit zum Begreifen brauchen. Ich möchte Euch danken, besonders dafür, daß sie so würdevoll sterben durfte. Sie war eine würdevolle Frau und so starb sie auch. Ich glaube, daß wir großes Glück haben, den Tod auf diese Weise zu erleben. Sie war von Liebe erfüllt, das sieht man auf ihrem wunderschönen Gesicht. Es war mir sehr wichtig, sie noch zu berühren und ihre noch warme und weiche Haut zu spüren. Auch das Waschen und Einölen ihres Körpers, das mit ihr Sprechen und das Streicheln und Küssen ihres ›dagebliebenen Hauses‹ hat mir sehr geholfen ... Heute war ich noch mal bei ihr. Der Aufbahrungsraum ist sehr schön. Ich habe bis heute nicht geglaubt, daß es eine so runde, wunderbare Harmonie gibt auf der Welt, wie ich sie heute bei ihr gefühlt habe. Euch möchte ich danken, daß Ihr uns geholfen habt, den Abschied intensiv genug zu machen. Es ist alles gut und richtig, wenn auch mehr als schwer, anstrengend und vor allem traurig.«

Von Befürwortern der Euthanasie wird gelegentlich argumentiert, dass Palliativmedizin und Hospizbetreuung zwar anerkennenswerte Möglichkeiten seien, das Leiden und die Belastungen bei Schwerstkranken zu mindern, dass aber selbstbestimmte Sterbewünsche und die individuelle Würde des Sterbenskranken nicht immer ausreichend beachtet würden. Auch dem palliativmedizinisch betreuten Sterbenskranken sollte nicht nur die Wahl des Sterbenlassens nach unterschiedlichen Modalitäten, sondern auch die bewusste Entscheidung zum Tod durch assistierten Suizid oder Euthanasie in Ausnahmefällen möglich sein.

Im renommierten *British Medical Journal* forderte 2008 eine belgische Ärztegruppe, Euthanasie in Extremsituationen unerträglichen Leids als synergistische Option der Palliativversorgung zu akzeptieren – sozusagen als letzte palliative Behandlungsmaßnahme, wenn alles andere nicht erfolgreich war.[51] Eine im November 2008 veröffentlichte Umfrage des *Spiegel* zeigte, dass 16 Prozent der befragten Ärzte eine gesetzliche Regelung zur Euthanasie und 41 Prozent eine gesetzliche Zulassung des ärztlich assistierten Suizids unterstützen würden.[52]

Besonders die Beihilfe zum Suizid wird auch in der Pallia-

tivmedizin kontrovers diskutiert. Einerseits ist der Suizid die-
jenige Todesart, die am meisten Betroffenheit auslöst und
Spuren hinterlässt, andererseits wirft die Beihilfe zur Selbsttötung aber auch die ethische Frage auf, ob und warum es tatsächlich eine ärztliche Aufgabe – oder wie es einige sehen, sogar eine Verpflichtung – sein sollte, hier mitzuwirken. Diese
Debatte wird häufig mit dem Argument des »Rechts des Menschen auf einen menschenwürdigen Tod«[53] geführt. Während
das »Recht auf den eigenen Tod«, wie es z.B. Ende des 19.
Jahrhunderts von Jost formuliert wurde, einen gesellschaftlich anerkannten, eventuell sogar gesetzlich garantierten eigenen Tod impliziert,[54] den es eigentlich in keiner Kultur gibt
(auch nicht in den Niederlanden), kommt in der Position der
»Freiheit zum Tode«[55] eine Möglichkeit zum Ausdruck, die
Beendigung des eigenen Lebens selbst in die Hand zu nehmen. Die Vorbereitung und Durchführung eines Suizids ist
sicherlich häufig mit ganz persönlichen und praktischen
Schwierigkeiten verbunden. So stellt sich die Frage, ob und
unter welchen Bedingungen hier Hilfe geleistet werden darf
und von wem? Ist die Ermöglichung eines Suizids durch Bereitstellung oder durch Verschreibung einer tödlichen Medi-
kamentenkombination eine humane Tat oder ist sie als ver-
werfliche Missachtung ethischer Prinzipien zu bewerten? Warum akzeptieren Ärzte Menschen, die eine Dialysebehandlung
nicht mehr fortführen wollen oder auf Nahrung und Flüssigkeit verzichten, um dadurch den Tod zu finden, leichter als
Menschen, die sie um Beihilfe zum Suizid bitten? Die Debatte
zu diesem Thema hat in den letzten Jahren zugenommen und
wird von ganz unterschiedlichen weltanschaulichen und religiösen Positionen geprägt.

Frau H., eine 78-jährige Patientin, ist auf der Palliativstation gestorben, nachdem sie eine weitere Durchführung

der bei ihr vor zwei Jahren begonnenen Dialysebehandlung abgelehnt hatte. Sie war aus einem anderen Krankenhaus zu uns verlegt worden, weil sie eine Umgebung suchte, in der diese Entscheidung respektiert würde und sie selbstbestimmt den Tod auf sich zukommen lassen könnte. Die drei Kinder der Patientin wollten die Entscheidung zunächst nicht akzeptieren; sie versuchten immer wieder, ihre Mutter zu überreden, doch nochmals einen Versuch zu unternehmen, die Dialyse weiterzuführen, obwohl die Komplikationen der Dialysebehandlung in den letzten sechs Monaten für Frau H. zu einer großen Qual geworden waren, so dass sie nunmehr ihr Leben als abgeschlossen ansah und sich wünschte, von ihren Kindern und ihren vielen Enkelkindern bewusst Abschied nehmen zu können – auch wenn das für sie sehr schmerzlich war. Als ich die Patientin zum ersten Mal sah, konnte ich ihren Therapieabbruch nur schwer verstehen, so vital erschien sie mir noch. Dann schilderte sie mir die Torturen, die sie in den letzten Wochen mitgemacht hatte, und auch, wie schwer ihr der einsame Entschluss gefallen sei, den sie mit einem Pastor lange besprochen hatte. Sie hatte Angst, dass sie doch wieder anders entscheiden könnte und dann alles wie bisher weiterginge. Auch mir fiel es nicht leicht, diese Entscheidung zu akzeptieren, doch die vorbehandelnden Spezialisten bestätigten die äußerst geringen Aussichten, ihre Situation durch eine nochmalige komplizierte Shuntrevision wesentlich zu verbessern. Wir vereinbarten, über die Dialyse, die sie jederzeit wieder beginnen könne, nur zu reden, wenn sie es wünschte. Frau H. blieb standhaft und konnte sich in den wenigen ihr verbleibenden Tagen von allen Familienangehörigen, die sie teilweise lange nicht mehr gesehen hatte, verabschieden. Sie sprach mit ihnen und uns über den Schmerz des Abschieds und über das Glück, sterben zu dürfen. Sie konnte sogar alte Berliner Lieder singen und Witze machen. Die Dialyse blieb tabu, und mehrfach bestätigte sie, dass dies auch so bleiben sollte. Die Begleitung der Sterbenden war schmerzlich, aber auch eine eindrucksvolle Erfahrung – besonders für die Angehörigen, die den Gedanken, dass die Grenzen der Medizin auch das selbstbestimmte Sterben erlauben müssen, erst im Verlauf dieses Abschieds annehmen konnten.

Einen solchen Sterbewunsch zu respektieren und dieses Sterben zu begleiten kann emotional sehr belastend sein. Leidenslinderung bei Menschen, die eine Begrenzung lebenserhaltender Maßnahmen – aus welchen Gründen auch immer – einfordern, gehört sehr wohl zu den Aufgaben von Palliative Care; die Bereitstellung und Gabe von tödlich wirkenden Medikamenten, um dadurch den Tod herbeizuführen, stellt dagegen aus palliativmedizinischer wie aus allgemein medizinischer Sicht keine ärztlich indizierte Therapieoption dar. Therapie – und ganz besonders eine leidenslindernde Behandlung – muss immer die Qualität, den Sinn und den Wert des einigermaßen bestimmbaren Lebens und nicht des unbestimmbaren Todes im Auge haben. Nicht die Abschaffung des Leidenden, sondern die Linderung des Leids ist die Aufgabe des Arztes. Die Bereitstellung und Gabe von tödlich wirkenden Medikamenten ist zwar eine medizinische Handlung, jedoch keine therapeutische Maßnahme, die im Grundverständnis ärztlichen Handelns normativ begründet und moralisch gerechtfertigt werden könnte. Tötung auf Verlangen und ärztliche Mitwirkung bei Selbsttötung beenden zwar manchmal einen Konflikt, ohne jedoch das zugrunde liegende Problem einer am Leben orientierten Leidenslinderung zu lösen.

Die Begleitung des Suizids als ärztliche Aufgabe und die Auseinandersetzung mit seiner ethischen Problematik haben eine lange Tradition,[56] die auch philosophische Fragen berührt. Dabei kommen schon durch die unterschiedliche Verwendung der Begriffe Freitod und Selbstmord für die Selbsttötung die verschiedenen Bewertungen zum Ausdruck. In der griechischen Antike hatte die Beschäftigung mit dem Suizid zumindest in intellektuellen Kreisen einen hohen Stellenwert. Platon verurteilte in seinem berühmten Phaidon-Dialog, in dem er über die Unsterblichkeit der Seele philosophierte, die Selbsttötung als menschliche Anmaßung göttlicher Rechte. In nachplatonischer Zeit bildete sich besonders bei den Stoikern eine Position heraus, die eine differenzierte ethische Theorie des sittlich erlaubten Freitods zur Grundlage hatte. Dem *eulogos exagoge* – dem wohlüberlegten Freitod – musste eine eingehende Prüfung der Umstände und der Gründe vorausgehen, wobei Lebensüberdruss, Sucht, Schwäche oder ein Hadern mit dem Schicksal als nicht ausreichend angesehen wurden. In einigen Kulturen kannte man die Selbsttötung aus religiösen Gründen, so z. B. bei den Satis die Witwenverbrennung oder bei den Sadhus den asketische Suizid, das Todeshungern. Auch im Buddhismus wird der frei von Hass, Wut oder Angst vollzogene Suizid in bestimmten Situationen moralisch akzeptiert. Beim Fehlen ethisch-religiöser Selbstmordtabus erfolgt der Umgang mit der Selbsttötung unbefangener, z. B. bei einigen afrikanischen und indianischen Völkern.[57]

Nach Jean Amery war die Freiheit zum Tode ein »Privileg des Humanen« – ein letzter Akt und Ausdruck von Authentizität, wenn die Bedingungen eines Weiterlebens aus welchen Gründen auch immer unerträglich erscheinen. Er griff damit die Haltung Michel de Montaignes auf, für den »das Sterben lernen« ein wesentlicher Teil seiner Philosophie war. Die Beendigung des Lebens durch die eigene Hand ist die äußerste Form menschlicher Selbstbehauptung, die letzte Manifestaon einer eigenen autonomen Lebensgestaltung, die nur dem Menschen möglich ist.

Die wesentlichen Argumente der heutigen Befürworter der ethisch legitimierten Selbsttötung bei unheilbaren Erkrankungen oder im hohen Lebensalter formulierte vor 250 Jahren David Hume in seinem Aufsatz *On suicide*. Wenn ein Mensch durch Alter, Krankheit oder Unglück zur allgemeinen, aber auch eigenen Belastung geworden sei, könne ein freiwilliger Tod weniger schlimm sein als ein vernichtetes Leben. Ein freiwilliger Tod könne in bestimmten Situationen die einzige Möglichkeit bieten, Würde und Humanität zu bewahren, wenn das Leben aus subjektiver und objektiver Sicht nicht mehr lebenswert erscheine.[58]

Herr G., ein 94-jähriger Patient, ehemaliger Bankkaufmann, war wegen eines blutenden Rektum-Ca auf der Palliativstation aufgenommen worden. Er wollte schnellstens wieder nach Hause, weil er seine 87-jährige, ebenfalls kranke Ehefrau unterstützen wollte, die dringend seiner Hilfe bedurfte. Im Vordergrund seiner Beschwerden standen Schmerzen im Knie, die ihn am Laufen hinderten. Nach wenigen Tagen wurde er entlassen, am gleichen Abend jedoch erneut aufgenommen – wieder mit Schmerzen im Bein. Nach vier Tagen hatte er es mit Hilfe von Krankengymnastik endlich geschafft, sich besser bewegen zu können, er konnte auch die fünf Stufen laufen, die hinab auf unsere Terrasse führten. Wir waren stolz, dem alten Herrn wieder so viel Autonomie ermöglicht zu haben, und entließen ihn nach Hause. Am nächsten Morgen besuchte ihn eine Krankenschwester unserer Station, die das alte Ehepaar schon seit einiger Zeit unterstützte. Die Tür zum Keller stand offen, sie ging die fünf Stufen hinunter und erblickte Herrn G. – er hatte sich erhängt.

Wenn durch einen Suizid ein Konflikt beendet, aber das Problem nicht gelöst wird, hinterlässt dies Fragen. Dies gilt in besonderer Weise auch für den Alterssuizid. In Deutschland nimmt sich durchschnittlich etwa alle zwei Stunden ein alter Mensch das Leben. Insgesamt sterben in Deutschland jährlich mehr als 10 000 Menschen durch Selbsttötung, das sind mindestens 1,2 Prozent aller Todesfälle. Etwa 100 000 Menschen jährlich unternehmen einen Suizidversuch. Allerdings gibt es Unterschiede zwischen den einzelnen Bundesländern. So lag 2006 die Suizidrate mit 13,4 Fällen pro 100 000 Einwohner in Bayern am höchsten, am niedrigsten war sie in Sachsen-Anhalt mit 6,6 Fällen. Im Bundesschnitt wurden 10,8 Fälle pro 100 000 Einwohner dokumentiert. Bei älteren Menschen liegt die Suizidhäufigkeit etwa dreimal höher als bei der Gesamtbevölkerung. Besonders bei hochbetagten Männern über 85 liegt die Suizidrate deutlich über 100 Fällen pro 100 000 Einwohner. 50 Prozent aller Suizidenten im Alter haben in den letzten vier Wochen ihres Lebens einen Arzt aufgesucht, ohne dass die suizidale Gefährdung wahrgenommen wurde. Besonders für den Alterssuizid findet sich auch in Deutschland eine zunehmende soziale Akzeptanz und moralische Toleranz. Die Konflikte und Ängste, die den Suizidüberlegungen und ausgeführten Selbsttötungen kranker und alter Menschen zugrunde liegen, haben konkrete Anlässe: Verlust der Selbständigkeit durch körperlichen und geistigen Verfall, psychische und/oder materielle Belastung anderer, Verlust der eigenen Wohnung, demütigende und trostlose Anstaltspflege, sterbens- und leidensverlängernde medizinische Interventionen, Schmerzen, unerträgliches Leiden, Verlust der Würde. Besonders dann, wenn das Individuum seine Würde nicht mehr von dritter Seite garantiert sieht, wird der Suizid als Ultima Ratio in Betracht gezogen und findet dann, wenn er vollzogen wird, durchaus allgemeine Akzeptanz –

auch wenn Angehörige, Freunde und Bekannte im Einzelfall immer wieder erschüttert sind. Stellt die zunehmende Toleranz und Akzeptanz nicht auch eine Kapitulation vor den Notwendigkeiten dar, die Bedingungen des Altseins so zu gestalten, dass auch diese Lebensphase subjektiv und objektiv so angenommen werden kann, dass Suizidabsichten nicht oder zumindest seltener aufkommen? Ist die eigentliche Aufgabe nicht Suizidvermeidung anstelle von Suizidermöglichung?

In der besonders in den industrialisierten Ländern mit hohem medizinischem Standard geführten Diskussion wird der ärztlich unterstützte Suizid (*physician-assisted suicide*) häufig als geeignete Alternative zur verbotenen Tötung auf Verlangen angesehen.[59] Sind Ärzte besondere Tötungsspezialisten? Eine vor einigen Jahren in Leipzig durchgeführte repräsentative Untersuchung ergab, dass 60 Prozent der befragten Bürger sich für eine Legalisierung der Tötung auf Verlangen und ärztliche Beihilfe zum Suizid aussprachen. Während etwa 20 Prozent im Notfall auch für sich selbst die Tötung durch einen Arzt in Anspruch nehmen würden, waren nur 6 Prozent bereit, selbst einen Suizid zu begehen. Verantwortung für den Tod auf sich nehmen und zu töten scheinen zweierlei Dinge zu sein. Die Selbstverständlichkeit, mit der Tötung als eine ärztliche Aufgabe angesehen wird, erstaunt. Und bei allem Respekt vor der Not der Betroffenen, eine möglichst sichere und wenig qualvolle Methode zu finden, stellt sich die Frage, ob Ärzte, die den Suizid als eine sinnvolle Alternative zur gezielten Lebensbeendigung bei sterbenskranken Menschen ansehen, nicht doch sehr nahe daran sind, selbst zum Vollstrecker zu werden. Jedes Bündnis zum Tode hinterlässt Spuren, die die Sinnbestimmung des eigenen Handelns in Frage stellen. Steht es nicht im Widerspruch zum Vertrauen in die grundlegende Prämisse der Medizin, Gesundheit zu erhalten und zu fördern sowie Autonomie zu unterstützen, wenn Ärzte ihre fachliche Kompetenz auch zur gezielten Lebensvernichtung anbieten?

Die allgemein-ethischen Prinzipien der Medizin[60] können Orientierung geben, aber nicht alle Fragen mit richtig oder falsch beantworten. So z. B. die wichtige Frage, ob und inwieweit es gerechtfertigt oder notwendig ist, bei Sterbenskranken Suizidversuche zu verhindern, wenn die Erkrankung für den Betreffenden besonders gravierend und zudem irreversibel ist und eine Verhinderung des Suizids zu einer weiteren Verlängerung der Leidenssituation beitragen würde. Sicherlich gibt es Menschen, für die durch das Leiden an einer unheilbaren Krankheit die Zeit bis zu einem natürlichen Ende nicht mehr lebenswert erscheint und die vielleicht auch aus sozialen Zwängen und Rücksichten heraus andere nicht belasten möchten. Der Wunsch nach einem selbstbestimmten Tod durch Suizid entsteht aber nicht zuletzt auch aus der Angst, dass im fremdbestimmten Sterben Unabhängigkeit und Kontrolle verloren gehen und die eigene Identität nicht genügend beachtet wird.

Selbstbestimmung wahrzunehmen bedeutet nicht zwangsläufig, den Tod durch Suizid zu suchen, es kann auch bedeuten, sich von der Maschinerie des medizinischen Systems zu lösen, wie das Peter Noll, ein bekannter Jurist und Professor an der Universität Zürich, getan hat: Als die Diagnose Krebs bei ihm gestellt wurde, verweigerte er alle Therapieangebote, um sich in Ruhe auf seinen Tod vorzubereiten. Die Erfahrungen seines letzten Lebensjahres hat er in einem sehr lesenswerten Tagebuch, *Diktate über Sterben und Tod*, niedergeschrieben.[61]

Die Frage des selbstbestimmten und würdigen Todes zum Thema des ärztlichen Gesprächs zu machen, erfordert immer die Bereitschaft, sich in besonderer Weise auf den anderen einzulassen. Die Frage nach ärztlicher Hilfe zum Sterben ist in Deutschland ein Tabu und wird eigentlich in unserem medizinischen System nicht oder nur selten gestellt. Doch wenn sie gestellt wird, so ist sie in einem besonders hohen Maße Ausdruck einer in der Regel sehr engen Vertrauensbeziehung zwischen Arzt und Patient und kann nicht einfach mit einem »Nein« beantwortet werden. Eine solche Bitte ist – vorausgesetzt, dass sie trotz aller Verzweiflung in vollem Selbstbewusstsein ausgesprochen wird – auch ein Appell an die Respektierung von Selbstbestimmung und an unsere besondere moralische Verpflichtung zur Leidenslinderung.

Wenn also durch die Bitte um Suizidbeihilfe die Grenzen unserer Fähigkeiten angesprochen werden, Krankheiten zu heilen oder die Lebenssituation der Betroffenen zu verbessern, so liegt darin auch immer eine Herausforderung an die ärztliche Macht. Kann, darf die Hilfe zur Beendigung des Lebens eine Möglichkeit darstellen, unserer Verpflichtung zur Barmherzigkeit und zur Nächstenliebe in ganz außerordentlichen Situationen zu entsprechen? Walter Jens und der Tübinger Theologe Lothar Küng haben diese Frage vor einigen Jahren in ihrem Buch *Menschenwürdig sterben* aufgeworfen. Die Frage nach Hilfe zum Sterben beinhaltet immer auch eine moralische Herausforderung, sich mit dem Sinn unserer eigenen Existenz und unseres Rollenverständnisses auseinanderzusetzen. Auch wenn man dabei besonders berührt und betroffen ist, kann man letztlich den Sinn, den das Leben, das Sterben und der Tod für einen anderen Menschen hat, nicht bestimmen. Den Tod herbeizuführen bedeutet, ihm Sinn geben. Eine Rechtfertigung, die den Tod für sinnvoll und als Therapieziel als indiziert erklärt, überschreitet Erkenntnisgrenzen – dies gilt im Besonderen für die ärztliche Beihilfe zum Suizid. Die Auseinandersetzung mit dem Tod durch Suizid ist und bleibt – so niederdrückend es vielleicht klingen mag – ein Thema des Lebens und ist keine Frage des Rechts.

Schon Kant hat auf den im Suizid liegenden Widerspruch hingewiesen, dass in der Inanspruchnahme der Freiheit zur Selbsttötung gleichzeitig auch deren Selbstaufhebung liegt. In diesem Sinne ist auch die Hilfe zum Suizid als Beitrag zur Zerstörung von Autonomie zu betrachten.

Der Tod ist das »letzte Experiment«, die »große unbekannte Herausforderung«, eine »wichtige Vervollständigung«, der »schweigende Vollender« des Lebens – und wohl die wichtigste existentielle Erfahrung, die das Leben für alle mit sich bringt. Sollte die aktive Herbeiführung des Todes tatsächlich in den Verantwortungsbereich menschlichen oder speziell ärztlichen Handelns gelegt werden? Im moralischen Selbstverständnis des Arztes hat das Töten keinen Platz. Ärztliches Handeln muss immer auf das Leben und die Verbesserung dieses Lebens hin orientiert sein. Das gilt auch für die Sterbesituation und die Anerkennung von Würde und Autonomie im Sterben, indem die Grenzen des Lebens und des Sinns im Leben respektiert werden. Der Tod kann kein eigenständiges Therapieziel sein, sehr wohl aber ein Sterben unter würdigen Bedingungen – das macht es manchmal schwierig und die Grenze schmal.

Trotz allem Respekt vor einem individuellen Entschluss, das eigene Leben zu beenden, ist zu überlegen, ob nicht jeder Suizid auch ein Appell an unsere soziale Verantwortung und an die Defizite des menschlichen Miteinanders ist,[62] anstatt Ausdruck einer besonderen alters- oder krankheitsbedingten individuellen Morbidität.

Im US-Bundesstaat Oregon wurde 1994 ein *Death with Dignity Act (DWDA)* verabschiedet, um den ärztlich assistierten Suizid in Ausnahmesituationen zu ermöglichen. Innerhalb von zehn Jahren sind in Oregon 600 Rezepte für tödliche Medikation ausgestellt worden, davon haben fast 200 die zur Selbsttötung verschriebenen Medikamente letztlich nicht eingenommen. Ein Rezept für die tödlichen Medikamente bekommt in Oregon nur, wer an einer unheilbaren körperlichen Krankheit leidet, die nach Einschätzung von zwei Ärzten innerhalb von sechs Monaten zum Tod führt. Als häufigster Grund für die Suizidabsicht und Suizidhilfe wurden der Verlust von Autonomie oder der Verlust der Würde genannt. Nur wenige gaben an, dass die Kontrolle ihrer Schmerzen unzureichend gewesen sei. Über 86 Prozent der Menschen, die Suizidhilfe beantragt hatten, lebten in der Zeit vor ihrem Suizid jedoch in einem Hospiz oder Pflegeheim. Insgesamt lag der Anteil derer, die nach den Bestimmungen des *Death With Dignity Act (DWDA)* Suizid verübten, bei 0,1 Prozent aller Todesfälle.

Vor einigen Jahren begegnete ich einem jungen Mann mit einer fortgeschrittenen AIDS-Erkrankung und einer extremen Kachexie. Ein Infekt hatte ihn so geschwächt, dass er nicht mehr essen konnte. Für eine Antibiotikatherapie und um eine parenterale Ernährung zu ermöglichen, sollte er einen Port bekommen – eine wenig belastende invasive Maßnahme, die durchaus dazu beitragen konnte, seine Lebensqualität zu verbessern. Ich klärte ihn über den Eingriff auf, und im Laufe des langen und intensiven Gesprächs wurde sein großer Wunsch deutlich, doch wieder zu Kräften zu kommen. Aber Lebenswille und Lebenskraft standen in einem starken Missverhältnis zueinander. Herr K. wünschte eine sehr genaue Aufklärung über die technischen Details der Operation, bevor er zuversichtlich sein Einverständnis erklärte. Zweifel, die ihn beschäftigten, habe ich nicht bemerkt. Am nächsten Tag, an dem die Operation durchgeführt werden sollte, erfuhr ich, dass Herr K. kurze Zeit nach unserem Gespräch die Station verlassen hatte. Er war zu Freunden nach Dortmund gefahren.

Zweifelnd und verzweifelt hätten die Freunde zusammen-gesessen, bis er sich schließlich in ihrem Beisein das Le-ben genommen habe. Einer seiner Freunde berichtete spä-ter, dass dieser Lebensabschied angesichts der Progredi-enz des Krankheitsgeschehens und der Aussichtslosigkeit schon länger geplant gewesen sei und in einer feierlichen und wohl sehr ergreifenden Atmosphäre stattgefunden habe. Herr K. hatte in Würde und im Kreise der Menschen sterben wollen, die ihm lieb und nahe waren, und nicht aufgrund medizinischer Behandlung oder Komplikatio-nen im Krankenhaus. Ich war sehr betroffen, denn schließlich war ich sein letzter medizinischer Gesprächs-partner gewesen und hatte das Gefühl gehabt, eine gute und sinnvolle Maßnahme empfohlen zu haben. Ich fühlte mich ausgeschlossen, und neben Respekt vor diesem Sui-zid ergriff mich ein merkwürdiges Gefühl der Hilflosigkeit und Schuld. Wie können wir die wahren Bedürfnisse, Ge-danken und Gefühle sterbenskranker Menschen erfassen und auch von ihrem Kranksein lernen? Gleichzeitig war ich aber auch dankbar und erleichtert, dass er mich nicht eingeweiht hatte, denn, wie hätte ich mich verhalten, wenn er mir gestanden hätte: Nein, ich brauche diesen Eingriff nicht mehr. Ich werde jetzt gleich zu meinen Freunden ge-hen und dort mein Leben beenden?

Gibt es nicht vielleicht doch eine moralische Rechtfertigung für die Bereitstellung einer tödlichen Medikation oder Metho-de zur Selbsttötung durch Ärzte? Kann das Wissen über die Verfügbarkeit einer Möglichkeit, das Leben durch eigene Hand zu beenden, die Lebensqualität so verbessern, dass z. B. das Verschreiben einer tödlichen Medikation als Lebenshilfe richtig ist und das Risiko des Suizids in Kauf genommen wird, ohne die Suizidhandlung durch eine solche Verschreibung tatsächlich zu beabsichtigen? Es ist eine paradoxe Situation, wenn die Durchführung des Suizids nicht intendiert, die Lebensgestaltung des autonomen Menschen aber durch die Möglichkeit, den Todeszeitpunkt selbst zu bestimmen, unterstützt wird. Diese Form der »Lebenshilfe« wird ähnlich wie die indirekte Sterbehilfe moralisch durch die Theorie des Doppeleffekts gerechtfertigt: Die Möglichkeit der Lebensverkürzung wird zugunsten einer qualitativ verbesserten Lebenssituation als Risiko in Kauf genommen, aber nicht beabsichtigt.

T., ein an AIDS erkrankter Krankenpfleger, bat seinen besten Freund, einen Arzt, ihm die Medikamente für eine tödliche Infusion zu verschreiben, die er sich gegebenenfalls anlegen könnte, um sein Leben zu beenden. Beide wussten, dass die Lebenserwartung in diesem fortgeschrittenen Krankheitsstadium nur noch wenige Wochen, vielleicht Monate betrug. T. wollte leben, aber er wollte auch nicht qualvoll zugrunde gehen und hatte den Wunsch, die ihm verbleibende Zeit in der Sicherheit und Gewissheit zu erleben, dass er sein Leben dann abschließen könnte, wenn es für ihn nicht mehr zu ertragen wäre. Es gab lange Diskussionen über die Frage der Sterbehilfe und des Freitods, der zu dieser Zeit bei vielen AIDS-Patienten durchaus als Möglichkeit in nicht mehr tolerablen Erkrankungssituationen in Betracht gezogen und mit Ärzten diskutiert wurde. Der Arzt verschrieb die Medikamente. Freundschaftsdienst? Moralische Verpflichtung? Machte er sich strafbar oder handelte er aus einer medizinischen Indikation heraus? T. hat die Medikamente niemals eingesetzt, er kämpfte bis zuletzt darum, zu leben. Aber er empfand die Sicherheit, die Freiheit, die ihm blieb, in dieser kurzen Zeit als wichtige Lebenshilfe, nicht als Sterbehilfe. Was wäre gewesen, wenn T. die Möglichkeit des Freitods in die Tat umgesetzt hätte? Wie hätte der Arzt diesen Tod empfunden? Wie ist ein solches Handeln ethisch oder moralisch zu bewerten?

Bei der Debatte über ärztliche Hilfe zum Suizid und Euthanasie geht es nicht allein um die Frage der Selbstbestimmung und der Autonomie in Grenzbereichen des Leidens, nicht nur um Freiheiten und Handlungsformen in Grenzsituationen, sondern vor allem um die Beziehungen von Menschen zueinander, um Nächstenliebe, soziale Verpflichtung und Verantwortung und um das Humanum und das Miteinander,[63] das durchaus auch eine Herausforderung darstellen kann.

In einer Welt, in der der eigene Tod vielerorts als Waffe eingesetzt und in der menschliches Töten zunehmend als legitim betrachtet wird, besteht zunehmend die Gefahr, dass durch die Möglichkeit, den eigenen Tod zu planen, zu zähmen oder auch zu funktionalisieren, die Probleme im Umgang mit schwerer Krankheit und einem würdigen Sterben, aber auch die Achtung vor dem Geschenk des immer auch durch Todesgewissheit gekennzeichneten Lebens mehr und mehr aus dem Blickfeld geraten.

Kapitel 4

Respekt vor Autonomie –
das Recht des Schwächeren und die
Dominanz des Stärkeren

Frau F., 87 Jahre, eine seit vielen Jahren im Pflegeheim lebende, bettlägerige, demente alte Dame, wird aufgrund von
Schmerzen, Atemnot und Erbrechen ins Krankenhaus eingeliefert. Die Ärzte diagnostizieren einen Darmverschluss
bei einem seit vielen Jahren bestehenden Narbenbruch der
Bauchwand. Die ihr vorgeschlagene Operation lehnt die
Patientin vehement ab, ebenso die intravenöse Ernährung.
Die als Betreuerin eingesetzte Tochter wird informiert, und
man verständigt sich, die mit einem hohen Risiko verbundene Operation gegen die eindeutigen, ablehnenden Willensbekundungen der Betroffenen durchzuführen.
Der postoperative Verlauf ist von erheblichen Komplikationen begleitet: Frau F. muss mehrere Tage lang künstlich
beatmet werden, wegen einer Bauchfellentzündung aufgrund einer Nahtinsuffizienz wird sie nach zehn Tagen
ein weiteres Mal operiert, einige Tage später kommt es erneut zu Zeichen einer Sepsis und Ateminsuffizienz. Der
Chirurg lehnt nun eine weitere Operation ab, die Internis-
ten sehen jedoch noch eine Chance, durch eine Darmspiegelung die Nahtinsuffizienz zu beherrschen – während
dieser endoskopischen Intervention kommt es zu einem
Kreislaufschock, der Wiederbelebungsmaßnahmen erforderlich macht. Die Patientin übersteht zunächst auch diese Komplikation. Wenige Tage später – einen Tag vor der
zur Kontrolle erneut angesetzten Darmspiegelung – stirbt
Frau F. endlich nach sieben Wochen Krankenhausaufent-
halt plötzlich auf der Intensivstation.

Vergleichbare Schicksale ereignen sich fast täglich in deutschen Krankenhäusern. Wären die Patientin und ihre Tochter zufriedener, glücklicher gewesen, wenn alles gut verlaufen wäre? Was wäre gewesen, wenn die Ärzte gesagt hätten: Ja, wir verzichten auf die zwar medizinisch angezeigte, aber vielleicht nicht angemessene Operation. Wir begleiten die Patientin und ihre Tochter durch eine gute Schmerzmedikation, lindern die Atemnot, verlegen sie in ihre vertraute Umgebung zurück. Wir helfen im Sterben, wie es sich Frau F. eigentlich gewünscht hat? Gerade in solchen Grenzsituationen wie bei Frau F., in denen sich viele Patienten und Angehörige der Medizin hilflos ausgeliefert fühlen, werden die medizinischen, rechtlichen und ethischen Probleme häufig zu wenig reflektiert.

Hier stellt sich zwangsläufig die Frage: Gibt es überhaupt noch ein natürliches Sterben? Was bedeutet Autonomie für den Sterbeprozess? Gibt es ein Recht auf einen guten, einen würdigen Tod, wenn die letzte Lebenszeit so sehr durch die Dominanz des Stärkeren bestimmt wird? Verantwortliches Handeln in der Nähe des Todes bewegt sich im Spannungsfeld der Rechte des Schwächeren und der Pflichten des Stärkeren.

Anders als vor 100 Jahren sind Sterben und Tod heute zur medizinischen Aufgabe geworden. Die von Ivan Illich treffend für die Situation im 20. Jahrhundert beschriebene »Medikalisierung des Sterbens«[64] hat die Frage nach der Verantwortung für den Sterbeprozess zu einem öffentlichen Thema gemacht, bei dem über den Sinn medizinischer Maßnahmen im Hinblick auf die Sterbequalität und ein würdevolles Sterben verstärkt reflektiert und diskutiert wird. Diese Medikalisierung des Sterbens bezieht sich einerseits auf die Veränderung des Sterbeorts (vom eigenen Zuhause ins Krankenhaus), andererseits aber auch auf die Abhängigkeit des Zeitpunktes und der Art des Sterbens von medizinischen Entscheidungen. Durch die technischen Möglichkeiten, den Todeszeitpunkt zu manipulieren, können sich Interessenkonflikte entwickeln, in denen das Sterben von den Beteiligten nicht mehr als autonome Leistung am Ende des Lebens ›einfach‹ zugelassen wird, sondern als eine mit menschlichen und moralischen Zumutungen verbundene Ausnahmesituation erscheint. Die gilt besonders dann, wenn es um Entscheidungsfragen am Lebensende geht oder wenn der Kampf gegen die Krankheiten als verloren erklärt wird. Angehörige und Pflegende, die Sterbende betreuten, haben andere Vorstellungen von der Qualität eines guten Sterbens als Menschen, die solche Erfahrungen nicht hatten.[65] Für gesunde Menschen ist in der Regel ein plötzlicher Tod ohne lange Abschiedszeit, das Sterben im Schlaf ein guter Tod,[66] Schwerstkranke wünschen sich im Angesicht des Todes vor allem eine gute ärztliche und pflegerische Betreuung und eine bewusste, für alle Beteiligten stimmige Abschiedsphase. Entscheidungen an der Grenze des Lebens werden aber in der Regel von denen getroffen, die nicht selbst betroffen sind, sich nicht an der Schwelle befinden.

Die Verlagerung des Sterbens und die Behandlung des sterbenskranken Menschen in Krankenhäusern, Alten- und Pflegeheimen, Palliativeinrichtungen und Hospizen werden häufig mit dem Appell verbunden, dass wir Tod und Sterben bewusster begegnen müssten: Wir sollen dem physischen, dem natürlichen Tod den Vortritt lassen und ihn nicht mit allen Mitteln bekämpfen. Solche Überlegungen finden große Resonanz. Aber entsteht nicht gerade bei alten und auch bei sterbenskranken Menschen gelegentlich das Gefühl, für andere schon längst tot, psychisch gestorben zu sein, wenn sie den Eindruck haben, dass man nur noch auf ihren physischen Tod wartet und nichts mehr oder nicht mehr genug getan werden kann, um sie diesem zu entreißen? Wird dieses Gefühl bei den Betroffenen nicht sogar gefördert, wenn wir den physischen Tod des anderen so bewusst akzeptieren? Wie ist das, wenn ein Mensch physisch zwar noch lebt, sich aber sozial tot fühlt, wenn er sich nicht mehr als leistungsfähig empfindet, er nicht mehr anerkannt wird? Wie ist das, wenn ein Mensch physisch zwar noch lebt, er sich aber innerlich bereits verabschiedet, zurückgezogen hat und für sich keine Selbstverwirklichung, keine Lebensberechtigung mehr sieht? Psychisches und soziales Sterben, welches einhergeht mit Selbstwert- und Rollenverlust sowie sozialer und emotionaler Vereinsamung, ist der Hauptgrund für den Wunsch nach Tötung auf Verlangen oder nach Hilfe zum Suizid bei alten Menschen. Welche Rechte haben also Menschen, die bereits vor ihrem physischen Ende sozial und psychisch »gestorben« sind?

Man muss sich fragen, ob das Paradigma der Todesverdrängung nicht die Kehrseite des Paradigmas vom selbstbestimmten Sterben ist. Immer häufiger werden Rechte von Sterbenden eingeklagt und wird über die Verantwortung für den Sterbeprozess und über Konzepte, in Würde zu sterben und sterben zu lassen, reflektiert und diskutiert.[67] Das Thema Sterben und Tod findet auch in den Medien zunehmend Aufmerksamkeit, obwohl eigentlich niemand gerne über sein eigenes Sterben spricht. Was wünschen sich Menschen am Ende ihres Lebens? In einem Editorial des *British Medical Journals* nennt der Herausgeber Richard Smith im Januar 2000 zwölf Elemente eines »guten Todes«:

- Zu wissen, *wann der Tod* kommt, und zu verstehen, *was* zu erwarten ist
- Die *Kontrolle* über das Geschehen zu behalten
- *Würde* und *Privatsphäre* zugestanden zu bekommen
- Eine gute Behandlung der *Schmerzen* und *anderer Symptome*

- Die Wahl zu haben, *wo man sterben* möchte (zu Hause oder anderswo)
- Alle nötigen *Informationen* zu bekommen
- Jede *spirituelle* und *emotionale Unterstützung* zu bekommen
- *Hospizbetreuung* überall, nicht nur im Krankenhaus
- Bestimmen zu können, wer *beim Ende dabei sein* soll
- *Vorausbestimmen* zu können, welche Wünsche respektiert werden sollen
- Zeit zu haben für den *Abschied*
- *Gehen zu können*, wenn die Zeit gekommen ist, und keine *sinnlose Lebensverlängerung* zu erleiden[68]

Autonomes Sterben hat sich zu einem dialogischen Prozess entwickelt, in dem der Betroffene zwar Rechte hat, deren Wahrnehmung aber entscheidend von ärztlichen Sichtweisen und Empfehlungen beeinflusst wird. Unter den Bedingungen der modernen Medizin ist es schwieriger geworden, den Beginn des Sterbens zu erkennen, es unvoreingenommen zu akzeptieren und sein Handeln adäquat daran zu orientieren. Die prognostische Unsicherheit im Einzelfall ist neben dem Unwissen über die rechtlichen Voraussetzungen, um auf sinnlose medizinische Maßnahmen verzichten zu dürfen, der Hauptgrund für ein von vielen als unwürdig empfundenes Sterben. Prognosen in der Medizin beruhen auf dem Wissen um statistische Wahrscheinlichkeiten und auf professioneller Erfahrung. Da sich Hoffnungen und Erwartungen im Einzelfall jedoch nicht unbedingt an Wahrscheinlichkeiten orientieren, erfolgt die Meinungsbildung zu Entscheidungen in weit fortgeschrittenen Erkrankungssituationen häufig irrational – das Unwahrscheinliche wird zum Trost. Dies erschwert aber nicht nur die Kommunikation, sondern fördert auch Aktionismus und symbolhaftes Handeln in sterbenahen Situationen.

Der von Hans Jonas 1987 im Zusammenhang mit der Diskussion um die Bestimmung des Todeszeitpunktes beim Hirntod
formulierte Satz: »Die Grenzlinie zwischen Leben und Tod ist
nicht mit Sicherheit bekannt, und eine Definition kann Wissen nicht ersetzen« ist sicherlich nicht nur für die Situation
des komatösen Patienten zutreffend. Die prinzipielle prognostische Unsicherheit macht es oft schwierig, an der Grenzlinie zwischen Leben und Tod zu Entscheidungen zu gelangen,
die der besonderen Würde dieser letzten von der Natur gegebenen Gewissheit gerecht werden.

Noch schwieriger ist es, die Dauer des Sterbens im Einzelfall zu bestimmen. Während sich psychisches und soziales
Sterben oft über Jahre hinzieht, wird der Verlauf der physischen Sterbezeit nicht nur von der Art der Krankheit und der
individuellen Disposition oder Morbidität der Betroffenen,
sondern vor allem auch von Art und Umfang medizinischer
Interventionen bestimmt. Während früher kurze, sich über
wenige Tage erstreckende Sterbeverläufe die Regel waren,
sind es heute oft lange Wochen und Monate, in denen sich ein
Mensch im Sterben befindet, bis der Tod eintritt.

In den letzten Jahren sind die Patientenrechte zunehmend
gestärkt worden. Die auf der 72. Gesundheitsministerkonfe-
renz 1999 in Trier verabschiedete Charta der Patientenrechte
konzentrierte sich im Wesentlichen auf das Recht auf Information, auf qualifizierte Behandlung und auf selbstbestimmtes Sterben sowie auf Patientenrechte im Schadensfall.[69] Die
Formulierung von Rechten genügt jedoch nicht allein, um die
Entscheidungsprobleme bei sterbenskranken und sterbenden
Menschen zu erleichtern und der Selbstbestimmung in sterbenahen Situationen gerecht zu werden. Das Verhältnis zwischen Patient, Arzt, Pflegenden und Therapeuten wird immer
durch eine Asymmetrie der durch unterschiedliche Stärken
und Schwächen gekennzeichneten Rollen bestimmt. So ist

auch der Katalog von Patientenrechten, durch die sich die Beziehung im Arzt-Patienten-Verhältnis bestimmen ließe, nur vordergründig befriedigend und hilfreich:[70] Lebenserhaltung, Selbstbestimmung, körperliche Unversehrtheit, Leidenslinderung, Respekt vor der Person, Wahrhaftigkeit und Verschwiegenheit sind zwar wichtige Elemente einer ethisch begründeten Gesundheitsfürsorge, das Wesen einer in besonderer Weise von Verstehen, Mitgefühl und Verantwortung geprägten Begleitung am Lebensende wird aber nur bedingt erfasst. Und gerade weil diese Aufgabe immer auch mit einer Annäherung an unsere eigene Endlichkeit verbunden ist, darf man im Spannungsfeld von Autonomie und Fürsorge trotz der unterschiedlichen Rollen die gemeinsame Orientierung nicht aus dem Auge verlieren. Hier lassen sich drei für die Arzt-Patienten-Beziehung bei sterbenskranken Menschen wichtige Gesichtspunkte nennen: Neben dem Respekt vor Autonomie betrifft diese die Beachtung des Rechts auf Scham sowie die Auseinandersetzung mit dem Willen des Sterbenden. Zunächst zur Autonomie: Kranksein ist immer mit einer Einschränkung, wenn nicht mit einem Verlust von Autonomie verbunden. Thure von Uexküll hat darauf hingewiesen, dass die Wiederherstellung, Stärkung oder zumindest die Respektierung einer eventuell nur noch in Resten vorhandenen Autonomie zu den Grundprinzipien der modernen Medizin gehören: »Die Autonomie des Menschen ist das Fundament seiner Freiheit ... auf ihr beruht die Würde seines Mensch-Seins, deren Gewicht wir, wie so oft, erst in dem Augenblick des Verlusts wirklich wahrnehmen ... Autonomie beinhaltet die Fähigkeit, über die eigenen Kräfte zu verfügen.«[71] Tatsächlich ist die Fähigkeit, über die eigenen Kräfte autonom zu verfügen, das Grundelement des menschlichen Lebens und damit auch ein Synonym für Würde. »Autonomie ist Selbstverwirklichung und Selbstbeschränkung ... Eines ist ohne das andere nicht denkbar. So stellt sich für jedes menschliche Wesen die Aufgabe, in Selbstverantwortung den Ausgleich zwischen Selbstverwirklichung und Selbstbeschränkung zu finden.«[72]

Die verschiedenen Dimensionen von Autonomie (als persönliche Fähigkeit, als situative Disposition, als Charakteridee und als moralisches Recht)[73] werden in der Debatte um den Stellenwert selbstverantwortlicher Entscheidungen am Lebensende und der Möglichkeiten, dem Willen des Sterbenden zu entsprechen, noch immer zu wenig differenziert. Zudem muss zwischen Autonomie und Selbstbestimmung unterschieden werden. Selbstbestimmung ist die Möglichkeit, auf der Grundlage von Autonomie eigenverantwortlich für und über sich selbst zu entscheiden. Auch wenn das Recht auf Selbstbestimmung grundsätzlich ein Abwehrrecht ist, welches darauf verweist, dass nichts ohne Einwilligung des Betroffenen getan werden darf, geht es bei Entscheidungen im Falle nichteinwilligungsfähiger Menschen immer auch darum, deren Autonomie zu entsprechen.

Die Möglichkeit, Selbstbestimmung wahrzunehmen, ist eine wichtige Voraussetzung für schwerstkranke Menschen, die eigene Integrität und Identität zu schützen und zukünftige Lebenssituationen vorweg zu qualifizieren, indem beispielweise festgelegt wird, was im Falle von Komplikationen oder eingeschränkter Einwilligungsfähigkeit geschehen soll – insofern hat das Recht auf Selbstbestimmung für Entscheidungen im medizinischen Bereich zunehmend an Bedeutung gewonnen. Bis ins 20. Jahrhundert gehörte die Berücksichtigung der Selbstbestimmung nicht zu den ethischen Grundsätzen ärztlichen Handelns. Inzwischen ist die informierte Zustimmung, *informed consent*, eine unverzichtbare Voraussetzung für alle Eingriffe in die Integrität eines kranken Menschen. Der autonome Wille ist das letztlich entscheidende Kriterium.

Allerdings wird es am Ende des Lebens, besonders dann, wenn sich Menschen nicht mehr mit Worten verständigen können, immer schwieriger, der Autonomie des anderen durch Beachtung verbaler Äußerungen gerecht zu werden. In solchen Situationen, wenn Entscheidungsmöglichkeiten immer weniger oder nicht mehr vom Patienten selbst wahrgenommen werden können und der Tod schon wartet, verlagert sich oft die Verantwortung für Entscheidungen im Rahmen einer partnerschaftlichen Arzt-Patienten-Beziehung auf die Pflegenden und Ärzte in der Erwartung, dass sie den Willen oder zumindest den mutmaßlichen Willen des Patienten kennen, erkennen und respektieren. Aber wer hat schon gelernt, den Willen eines nicht mehr entscheidungsfähigen Menschen zu ermitteln? Patientenverfügungen und Vorsorgevollmachten sind ein wichtiges Hilfsmittel, aber sollen sie den Handlungsspielraum der Arzt-Patienten-Beziehung bis zu den Forderungen nach dem Recht auf einen eigenen Tod auch zwingend bestimmen? Beinhaltet die Forderung nach Autonomie und der Beachtung von Selbstbestimmung nicht auch die Suche nach Hilfe bei Entscheidungen im Spannungsfeld der Möglichkeiten der modernen Medizin[74] und bei der Frage, welche Kriterien für deren humanen Einsatz gefunden werden können? In diesem Sinne hat der Respekt vor Autonomie im Laufe der letzten 100 Jahre an Bedeutung gewonnen, auch in der medizinischen Beurteilung dessen, was für den Patienten gut ist oder ihm schaden könnte. Dennoch ergeben sich in der Beachtung von Selbstbestimmung im Alltag immer wieder Konflikte, besonders wenn sich in fortgeschrittenen Erkrankungssituationen die Meinungen über den weiteren Verlauf und zur Durchführung oder Begrenzung medizinischer Maßnahmen ändern. So stellt sich im Umgang mit der Selbstbestimmung des Patienten auch die Frage, inwieweit fortwirkende Willensbekundungen die situativ verantwortete eigene

Urteilsbildung des Arztes ersetzen können und Entscheidungen erleichtern? Welche Kompetenz und welche Orientierungsmöglichkeiten haben die Betroffenen und gegebenenfalls ihre Stellvertreter, um die Konsequenzen medizinischer Entscheidungen in Grenzsituationen zu beurteilen?

Ein weiteres wichtiges Recht des Schwächeren ist die Anerkennung seiner Scham. Scham ist einerseits ein sehr privates, intimes Gefühl, anderseits ruft Scham wie kaum ein anderes Gefühl Betroffenheit hervor, besonders dann, wenn sie mit Schuldgefühlen und Trauer verbunden ist. Scham bei sterbenskranken Menschen ist neben deren Trauer wohl dasjenige Gefühl, das am wenigsten beachtet und am schwierigsten verstanden und akzeptiert wird. Wie häufig, ja fast zwangsläufig verletzen wir die Scham unserer Patienten, auch wenn wir nur ihr Bestes wollen? Wie und wann können wir es zulassen, dass sich Sterbende in eine eigene Welt zurückziehen und nicht gestört werden wollen? Im Sterben unter Scham zu leiden ist mindestens genauso schlimm wie unter Schmerzen zu leiden. Sterbende zu verstehen bedeutet deshalb auch ihre Scham zu respektieren und ihr respektvoll zu begegnen.

Die Achtung der Scham manifestiert sich nicht nur im gefühlvollen Umgang und der Beachtung des Intimen. Sie erfordert in besonderer Weise ein Eingehen auf Tabus und Verborgenes, eine verständige Kommunikation und Aufklärung. Aufklärung von Sterbenskranken und deren Angehörigen ist nicht nur ein Mitteilungsakt, der erledigt werden muss, und beinhaltet nicht nur die ehrliche Offenbarung eines Sachverhalts. Wahrheit im Angesicht des Todes bedeutet in besonderer Weise auch, Haltung zu zeigen. Die Wahrheit erzeugt eine Gemeinsamkeit zwischen dem Mitteilenden und dem Empfangenden, die sie miteinander verbindet, einander verpflichtet und in eine Beziehung setzt, die miteinander ausgehalten und gestaltet werden muss. Dabei schließen Wahrheit und Hoffnung sich natürlich nicht aus, auch wenn der Optimismus, der sterbenskranken Menschen häufig entgegengebracht wird und den sie auch selbst manchmal zeigen, nicht selten eine Maske ist, die die Angst verbirgt, sich offen und ehrlich miteinander einzulassen. Ärzte haben jedoch immer noch häufig Furcht davor, der Patient könnte die ganze Wahrheit nicht vertragen – besonders, wenn diese Bereiche der Scham berührt, so dass sie sie nur dosiert anbieten oder gerne auf einen späteren Zeitpunkt verschieben. Einfacher wird der Umgang mit der Wahrheit dadurch nicht. Sicherlich sollte der Wunsch von Patienten, keinerlei Informationen zu bekommen, respektiert werden – aber verbirgt sich gerade hinter solchen Wünschen nicht häufig bereits eine Ahnung? Schamhaftes Schweigen ist keine gute Haltung. Untersuchungen bei Brustkrebspatientinnen in den USA zeigten, dass eine gute und frühzeitige Kommunikation über die Prognose einer möglicherweise zum Tode führenden Erkrankung, über existentielle und spirituelle Fragen Ängste und Verzweiflung bei den Betroffenen zunächst zwar verstärkte, der weitere Verlauf der Behandlung allerdings zumeist weniger belastend verlief als bei den Patientinnen, bei denen solche Gespräche nicht erfolgten.

Schließlich möchte ich noch auf einen weiteren – und vielleicht sogar den wichtigsten – Aspekt in der Beziehung zwischen Arzt und Patient eingehen. Die Beachtung der Scham sowie des Rechts auf Selbstbestimmung im Angesicht des Todes bedeuten nämlich auch, sich mit der Dimension des Willens, die einen Sterbevorgang aus anthropologischer Sicht kennzeichnen, auseinanderzusetzen. Auch der Wille zum Tod gehört zum Sterben. Willentliche Selbstbestimmung in diesem Zusammenhang manifestiert sich jedoch nicht nur in der Freiheit oder der Möglichkeit, Hand an sich zu legen, um den Tod zu finden, sondern auch darin, sich seiner letztlich unausweichlichen Bestimmung anzunähern. Könnte es nicht sein, dass so, wie das Ungeborene letztlich seinen Geburtstermin, auch der Sterbende seinen Todeszeitpunkt findet? Ist dieser Wille nicht auch ein Kriterium für ein stimmiges Sterben? Achtung vor Scham und Patientenwille bedeutet, den vielfältigen Empfindungen, die das Sterben begleiten, Raum zu geben und damit auch der affektiven Dimension des Sterbeerlebens gerecht zu werden.

Wie bereits erwähnt, hat das Instrument des Willens in den letzten 50 Jahren zur Legitimation des Handelns in der Medizin eine zunehmende Bedeutung erlangt. So kommt bei medizinischen Entscheidungen, die immer das Wohl des Patienten zum Ziel haben müssen, der Ermittlung und Berücksichtigung des Patientenwillens eine zentrale Bedeutung zu. Alles, was man aus ärztlicher Indikation zum intendierten Wohl des Patienten zu tun beabsichtigt, bedarf seiner informierten oder einvernehmlichen Zustimmung. Insofern ist die Beschäftigung mit dem Willen des Patienten eine Grundbedingung des ärztlichen Handelns geworden.

Um dem Willen des Patienten gerecht zu werden, ist allerdings zwischen Entscheidungsfähigkeit und Willensfähigkeit zu differenzieren. Während für den entscheidungsfähigen Patienten die Möglichkeit besteht, selbst bestimmte Grenzen zu ziehen, ist die Willensorientierung durch andere bei nicht mehr entscheidungs- und selbstbestimmungsfähigen Menschen immer mit Unsicherheiten verbunden. Der Wille ist ein in besonderem Maße situativ bestimmtes Konstrukt, weshalb auch die Bedeutung von Patientenverfügungen, die als antizipierte Willensbekundungen in Grenzsituationen fortwirkend respektiert werden sollen, innerhalb der Ärzteschaft so kontrovers diskutiert wird.

Viele Fragen drängen sich auf, wenn man über ein Phänomen, das begrifflich mit »Willen« umschrieben wird, nachzudenken beginnt. Was hat das Wollen mit Wählen oder gar mit Wohl zu tun? Das Wollen eines Menschen stellt zwar einen Grundprozess des auf die Zukunft gerichteten Handelns, aber auch des menschlichen Bewusstseins dar. Die verschiedenen Theorien des Willens sind deswegen immer auch untrennbar mit den Theorien der Bewusstseinsentstehung und -funktion verbunden. Insofern ist es schwierig, nach dem Willen zu suchen, wenn wir nichts oder nur wenig über das Bewusstsein wissen. Die prinzipiellen Schwierigkeiten der Willensorientierung liegen auch darin begründet, dass Wille letztlich nicht definierbar ist, so dass es eigentlich auch schwierig ist, vom fehlenden oder eingeschränkten oder mutmaßlichen Willen zu sprechen, wenn eine tragfähige Definition des vorhandenen Willens fehlt.

Wenn sich Ärzte also dem Willen des Patienten anzunähern versuchen, so verlassen sie rein medizinisches Gebiet und begeben sich auf ein Terrain, das Philosophie, Geisteswissenschaften, Rechtswissenschaft und Naturwissenschaften schon immer beschäftigt hat und auch jetzt aufs Lebendigste beschäftigt, wohl weil der Wille neben dem Fühlen und Denken eine der drei wesentlichen Fähigkeiten darstellt, die den Menschen als besonderes Wesen kennzeichnen. Was aber ist der Wille, den Ärzte suchen, und wie entsteht er? Ist es ein Urinstinkt oder ein besonderer Lebensimpuls? Etwas, das unabhängig von oder vor dem Fühlen und Denken entstanden ist und im Laufe der Entwicklung von diesen begleitet und modifiziert wurde? Oder ist die Willensfähigkeit und Willensverantwortung ein Charakteristikum des bewussten, des denkenden und fühlenden Menschen? Und welcher Wille ist es, den Ärzte in der Beziehung zum Patienten besonders beachten und berücksichtigen müssen?

Igor starb kurz vor seinem 24. Geburtstag. Von Geburt an
war er schwerstbehindert und immer auf die Hilfe anderer
angewiesen gewesen, vor allem seiner Mutter, die ihn bis
zu seinem Tod zu Hause gepflegt hat. Selbstbestimmung,
zumindest in dem Sinne, wie die meisten Menschen sie
verstehen, konnte er nie wahrnehmen. Igor war ein Zwil-
lingskind, er kam mit den Symptomen schweren Sauer-
stoffmangels unter der Geburt zur Welt und musste reani-
miert werden. Es dauerte lange, bis sein Herz wieder selbst
zu schlagen begann. Die Ärzte sagten: Nun müssen wir
sehen, welchen Lebenswillen er hat. Igor konnte sich nie
artikulieren, nie verbal verständigen, nie selbständig essen, sich nie selbständig anziehen, nie laufen – er litt an
schwersten Krampfanfällen und einer spastischen Lähmung. Und doch war er ein Mensch mit einem – wie es
schien – außerordentlich starken Willen, einem Lebensimpuls. Er hatte Kräfte und konnte sich wehren, wenn ihm
die Körper- und Mundpflege nicht passte, wenn die Blase
nicht rechtzeitig geleert wurde oder wenn ihn Geräusche
beunruhigten. Er wirkte entspannt, wenn er Musik hörte
oder massiert wurde. Er zeigte mimische und reflexartige,
situationsbezogene Willensbekundungen, die immer wieder auch darauf gerichtet schienen, Gefühle zum Ausdruck zu bringen. Dank seines starken Lebenswillens
überstand er viele kritische Phasen in seinem immer wieder von Infektionen, Lungenentzündungen, Knochenbrü-
chen und Operationen bestimmten Leben. Er wurde groß
und erwachsen, und es wurde immer schwieriger, ihn zu
pflegen, bis seine Mutter sich um einen Pflegeplatz in einer Spezialeinrichtung bemühte, weil es zu Hause einfach
nicht mehr ging. Sie konnte nur sehr selten verreisen, und
auch immer nur dann, wenn ein kompetentes Pflegeteam
für Igor zur Verfügung stand. Ihre letzte Reise vor Igors

Tod hatte sie besonders gut vorbereitet, denn sie war zunehmend in Sorge, dass etwas passieren könnte, während sie fort war. Wie oft schon hatte sie geträumt, dass Igor starb, weil eine Komplikation nicht rechtzeitig entdeckt worden war oder nicht mehr beherrscht werden konnte. In den letzten Wochen vor ihrer Reise hatte ihr Sohn sich verändert – er war ruhiger geworden, entrückter, fast friedlich. Am Tag vor ihrer Abreise starb er, fast heimlich im Schlaf – als ob er es so gewollt hätte.

Beim Phänomen des menschlichen Willens lassen sich drei Dimensionen unterscheiden, die auch für die ärztliche Willensbestimmung und Entscheidungsfindung bei nicht entscheidungsfähigen Menschen hilfreich sein können. Da ist zunächst die biologische oder vielleicht noch präziser die neurobiologische Dimension. Auch ein Mensch mit einer schweren zerebralen Schädigung ist ein willens- wenn auch natürlich kein entscheidungsfähiger Mensch. Die Kontroverse zwischen Neurowissenschaftlern und Philosophen um die Willensfreiheit und Entscheidungsfähigkeit in Grenzbereichen des Bewusstseins und der Bewusstheit ist im Grunde nur ein Streit um Kategorien, die für konkrete Entscheidungssituationen im Dialog mit den Beteiligten wenig hilfreich ist. Wenn Willensdeterminiertheit wenig oder gar keinen Einfluss auf das konkrete Handeln hat, so können sich für die Beurteilung von Schuld und Verantwortung durch eine deterministische Willensdefinition trotzdem weitreichende Konsequenzen ergeben. Wer trug die Verantwortung bei Igor, der sehr wohl willensfähig war, bei dem sich die Verwirklichung von Autonomie jedoch immer nur in einer extremen Abhängigkeit vollziehen konnte?

Die zweite Dimension des Willens ist seine soziale Bedeutung. Der Wille eines Menschen erlangt immer nur Bedeutung im Bezug zu anderen, d. h. indem er sich in sozialen Beziehungen verwirklicht. Auch wenn der Mensch als Subjekt Verantwortung für das eigene Handeln und Verhalten übernehmen kann und muss, berührt die Umsetzung des Willens und dessen Folgen immer auch andere. Am deutlichsten wird das vielleicht am Beispiel des Suizids – wo ja Willensumsetzung in einer das Selbst zerstörenden Form immer in einem besonders hohen Maße auch andere berührt. Auch bei Igor finden wir die soziale Dimension, in der sich seine Willensbekundungen erst im Austausch mit anderen Menschen konkretisieren konnten. Dabei wird deutlich, wie sehr die soziale Dimension seines Willens auch die Wertbestimmung seines Lebens durch andere berührt hat, so dass sich die Frage stellt, inwieweit für die Respektierung des Willens bei Behinderten eine gesellschaftliche Verantwortung und Schutzfunktion notwendig ist. Igor zeigte durchaus heftige, stark vegetativ gekennzeichnete Willensreaktionen, z. B. Schwitzen, vermehrten Speichelfluss und Temperaturreaktionen – eine Beobachtung, die bei zerebral schwerstgeschädigten Menschen immer wieder gemacht werden kann.

Die dritte Dimension des Willens ist wohl nur durch Annäherung zu vermitteln, aber sie ist dennoch für eine umfassende Willensbestimmung bedeutsam – es ist die geistige oder spirituelle Dimension. Damit wird auch die Frage nach dem Sinn des Willens berührt. Trotz allen Wissens um neuronale Prozesse, Kausalität und Bewusstseinsentstehung bleibt der Sinn des Willens natürlich in der Regel verborgen und eröffnet sich allenfalls intuitiv. Wenn wir z. B. plötzlich wie vom Blitz getroffen ohne die Zwischenschritte des Fühlens, Denkens und Bewusstseins spontan etwas tun, das im Nachhinein bestimmend und prägend für unser Leben sein wird, so haben wir dafür oft keine rationale aber unter Umständen eine »sinnvolle« Erklärung. Häufiger sagen wir dann: Irgendwie muss es doch mein Wille gewesen sein. Manche Menschen scheinen den Zeitpunkt ihres Todes und die Art des Sterbens auf ganz »eigenwillige« Weise zu wählen – vielleicht auch ein Hinweis auf die spirituelle Dimension des Willens.

Wenn es bei einem nicht entscheidungsfähigen Menschen um die Willensbestimmung geht, sollte also beachtet werden, ob es sich um einen primär – d. h. von Geburt an – entscheidungsunfähigen Menschen handelt oder um einen Menschen, der die Entscheidungsfähigkeit im Laufe seines Lebens infolge einer Erkrankung oder durch eine Verletzung verloren hat. Ein von Geburt an schwerstbehinderter Mensch ist sein ganzes Leben auf die Hilfe anderer angewiesen. Selbstbestimmung, zumindest in dem Sinne, wie die meisten Menschen sie verstehen, können solche schwerstbehinderten Menschen nie wahrnehmen. Dennoch können mit einem starken Lebenswillen durchaus kritische Phasen überstanden werden. Aber es ist nie ein durch denkbare Möglichkeiten selbst bestimmter Wille. Es gibt für einen von Geburt oder früher Kindheit an zerebral schwerstgeschädigten Menschen keine an andere Menschen vermittelte, freie und selbstbewusste Lebenswertbestimmtheit. Die Verwirklichung von Autonomie kann sich immer nur in Abhängigkeit vollziehen.

Insofern geht es in der Arzt-Patienten-Beziehung neben der Respektierung von Autonomie immer auch um die Auseinandersetzung mit dem Willen. Immer mehr Menschen fürchten, am Lebensende mit ihren Vorstellungen und Entscheidungen zu Behandlungen bei Demenz oder schwerster zerebraler Schädigung nicht ausreichend beachtet zu werden. Sicherlich versucht nur eine Minderheit, durch Vorsorgevollmachten und Patientenverfügungen Handlungshinweise zu geben, die meisten vertrauen auf den guten Arzt, der schon weiß, was richtig ist, was man will ...

In sterbenahen Situationen versuchen die Ärzte, situative

Willensäußerungen oder Reaktionen mit früheren verbalen oder schriftlichen Willensbekundungen des Patienten in Beziehung zu setzen, aber auch mit den eigenen und allgemeinen Wertvorstellungen und Überzeugungen. Eine wichtige und nicht eindeutig beantwortete Frage ist dabei, inwieweit gestische und körpersprachliche Äußerungen bei nicht entscheidungsfähigen Menschen einen höheren Stellenwert für lebensbegrenzende Entscheidungen haben als frühere Erklärungen, mit denen die besondere Situation der Nichteinwilligungsfähigkeit vorweg qualifiziert wurde. In der Regel konzentrieren sich die Ärzte meist darauf, den Willen in seiner biologischen Dimension zu erfassen, d.h. das biologische Sterben zu diagnostizieren. Dennoch geht es auch darum, den Willen in seiner sozialen oder gar spirituellen Dimension zu verstehen und zu respektieren.

Die Ermittlung des (mutmaßlichen) Patientenwillens in Situationen, in denen Selbstbestimmungsfähigkeit eingeschränkt oder nicht vorhanden ist – und das ist in Todesnähe eigentlich immer der Fall –, ist ein Grundelement einer an humaner Partnerschaft orientierten palliativen Medizin, Pflege und Sterbebegleitung. Allerdings sind die meisten Ärzte hierzu nicht ausreichend ausgebildet, so dass sie diese wichtige Aufgabe aktuell einfach nicht leisten können. Die häufig rein fachorientierte Spezialisierung auf Krankheiten, Organe und Funktionen in der Medizin behindert eine menschenkundliche Orientierung, die die Frage zulässt, was will dieser Mensch eigentlich in dieser besonderen Situation und was kann ich tun, um seine Autonomie zu fördern und zu unterstützen? Sich im Fall der Irreversibilität einer Erkrankung und am Ende des Lebens mit dem antizipierten Willen auseinanderzusetzen bedeutet, den Betroffenen mit seinen individuellen und spezifischen Wertvorstellungen zu würdigen. Patientenverfügungen, in denen das Leben und auch das Sterben selbstbestimmt oder selbstbestimmend vorweg qualifiziert wurden, benötigen immer eine situative Bewertung. Dabei geht es darum, die situativen Hinweise auf den aktuellen Willen in Beziehung zu antizipierten Willensbekundungen zu setzen. Diese können als Bestätigung der Fortdauer, im Ausnahmefall aber auch als Widerruf antizipierter Willensfestlegungen gedeutet werden. Die Interpretation und Bewertung von Patientenverfügungen in der aktuellen Situation benötigt deshalb immer den Dialog mit Angehörigen, Vorsorgebevollmächtigten oder Betreuern. Nur so gelingt es, Orientierungen und Konsens für verantwortbare, d. h. vor allem auch transparente Entscheidungen zu finden und die Identität des anderen in seinem biographischen Gesamtzusammenhang zu akzeptieren.

Patientenwille, Prognose, medizinische Indikation und Behandlungsziel als Grundelemente für gutes Entscheiden in sterbenahen Situationen entziehen sich letztlich einem juristischen Schema, welches nur ja oder nein oder einseitige Verantwortlichkeiten kennt. Zur Ermittlung und Festlegung des Willens ist immer ein kommunikativer Prozess notwendig.

Frau R., 76 Jahre und eine selbstbewusste, überaus aktive und engagierte Unternehmerin, hatte eine notariell beglaubigte Patientenverfügung mit detaillierten Willensbekundungen und Handlungsanweisungen für alle Eventualitäten formuliert. Ihr 45-jähriger Sohn wurde als Vorsorgebevollmächtigter benannt. Drei Monate danach kam es bei Frau R. zu einem schweren Verkehrsunfall mit Hirnverletzungen und kompletter irreversibler Querschnittlähmung im oberen Halsmarkbereich, so dass sie mit einem speziellen Beatmungsgerät andauernd beatmet werden musste. Eine eigene Nahrungsaufnahme war nicht möglich, nach intensiven Rehabilitationsversuchen gelang eine minimale Verständigung mit einfachen Ja/Nein-Codes durch Augenbewegungen. Acht Monate nach dem Unfall wurde Frau R. in ein Pflegeheim verlegt, das speziell auf dauerbeatmete Patienten eingestellt war. Obwohl erhebliche Tagesschwankungen im Wachheitsgrad bestanden, äußerte sich Frau R. immer wieder und mit wiederholter Entschiedenheit dahingehend, dass sie eine Fortführung der lebenserhaltenden Beatmung nicht mehr wünschte. Da Frau R. nach Einschätzung zweier neurologischer Gutachter trotz der schwersten neurologischen Defizite als entscheidungsfähig angesehen wurde, kam die Patientenverfügung nicht zum Tragen – vielmehr konnte Frau R. selbst entscheiden, ob sie die lebensverlängernde Therapie wünschte oder nicht. Die Mitarbeiter des Pflegeheims lehnten den Abbruch der lebenserhaltenden Beatmungstherapie aus weltanschaulichen Gründen ab.

Im Einverständnis mit seiner Mutter und mit Hilfe eines Rechtsanwalts bemühte sich der Sohn um Verlegung in eine andere Klinik, um die gegen den Willen seiner Mutter durchgeführte Beatmung zu beenden und das dann sehr rasch absehbare Sterben an einer Ateminsuffizienz angemessen – notfalls durch Sedieren – zu begleiten. Als zwei Jahre nach dem Unfall eine solche Verlegung in Aussicht war, wurde eine Veränderung in der bisher konstant und beharrlich ihren Willen bekundenden Mutter festgestellt. Die bisher als eindeutig ablehnend beurteilte Haltung hatte sich in eine eher ambivalente, unentschiedene Einstellung gewandelt. Wiederholte Fragen, ob die Beatmung beendet werden sollte, wurden mit einem gestischen »Ich weiß nicht« beantwortet – ein Widerruf der Patientenverfügung erfolgte nicht. Wollte oder konnte Frau R. das Sterben doch nicht akzeptieren?

Eine schwierige und emotional belastende Situation für alle Beteiligten, die aber auch zeigt, dass sich Entscheidungskonflikte, die sich am Willen zu orientieren versuchen, nicht allein durch Rechtsklarheit regeln lassen. Wären Entscheidungen einfacher gewesen, wenn die Gültigkeit des in der Patientenverfügung formulierten antizipierten Willens nicht durch die aktuellen Willensäußerungen in Frage gestellt worden wäre? Ist der tatsächliche, aktuell empfundene, situative »natürliche« Wille des sterbenskranken, willens- aber nicht entscheidungsfähigen Menschen der wirkliche, der vorrangig gültige?

Frau R. lebte mehr als fünf Jahre in einer für alle anderen unvorstellbaren Pflegeabhängigkeit: vom Hals abwärts gelähmt, künstlich beatmet und künstlich ernährt; eine Kommunikation mit ihr war nur durch Blickkontakte möglich. Gedanken an den Tod wies sie von sich. Mit ihrem Wunsch, das Beatmungsgerät abzuschalten, konnte oder wollte sie sich nicht mehr beschäftigen. Irgendwann starb sie an Erschöpfung und Schwäche. Offensichtlich ist der Mensch fähig, sich auch mit widrigsten – und früher unvorstellbaren – Situationen zu arrangieren.

Niemand würde ernsthaft ein Leben in einer solch extremen Form der Abhängigkeit wollen. Aber am Beispiel von Frau R. wird deutlich, dass sich der Wille im sozialen Zusammenhang anders darstellt, wenn situative Veränderungen zur Disposition stehen. Ob der sich situativ manifestierende Wille bei nicht entscheidungsfähigen Menschen in seiner sozialen Dimension einen höheren Stellenwert hat als vorausverfügte Willensbekundungen, ist ein fortbestehendes Thema der kontroversen Auseinandersetzung um die Bedeutung des Willens. Viele der in den letzten Jahren gerichtlich ausgetragenen

Konflikte zur Umsetzung antizipierter Willensbekundungen und die damit verbundenen Beziehungsprobleme zeigen allerdings, dass weder die soziale noch die biologische Dimension des Willens für sich allein als Entscheidungskriterium genügen.

Die Respektierung und Umsetzung des spirituellen Willens schließlich erfordert Dialogbereitschaft und das Verstehen des ganzen Menschen. Entscheidungen zwischen Leben und Tod können nicht nur nach einseitigen medizinischen Gesichtspunkten, aus juristischen Erwägungen oder aus weltanschaulichen Überzeugungen getroffen werden – auch wenn diese Gesichtspunkte immer eine Rolle spielen. Unter spirituellen Aspekten geht es darum, mit dem schwierigen Instrument des Willens so umzugehen, dass er auch als lebensbegrenzend respektiert und angenommen werden kann.

Das Eingehen auf den Willen des sterbenskranken Menschen und die Achtung der verschiedenen Dimensionen des Willens sind eine wichtige Aufgabe in der Sterbebegleitung. Das Sterben willensorientiert zuzulassen und angemessen zu begleiten, kann bei sehr langen Verläufen der Pflege- und Hilfsbedürftigkeit nicht nur ein moralisches, sondern vor allem auch ein emotionales Problem darstellen. Entscheidungen hierzu sollten deshalb immer im Konsens getroffen werden, die Gründe transparent sein. Die Bereitschaft, hier Verantwortung zu übernehmen, gehört zu den ärztlichen Aufgaben.

Willensorientierung bei sterbenskranken Menschen bedeutet auch, die Hierarchie der Willensbekundungen vom aktuellen situativen Willen des einwilligungsfähigen informierten Patienten über den antizipierten Willen und den sogenannten mutmaßlichen Willen des nicht einwilligungsfähigen Patienten im Dialog mit allen Beteiligten unter dem Aspekt der Autonomieförderung zu beurteilen. Das setzt die Fähigkeit voraus, sich selbst zurückzunehmen, wenn die eigenen Wertvorstellungen, Überzeugungen und Emotionen vielleicht in eine andere Richtung gehen.

Bei aller Sinnhaftigkeit von Vorsorge- und Patientenverfügungen sollten die gesetzlichen Regelungen nicht zur Sprachlosigkeit verführen. Deshalb kommt dem offenen Dialog und dem Vertrauensverhältnis zwischen Arzt, Patient und Angehörigen für willensorientierte Entscheidungen in Sterbesituationen immer noch der höchste Stellenwert zu.

Sterben ist nicht immer leicht oder einfach oder schön zu gestalten. Sterbebegleitung benötigt Stärke und Demut, Dominanz ist nicht gefragt. Dabei können sich Erkenntnisse und Zusammenhänge eröffnen, die für die Sinnbestimmung des eigenen Lebens von besonderer Bedeutung sind. Das Recht des Sterbenden ist seine Würde. »Sterben erleben« ist die letztlich unausweichliche existentielle Erfahrung des menschlichen Lebens, die uns allen als ›todsicheres Experiment‹ irgendwann bevorsteht.

Respekt vor Autonomie beinhaltet die Bereitschaft, das Sterben in seiner eigenen Autonomie so zu begleiten und auszuhalten, dass etwas von der einzigartigen Bedeutung des Todeserlebnisses auch für die Überlebenden erfahrbar wird.

Kapitel 5

Essen und Trinken bis zum Abwinken – wie viel Nahrung braucht der Mensch?

Meine Mutter hat meinen an Demenz erkrankten, hochbetagten Vater bis zuletzt zu Hause betreut. Sein Zwillingsbruder dagegen – er war ebenfalls seit einigen Jahren an Demenz erkrankt – verbrachte die letzten 20 Monate seines Lebens in einem Pflegeheim. Er hatte allein gelebt, seine Frau war vor vielen Jahren gestorben. Irgendwann ging es nicht mehr. Bei beiden Zwillingsbrüdern waren während ihres gesamten langen Lebens in auffällig enger zeitlicher Koinzidenz die gleichen Erkrankungen aufgetreten. Wenn der eine am Leistenbruch operiert wurde, führte das bald dazu, dass diese Operation auch für den anderen notwendig wurde; wenn der eine einen Herzinfarkt bekam, war es auch bald beim anderen so weit. So war ein gesundheitliches Ereignis bei einem der beiden genetisch gleichen Brüder für den anderen, aber auch für die Familien immer schon ein Hinweis, dass dem Bruder relativ bald das Gleiche widerfahren würde. Die Demenz war bei beiden aufgetreten, als sie schon fast 90 waren, aber dann in unerbittlicher Geschwindigkeit vorangeschritten. Nichts war zuletzt so schwierig gewesen wie das Essen und Trinken. Willi wurde in einem Pflegeheim von liebevollen Schwestern umsorgt, das Füttern war ein regelmäßiger Kampf, der durch die Interessen unterschiedlicher Lebenswelten bestimmt wurde. Auch mein Vater konnte tagelang jede Nahrungs- und Flüssigkeitsaufnahme verweigern, um dann wieder mit aggressiver Beharrlichkeit alles nur Essbare in sich hineinzustopfen.

Einem Menschen mit fortgeschrittener Demenz die Steuerung des Essverhaltens selbst zu überlassen, wenn die in der Eigenwelt der Demenz ablaufenden regulatorischen Impulse nicht nachvollzogen werden können, ist nicht leicht. Manchmal schien es, als ob gerade unsere Aufmerksamkeit für die Notwendigkeit des Essens bei meinem Vater zu Widerstand führte; wenn meine Mutter dagegen nicht auf sein Essen achtete, fühlte sich mein Vater wohl, und wenn man ihm etwas versagte, was er eigentlich aus Gesundheitsgründen nicht essen sollte, konnte er sehr zornig werden. So entwickelten sich für Außenstehende seltsam anmutende Rituale, die weder von Hunger und Durst noch von Appetit bestimmt waren, sondern allein von dem Bemühen, das Essen nicht auch noch zu vergessen. Die Auseinandersetzung mit dem Thema Essen und Trinken war bis zuletzt ein wichtiges Element in der Lebens- und Gedankenwelt des zunehmend pflegebedürftigen alten Herrn, auch wenn oft ganz andere Dinge im Vordergrund standen. Es schien, als ob Essen bis zuletzt ein wichtiges und ihn erfüllendes Erlebnis gewesen ist. Irgendwann hat er das Essen dann eingeschränkt – er wollte nicht mehr, es war nicht mehr wichtig. Mit letzter Kraft wendete er sich anderen Dingen zu, erlebte Musik in seiner eigenen Welt, zog sich mehr und mehr in sich selbst zurück, sah uns manchmal lange sprachlos an, bis er eines Morgens zu schwach war, um aufzustehen. Er starb am gleichen Tag, nicht weil er verhungert oder verdurstet war, sondern weil er »lebenssatt« seine innere Grenze gefunden hatte.

Die Begriffe »Ernährung« und »Essen« sind keine Synonyme. Beim Essen nehmen wir zwar Nahrung auf, aber wir essen nicht nur, um den Hunger zu stillen und lebenswichtige Funktionen des Körpers aufrechtzuerhalten, wir essen nicht nur mit dem Mund, sondern mit den Augen, der Nase, und wir essen in Gesellschaft. Die Ernährung bezieht sich mehr auf die zur Deckung des Energie- und Nährstoffbedarfs aufgenommenen Nahrungsmittel, aber auch auf die Form der Nahrungsaufnahme. Diese kann über den Mund erfolgen wie beim Essen, aber auch über Sonden in den Magen oder die Venen. Essen und Ernährung sind nicht nur körperlich bestimmt. Neben Erziehung, Kultur, sozialen Einflüssen und dem Alter entscheidet auch unsere psychische Verfassung darüber, was, wie und wann wir essen und welche Funktion Essen und Trinken für unser Wohlbefinden hat. Die Psychologie von Essen und Trinken ist für das Wohlergehen und das Verhalten der Menschen viel ausschlaggebender als die Physiologie der Ernährung.

Direkt nach der Geburt wird das Ess- und Trinkverhalten eines Menschen vorwiegend durch die Innenreize Hunger, Durst und Sättigung gesteuert. Bekommt das gesunde Kind die Brust angeboten, trinkt es, bis es satt ist. Mit dem Gefühl der Sättigung signalisiert der Körper bei der Nahrungsaufnahme, dass genügend Nahrung zugeführt wurde und die Mahlzeit beendet werden kann. Die Entwicklung der Essregulation in der Kindheit lässt sich als Zusammenspiel von oralmotorischer, sensorischer und allgemeinmotorischer Reifung sowie interaktivem Lernen verstehen. Hunger- und Sättigungsempfinden sind wichtige Modulatoren der Nahrungszufuhr und werden durch Rezeptoren im Magen, die auf Dehnung reagieren, sowie durch weitere bei der Nahrungsaufnahme entstehende innere und äußere Impulse und Reize hervorgerufen. Diese regen die Produktion verschiedener Hormone wie Ghrelin, Cholezystokinin und Insulin an, die – zusammen mit weiteren Proteinen – die Konzentration von Glucose im Blut steuern. Hinzu kommen Appetit- und Genussgefühle sowie Geschmacksempfindungen, für die Neuropeptide und andere Neurotransmitter z. B. Dopamin und Serotonin im Gehirn, besonders im Hypothalamus, von Bedeutung sind.

Neben diesen Steuerungsmechanismen spielen jedoch auch psychologische Faktoren für das Essverhalten eine wichtige Rolle. So erfolgt die Regulation des Essens bei Erwachsenen durch bereits in der Kindheit beginnende, im Laufe des Älterwerdens in den Vordergrund tretende Lernvorgänge. Außenreize erhalten als Start- und Stoppsignale eine immer stärkere Bedeutung. Wir lernen, nur zu bestimmten Zeiten (Mittagessen!) festgelegte Portionen (z. B. den Teller leer) zu essen. Forscher der Cornell-Universität in Ithaca (USA) haben 2005 entdeckt, dass optische Eindrücke einen stärkeren Einfluss auf das Sättigungsgefühl haben als die tatsächliche Magenfüllung: Unabhängig von der Größe der Portionen und der aufgenommenen Nahrungsmenge empfinden Menschen ein Sättigungsgefühl, wenn der Teller sichtbar leerer wird oder geleert ist.[75] Solche äußeren Reize werden natürlich nicht nur von den Eltern vorgegeben, sondern auch von der Kultur, in der wir leben.

In fast allen Kulturen der Welt kommt dem Essen eine wichtige soziale Bedeutung zu. Mit Mahlzeiten verbundene Rituale dienen nicht nur dem Nahrungsbedarf, sondern vermitteln Kommunikation und Zusammengehörigkeit. Essen kann Sicherheit vermitteln, indem es das emotionale Gleichgewicht stabilisiert, aber auch der Angstabwehr dienen; es führt zu Lustgewinn und Wohlbefinden, trägt zur Persönlichkeitsbildung und zur sozialen Identifikation bei, indem es beispielsweise im Geschmack individuelle Eigenheiten, Abneigungen und Vorlieben oder auch eine gewisse Gruppenkonformität zum Ausdruck bringt. Die den Mahlzeiten zugeschriebene soziale Funktion geht aus soziologischer Sicht also weit über die rein körperliche Sättigung hinaus. Mahlzeiten sind ein Sozialisationsort zur Vermittlung von gesellschaftlichen Vorstellungen; sie dienen dem gesellschaftlichen Umgang. So bringt z. B. der umgangssprachlich verwendete Mittagsgruß »Mahlzeit« den sozialen Wert des Essens deutlich zum Ausdruck. Innerhalb der Familie sind die Tischsitten und die Tischgemeinschaft ein zentrales Symbol der Zusammengehörigkeit.[76] In Pflegeeinrichtungen der Alten- und Behindertenpflege haben Essen, Trinken und Ernährung nicht nur eine physiologische Funktion, sondern auch eine hohe soziale Bedeutung. Neben der Körperhygiene stellt dort die Ernährung die wichtigste pflegerische Aufgabe dar, deren Nichterfüllung zu weltanschaulichen und berufsethischen Konflikten führen kann, wenn Essen und Trinken nicht mehr möglich ist, nicht mehr gewünscht oder sogar verweigert wird.

Wenn Essen und Trinken biologische, psychische und soziale Dimensionen haben, so lässt sich auch das Essverhalten als ein komplexes psychoneuroimmunologisches Geschehen beschreiben. Dabei lassen sich drei Regulationsebenen des Essverhaltens unterscheiden, die eng miteinander verwoben sind, aber die Nahrungsaufnahme in den verschiedenen Phasen des Lebens unterschiedlich stark steuern:

1. Die metabolisch-hormonale Ebene steuert den für Wachstum, Wohlbefinden und Gesundheit notwendigen Nährstoff-, Energie- und Flüssigkeitsbedarf durch kybernetische Systeme, die durch in der Peripherie freigesetzte Hormone aktiviert werden. Durch neurohumorale Koppelungsvorgänge entstehen Hunger- und Sättigungsgefühle, wodurch für die Nahrungsaufnahme wichtige Reaktionen ausgelöst werden.

2. Die vom Bewusstsein unabhängige vegetativ-autonome Ebene ist für die Regulation von Hunger-, Durst-, Sättigungs- und anderen Gefühlen, z. B. das Wohlbefinden,

zuständig. Hier spielen durch innere und äußere Reize und affektive Impulse ausgelöste neuronale Prozesse im Hypothalamus und anderen im Hirnstamm gelegenen Kerngebieten eine wesentliche Rolle.

3. Das bewusste Aufnehmen von sensorischen Eigenschaften der Nahrung wie Aussehen, Geruch und Geschmack kennzeichnet die kognitiv-sensorische Ebene des Essverhaltens. Diese ersten Eindrücke sind ganz wesentlich für das Essverhalten – vor allem für die Menge, die gegessen wird.[77]

Das Verhalten zur Nahrungsaufnahme im Alter wird besonders durch kognitive Komponenten und Einflussfaktoren des Alterungsprozesses bestimmt. Altern bringt spezifische physiologische Veränderungen mit sich. Muskelmasse nimmt ab, Fettgewebe wird vermehrt eingelagert, Knochenmasse wird abgebaut, es kommt zu Kaubeschwerden und zum Verlust der Zähne, wodurch die Nahrungsaufnahme mühsamer und beschwerlicher werden kann. Hinzu kommt, dass sich der Energiebedarf des Menschen mit zunehmendem Alter verringert. Ab dem 55. Lebensjahr nimmt der Energiebedarf pro Jahrzehnt um durchschnittlich 8 bis 10 Prozent ab, so dass beispielsweise ein über 90-jähriger Mensch nur noch ca. 60 bis 70 Prozent des Energiebedarfs eines 55-Jährigen hat,[78] was natürlich auch die Frage aufwirft, ob sich die Ernährung im Alter am Energiebedarf orientieren sollte oder vielmehr an dem mit der Nahrungsaufnahme verbundenen Genuss. Auch die Verdauung verlangsamt sich und die intestinale Aufnahme von Nährstoffen geht zurück. Das Sehvermögen sowie der Geruchs- und Geschmackssinn lassen nach. Mit zunehmendem Alter stellt sich häufig auch eine geistige Beeinträchtigung wie etwa Vergesslichkeit, Verwirrtheit und Demenz ein, so dass die Leistungsfähigkeit und der kognitive Antrieb abnehmen.[79]

All diese physiologischen Alterungsprozesse können Auswirkungen auf das Ess- und Ernährungsverhalten haben. Besonders bei kognitiv beeinträchtigten Menschen und hochbetagten Heimbewohnern stellt die eingeschränkte Nahrungsaufnahme ein wichtiges gesundheitliches Problem dar, was auch zu einer sozialen und emotionalen Herausforderung wird.[80] Mit steigender Pflegestufe nimmt die Prävalenz von Mangelernährung zu und damit auch die Frage, ob und welche Unterstützung der Ernährung notwendig ist. Gleichzeitig ist die Angst vor einer Zwangsernährung im Pflegeheim für viele alte Menschen ein Thema, das sie besonders belastet und beschäftigt und dem erst in den letzten Jahren mehr Aufmerksamkeit entgegengebracht wurde.

Auch wenn mit zunehmendem Alter vermehrt äußere Reize (Sekundärbedürfnisse) das Essverhalten bestimmen und nicht wie bei Säuglingen und Kleinkindern die primären Reize Hunger und Sättigung, muss berücksichtigt werden, dass die Einflussnahme äußerer Signale auf das Ernährungsverhalten im letzten Lebensabschnitt wieder nachlässt, während die kognitive Bewertung bis ins hohe Alter vorhanden ist, allerdings nicht immer auch die Nahrungsaufnahme steuert. Sekundärbedürfnisse wie z. B. Abhängigkeiten von Alkohol, Zucker oder Schokolade werden oft nicht bewusst reflektiert, da sie über Jahre antrainiert wurden. Auch kognitive Prozesse – z. B. dass Essen zu bestimmten Zeiten und ohne Zeitdruck notwendig ist – sind von äußeren Reizen abhängig; sie tragen zu den Einstellungen, Vorstellungen und Wünschen im Hinblick auf die Nahrungsaufnahme insbesondere bei alten Menschen ebenso bei wie individuelles Ernährungswissen. Zwar kommt der kognitiven Bewertung und Steuerungsmöglichkeit des Essverhaltens im Alter eine große Bedeutung zu, über die Frage, ob und in welcher Form eine Verweigerung des Essens, der »Ernährungsrückzug« bei alten, kranken und pflegebedürftigen Menschen jedoch »erlaubt« ist, wird heftig gestritten.[81]

Wenn ältere Menschen durch Unter-, Fehl- oder Mangelernährung abmagern, muss zwischen Anorexie und Kachexie unterschieden werden, auch wenn beide Formen bei onkologischen, aber auch hochbetagten Menschen häufig miteinander verbunden sind. Kachexie wird definiert als ein pathologischer Gewichtsverlust, bei dem die körpereigenen Fettspeicher abgebaut werden, ohne dass sich die Nahrungsaufnahme verändert. Hinweise auf eine Kachexie können schon ein ungewollter Verlust von wenigen Prozent des Körpergewichts in kurzer Zeit sein. Anorexie wird definiert als Abmagerung durch verminderte Nahrungsaufnahme z. B. durch gewollten Verzicht oder mangelnden Appetit. Nach einer subjektiven Beurteilungsskala lassen sich verschiedene Schweregrade unterscheiden. Die Definition der Mangelernährung umfasst neben dem Gewichtsverlust sowie der in Prozent zum Normalzustand angegebenen reduzierten oralen Nahrungsaufnahme auch den sogenannten Body-Mass-Index (BMI), mit dem insbesondere in Pflegeeinrichtungen die Ernährungssituation der Bewohner beurteilt wird. Mit zunehmendem Alter werden höhere BMI-Werte als »normalgewichtig« angesehen. Zum Nachweis einer Mangelernährung können demnach vier Fragen herangezogen werden: 1. Haben Sie in den letzten drei Monaten an Gewicht verloren? 2. War Ihre Nahrungsaufnahme in der letzten Woche vermindert? 3. Liegt der BMI unter 20,5 kg/m³? 4. Liegt eine schwere Erkrankung vor? Wird eine dieser Fragen mit »ja« beantwortet, so muss die Mangelernährung weiter diagnostisch abgeklärt werden.

Gerade in Senioren- und Pflegeheimen ist der Umgang mit einer Mangelernährung ein ständiges Thema und Gegenstand vieler Diskussionen. In einer kürzlich erschienenen

Untersuchung der Deutschen Gesellschaft für Ernährung wurde festgestellt, dass ca. 40 Prozent der Heimbewohner eine zu geringe Nahrungsaufnahme haben und unter Kau- oder Schluckbeschwerden leiden.[82] Welche Handlungsnotwendigkeiten ergeben sich daraus? Die Aufklärung über Möglichkeiten und Grenzen der Ernährung im Alter und die Ursachenklärung eingeschränkter Fähigkeiten der Nahrungsaufnahme sind wichtige Aufgaben der ambulanten Palliativversorgung. Viele der Ernährungsprobleme in Alten- und Pflegeheimen können unter palliativen Gesichtspunkten durch eine aufmerksame und respektvolle Begleitung des Betroffenen und seiner Angehörigen gelöst werden. Dazu gehört in erster Linie die Berücksichtigung der Lebensqualität und die Einschätzung des Nutzens der notwendigen, aber auch der möglichen Nahrungs- und Flüssigkeitsmenge, ein attraktives Ernährungsangebot und die Unterstützung der oralen Nahrungsaufnahme. So wurden in den letzten Jahren in zahlreichen Pflegeeinrichtungen sogenannte Nutrition Days eingeführt, bei denen über die verschiedenen biologischen, psychischen und sozialen Aspekte, die bei Ernährungsproblemen eine Rolle spielen, gezielt informiert wird, um diese differenzierter zu beachten.[83] Indikationen zur künstlichen Dauerernährung werden heutzutage mit zunehmender Zurückhaltung gestellt und immer seltener aus pflegerischen Gesichtspunkten. In strittigen Situationen sollte eine ethische Fallbesprechung, zumindest aber ein ethisches Konsil erfolgen. Dabei sollte immer auch berücksichtigt werden, dass bei fehlendem Nutzen für den Patienten die künstliche Ernährung über eine Sonde auch konsequenterweise beendet werden kann.

Meine Mutter war nie eine »gute Esserin« gewesen. Als junges Mädchen hatte sie gegen eine Magersucht gekämpft, die sie bis an die Grenze zum Tode brachte. Sie wog niemals mehr als 50 kg und war doch immer voller Vitalität und Lebenskraft. Alle erwarteten von ihr ein langes Leben. Nach einem Oberschenkelbruch, den sie sich im 96. Lebensjahr zugezogen hatte und der eine Hüftoperation notwendig machte, konnte sie nicht mehr in ihre häusliche Umgebung zurückkehren – obwohl sie sich doch nichts so sehr gewünscht hätte, als bis zuletzt zu Hause zu bleiben. Nach über 65 Jahren kehrte sie nach Berlin zurück, um in einem Pflegeheim nicht weit von uns die letzte Lebenszeit zu verbringen. »Aber wenn ich tot bin, bringt ihr mich nach N. zurück«, ließ sie sich immer wieder bestätigen. Auch wenn sie die Betreuung und Pflege im Heim schätzte, haderte sie wie die meisten anderen Bewohner mit dem Schicksal, am Lebensende so hilfsbedürftig zu sein. Sie war mehr und mehr von ihren körperlichen Einschränkungen gezeichnet und wurde zunehmend trauriger, empfand ihr Alter als Gnade und Last zugleich. Und doch konnte sie voller Humor und – wie sie sagte – im Augenblicke glücklich sein. Nach einigen Monaten ließ ihr nie sehr großer Appetit deutlich nach, und sie verlor die Lust am Essen. Stundenlang saß sie am Essenstisch vor liebevoll zubereiteten Speisen, ohne zu trinken, ohne zu schlucken. Sie sagte, das Essen bliebe ihr im Mund stecken. Es schmeckte nicht, sie wollte nicht und konnte nicht. Geistig hellwach, wurde sie immer hagerer, müder und schwächer, bis ihr sogar die Kraft fehlte, sich an den Essenstisch zu setzen. Zuletzt wog sie wohl weniger als 30 kg, und es fiel uns schwer, ihren ausgezehrten Körper anzusehen. Die Konzentration auf das Wesentliche im Angesicht des Todes, die Kraft der Erinnerung, mit der sie mich und andere beschenkte, die Intensität der Wahrnehmung für das Jetzt und die Nähe, die ich in den acht Monaten ihres Lebensabschieds erlebt habe, sind mir ein wertvoller Schatz geworden. In den letzten drei Wochen ihres Lebens hat sie nichts mehr gegessen und ganz selten getrunken – doch sie hat nie über Hunger und Durst geklagt. Künstliche Ernährung hat sie immer abgelehnt und nie danach verlangt. Für viele der Pflegenden war dieser Nahrungsverzicht schwer zu ertragen, denn es gab ja keinen ersichtlichen Grund, keine richtige Krankheit. Ich habe meine Mutter als eine für ein reiches Leben dankbare und sehr bewusst sterbende Frau erlebt – wir konnten uns stundenlang gegenseitig die Hand halten und wollten nicht loslassen. Das war wichtig.

Jedes Lebewesen ist mit einer inneren Triebkraft nach Selbsterhaltung ausgestattet, die der biologischen Tendenz zur Selbstlimitation entgegenwirkt. Es gibt zwei prinzipiell unterschiedliche Prozesse, die in einem Lebewesen miteinander konkurrieren: einerseits die Tendenz zur Alterung und Selbstlimitierung sowie andererseits den inneren Antrieb, den Lebenswillen, der dieser Tendenz entgegenwirkt. Nach außen manifestiert sich der Lebenswille u. a. im Verlangen nach Nahrung und ermöglicht dadurch gemeinsam mit dem Willen zum Selbsterhalt verschiedene Lebensgestaltungsprozesse (z. B. Stoffwechsel, Regeneration, Wachstum, Vermehrung, Atmung, Fortbewegung). Bei Störungen der Regulation und Koordination dieser Prozesse kommt es zu gesundheitlichen Problemen, durch die die Tendenz zur Selbstlimitierung unterstützt wird. Die innere Wirkkraft dieser Prozesse entspringt dem Leben selbst und kann nur zum Teil von außen gesteuert werden. Das Überwiegen selbstlimitierender Prozesse ist ein Zeichen des Sterbens, des herannahenden Todes. Deshalb stellen das Erkennen und die Akzeptanz der Übermacht dieser Tendenz zur Selbstlimitierung nicht nur eine prognostische, sondern auch eine moralische Herausforderung dar. Eng verbunden mit der Beurteilung selbstlimitierenden Verhaltens ist auch die Frage, ob, wann und wie lange die Ernährung künstlich durchgeführt werden darf und wann darauf verzichtet werden kann oder muss.[84]

Während früher mangelnde Lust am Essen und geringere Nahrungsaufnahme bei alten Menschen als ein Zeichen des nahenden Todes angesehen wurden, haben die Möglichkeiten der künstlichen Ernährung inzwischen viele Menschen so verunsichert, dass besonders in den Pflegeeinrichtungen die Frage der Ernährung zentrale Bedeutung erlangt hat, zumal Mangelernährung bei alten Menschen in der Öffentlichkeit als Zeichen mangelnder Versorgung angesehen wird. In Deutschland werden jährlich etwa 140 000 Magensonden neu gelegt. Die Kosten, die von den Krankenkassen für künstliche Ernährung ausgegeben werden, liegen nach Schätzung von Experten bei ca. 500 Millionen Euro jährlich. Gesicherte Zahlen sind allerdings nicht bekannt. Seit die Ernährungsapparate in die Kritik geraten sind, verbreiten die Hersteller keine Verkaufsstatistiken mehr. Ersatznahrung (»ballaststoffhaltig, cholesterinfrei, erstattungsfähig«) ist eine Wachstumsbranche, mit der das Alter attraktiv gemacht werden soll. Deutschland werde älter, und dadurch steige die Zahl der Dementen, die auf Zusatzkost angewiesen seien, zitiert die *Financial Times Deutschland* den Geschäftsführer von Nestlé Nutrition. Etwa 30 Prozent aller Ernährungssonden (PEG) werden in Deutschland und Österreich bei Menschen mit Demenz gelegt. Es gibt Pflegeheime, in denen kein einziger Bewohner mit einer Ernährungssonde zu finden ist, während in anderen jeder Fünfte mit Demenz über eine Sonde künstlich ernährt wird. In Griechenland oder Norwegen findet man nur sehr selten Menschen mit Ernährungssonden, während in den USA prozentual die meisten Menschen leben, die dauerhaft eine Sondenernährung erhalten.[85] Die unterschiedlichen Häufigkeiten von

Ernährungssonden bei Menschen mit Demenz zeigen sehr deutlich, dass zur Frage einer künstlichen Ernährung am Lebensende sowohl unter medizinischen wie auch unter ethischen Aspekten noch großer Aufklärungsbedarf besteht – und Entscheidungen hierzu immer wieder die Situation im Einzelfall berücksichtigen müssen.

Bei Menschen, die künstlich ernährt werden, stellt sich immer wieder die Frage, wie lange diese Form der Nahrungszufuhr durchgeführt werden soll oder ob und wann eine künstliche Ernährung beendet werden darf. Dabei sind nicht nur medizinische, sondern auch ethische Gesichtspunkte bedeutsam. Leidet ein Mensch, der über eine Sonde künstlich ernährt wird, in der Terminalphase an Hunger und Durst, wenn diese Form der Ernährung – aus welchen Gründen auch immer – beendet wird? Je mehr es auf den Tod zugeht, desto weniger wichtig wird die Ernährung für den Betroffenen und desto problematischer wird die routinemäßige Verabreichung von Nährstoffen über Sonden, die dann eigentlich nicht mehr benötigt werden. Oft führt dann die künstliche Ernährung auch vermehrt zu Unverträglichkeiten, die sich durch Übelkeit, Erbrechen, Bauchschmerzen und Durchfall bemerkbar machen.

Noch schwieriger ist die Beurteilung der Frage, wie viel Flüssigkeit ein sterbenskranker oder ein alter Mensch benötigt, besonders wenn sich Zeichen von Flüssigkeitsmangel (Austrocknung, Schwäche, Verwirrtheit, Bewusstseinsstörungen etc.) zeigen. Das Anlegen einer Infusion mit einem kalkulierten Flüssigkeitsbedarf bei Menschen, die nicht ausreichend trinken, gehört in vielen Krankenhäusern zum festen Ritual, dessen medizinische Indikation oft nicht hinterfragt wird. Auch ein Zuviel an Flüssigkeit kann für Sterbende eine Belastung darstellen.

Hochbetagte und besonders demente Menschen verspüren trotz Flüssigkeitsdefiziten weniger oder keinen Durst, und die Frage, ob der Sterbende denn auch genug Flüssigkeit hat, beschäftigt die Angehörigen in der Begleitung des Sterbens meist mehr als die Betroffenen. Deswegen sollten Infusionen nicht symbolisch zur Beruhigung der Angehörigen gelegt werden, sondern diese sollten informiert werden. Eine reduzierte Flüssigkeitsaufnahme, die zu einer Dehydration führt, erleichtert das Sterben, indem durch die Ausschüttung von körpereigenen Opiaten weniger Schmerzen wahrgenommen werden, was manchmal eine schwach euphorische Stimmung erzeugt. Die durstlose Dehydration erleichtert zudem das Eintreten der Agonie, eines Dämmerzustandes, der das Sterben einleitet und zu einem natürlichen Vorgang werden lässt. Durch eine sorgfältige Mundpflege z. B. mit Eis und Befeuchtung können Durstgefühle weitgehend vermieden oder beherrscht werden. Die Frage, ob der Sterbenskranke nun wirklich noch Durst empfindet, kann dadurch beantwortet werden, dass man ihm etwas zu trinken anbietet. Der Durstige wird gierig versuchen, die ihm angebotene Flüssigkeit zu trinken oder an einem nassen Waschlappen zu saugen, selbst wenn er nicht mehr schlucken kann; der Schwache und im Sterben Erschöpfte wird auch diese Angebote zurückweisen. Künstliche Flüssigkeitsgaben in sterbenahen Situationen können die Belastungen durch andere quälende Symptome dagegen nicht mindern.

Die 71-jährige Erika K. lag seit einem schweren Schlaganfall im Jahr 2002 in einem Pflegeheim. 2006 beauftragten die Kinder einen Münchner Rechtsanwalt, das Sterben ihrer komatösen Mutter durch Beendigung der künstlichen Ernährung zu ermöglichen. Obwohl Frau K. lebensverlängernde Maßnahmen immer abgelehnt hatte, erfolgte seit fünf Jahren eine künstliche Sondenernährung, ohne dass sich der Zustand der Patientin gebessert hatte. In dieser Zeit wurden ihr alle Zähne gezogen (»weil sie die ja nicht mehr braucht«), ein nach einem Sturz beim Umbetten mehrfach gebrochener Arm wurde amputiert ...

Nach fünfjähriger schwerster Pflegebedürftigkeit der 77-jährigen Frau – ohne Aussicht auf Besserung – schien auch aus ärztlicher Sicht die Sondenernährung medizinisch nicht mehr indiziert zu sein, zumal diese Maßnahme den früher geäußerten Willensbekundungen der Patientin widersprach. Eine schriftliche Patientenverfügung lag allerdings nicht vor.

Als kurz vor Weihnachten 2007 nach teilweise grotesken Auseinandersetzungen um die Betreuung der Patientin die Ernährungsbehandlung einvernehmlich mit dem Hausarzt eingestellt wurde – die beiden Kinder kümmerten sich seit Tagen im Heim um die sterbende Mutter – schaltete sich die Juristin des Heimbetreibers ein und teilte mit, dass das Sterben im Pflegeheim, in dem Frau K. so lange gelegen hatte, doch nicht zugelassen werden könne. Die Heimleitung bot den Kindern Geld an, wenn sie ihre Mutter verlegten – andernfalls würde erneut die Ernährungsbehandlung aufgenommen und den Kindern Hausverbot erteilt werden. Um dies zu verhindern, schnitten die Kinder sodann auf Empfehlung des Münchner Rechtsanwalts Wolfgang Putz die schon nicht mehr benutzte Magensonde über der Bauchdecke ab. In der Folge veranlasste die Staatsanwaltschaft eine Neuanlage der Sonde in einem Krankenhaus und ordnete die Fortsetzung der Lebensverlängerung an. Zwei Wochen nach der Neuanlage starb die Patientin in dem Krankenhaus an Herzversagen. Die Staatsanwaltschaft sah in dem Handeln der Kinder und des Rechtsanwaltes das Verhindern der Lebensrettung und damit eine verbotene aktive Sterbehilfe. Sie beantragte eine Gefängnisstrafe auf Bewährung für die Tochter und dreieinhalb Jahre Gefängnis ohne Bewährung für den Anwalt. Das Landgericht Fulda verurteilte den Rechtsanwalt wegen versuchten Totschlags zu neun Monaten Freiheitsstrafe auf Bewährung und zu Geldzahlungen von insgesamt 20 000 Euro. Die Tochter wurde wegen unvermeidbarem Verbotsirrtum freigesprochen, weil sie sich auf die Auskunft des Rechtsanwalts berufen konnte. Der Sohn war inzwischen durch Suizid verstorben.

Der Rat des Rechtsanwalts, die Ernährungssonde zu durchtrennen, war vielleicht eine notwendige, aber sicherlich keine gute Lösung gewesen. Immerhin hatte diese Empfehlung zunächst eine Verurteilung wegen Totschlags zur Folge. Andererseits wurde mit dieser Handlung verdeutlicht, dass keine medizinische Behandlung und schon gar nicht eine medizinisch nicht indizierte Behandlung gegen den Willen der Betroffenen durchgeführt oder fortgesetzt werden darf.

Der Bundesgerichtshof hat Rechtsanwalt Putz erwartungsgemäß am 25. Juni 2010 freigesprochen. Der Freispruch sollte allerdings nicht als Freibrief für das Durchtrennen von Ernährungssonden oder als Legitimation für eigenmächtiges Handeln, um Sterben zuzulassen, verstanden werden. In der klaren Begründung der Entscheidung wurde deutlich, dass lebensverlängernde Maßnahmen gegen den Willen der Betroffenen nicht durchgeführt werden dürfen. Diese palliativmedizinische Selbstverständlichkeit wird sicherlich noch nicht überall in der Medizin ausreichend respektiert. Sterben zuzulassen bedeutet für alle Beteiligten auch, sich nicht einseitig auf Positionen (»Wohl oder Wille«) festzulegen, sondern miteinander zu kommunizieren und sich darüber zu verständigen, was im Interesse des schwerstkranken oder sterbenden

Menschen getan werden sollte, um einem krankheitsbedingten Sterben, das durch lebensverlängernde Maßnahmen evtl. nur verzögert würde, seinen Lauf zu lassen – eine Aufforderung an alle, beim Umgang mit Grenzsituationen die Kernelemente der Palliativmedizin noch mehr zu beachten.

Obwohl die Rechtslage eindeutig ist, stellt die Beendigung einer einmal begonnenen und unter Umständen über eine lange Zeit durchgeführten Ernährungsbehandlung mit Hilfe einer Ernährungssonde für alle Beteiligten eine große medizinische und ethische Herausforderung und auch eine emotionale Belastung dar. Dies gilt besonders bei Patienten mit stabiler Ernährungssituation mit Hilfe einer Sonde. Bei der Entscheidung können medizinische oder rechtliche Gründe im Vordergrund stehen. Eine medizinische Indikation besteht dann, wenn das Krankheitsgeschehen zu weit fortgeschritten ist oder wenn Komplikationen auftreten, die eine Fortführung der Ernährung mit Blick auf das Wohl des Betroffenen sinnlos erscheinen lassen, z. B. durch eine schwerste intrazerebrale Blutung, septische Komplikationen oder einen progredienten Krankheitsverlauf. Die Änderung des Therapieziels konzentriert sich dann auf Maßnahmen zur Symptomkontrolle durch Linderung von Hunger, Durst, Schmerzen und deliranten Symptomen sowie der Begleitung des Sterbenden und seiner Angehörigen. In der Kommunikation mit den Angehörigen, z. B. in Pflegeheimen, sollte immer darauf geachtet werden, dass nicht Verhungern und Verdursten zum Tode führen, sondern die irreversible Erkrankungssituation, die ein terminales Stadium erreicht hat. Eine rechtliche Notwendigkeit zur Beendigung der Ernährungstherapie besteht dann, wenn der Durchführung einer künstlichen Ernährung trotz vorhandener medizinischer Indikation der Wille des Betroffenen entgegensteht, indem z. B. die Beendigung aufgrund einer eindeuti gen Patientenverfügung oder des mutmaßlichen Willens des Betroffenen gefordert wird. Bestehen hierüber Zweifel und kann mit dem Stellvertreter des Betroffenen kein Einvernehmen hergestellt werden, so muss das Betreuungsgericht angerufen werden. Doch selbst wenn die Beendigung einer künstlichen Ernährung ›nur‹ aufgrund des Patientenwillens erfolgt, erfordert auch diese Situation die Bereitschaft eines Arztes und der Pflegenden, das Sterben zu begleiten und mit palliativem Ethos Symptome zu lindern, so dass auch diesem Sterben in der Begleitung Würde entgegengebracht wird.

Kapitel 6

Schmerz bei Sterbenskranken – phänomenologische und therapeutische Aspekte

Frau K., eine 84-jährige allein lebende ehemalige Journalistin, wird von ihrem Hausarzt wegen zunehmender Erschöpfung, Atemnot und Angstzuständen »im Endstadium« auf die Palliativstation eingewiesen. Vor sechs Monaten ist ihr 91-jähriger Ehemann an einem metastasierten Darmtumor gestorben. Seit zwei Jahren ist Frau K. durch die Atemnot infolge einer schweren Lungenerkrankung von einem Sauerstoffgerät abhängig, sie leidet an einer chronischen Niereninsuffizienz und den Folgen eines Schlaganfalls. Nach langjähriger Cortisonbehandlung bestehen multiple Wirbelkörperfrakturen. Frau K. fühlt sich lustlos und abgeschlagen, in den letzten vierzehn Tagen hatte sie wohl auch einige Kilogramm abgenommen. Sie hatte seit mehreren Tagen das Bett nicht mehr verlassen. Die in den letzten zwei Wochen häufiger auftretenden Schmerzanfälle ließen sie immer mehr verzweifeln, eigentlich wollte sie nur noch sterben. Die stark bewegungsabhängigen, verstärkt beim Sitzen im unteren Wirbelsäulenbereich und Becken auftretenden Schmerzen wurden als reißend, brennend und ziehend in beide Oberschenkel ausstrahlend beschrieben. Auf der Schmerzskala mit zehn Stufen, von denen 0 keine Schmerzen und 10 unerträglich bedeutet, wird die Intensität in Ruhe mit 3-4 angegeben, hinzu kommen mehrfach täglich auftretende unerträgliche

Schmerzspitzen bis 10 auf der Schmerzskala. Früher war sie schon einmal mit Morphin behandelt worden – wegen anhaltender Übelkeit, Verwirrtheit und Obstipation hatte man die Medikation aber nach einiger Zeit wieder abgesetzt.

Die Komplexität des Phänomens Schmerz kann nur verstanden werden, wenn der Begriff nicht nur auf die pathophysiologischen Mechanismen reduziert wird, die durch die Reizung von speziellen Schmerzrezeptoren ausgelöst werden. Schon bei einer phänomenologischen Herangehensweise an akutes Schmerzgeschehen lassen sich weitere Ebenen erkennen: Schmerz hat in der Form gesteigerten Bewusstseins einerseits Wahrnehmungscharakter, andererseits hat er im Schmerzverhalten (Abwehrbewegungen, Vermeidungsverhalten, Hilfesuche) einen Willensaspekt. Im Wesentlichen ist Schmerz jedoch ein Phänomen des Fühlens, das dadurch zum Ausdruck kommt, dass der subjektiv empfundene »Schmerz« sich zwar der objektiven Beschreibung entzieht, aber durchaus durch die Erfahrung der mit dem Schmerz verbundenen Veränderungen nachempfunden und gemessen werden kann: verstärktes Fühlen, das sich so sehr an die Körperlichkeit bindet, dass es zu Veränderungen der Atmung, des Kreislaufs, zur Destabilisierung bis zum Schock kommen kann.

Für den Prozess der Schmerzchronifizierung spielen Fehlinterpretationen von Körpersignalen – d. h. Störungen der intrapersonalen Kommunikation, aber auch Störungen der interpersonalen Kommunikation – eine wichtige Rolle. Die »Sprache« des Schmerzes als Teil der subjektiven Realität des eigenen Körpers wird nicht oder nicht richtig verstanden, weder in seiner Bedeutung für den eigenen Körper noch als Leiden im sozialen Kontext.

In kaum einem Bereich der Medizin spielt die verbale

Kommunikation eine so fundamentale Rolle wie in der Schmerztherapie. Viktor v. Weizsäcker weist darauf hin, dass in der Begegnung mit schmerzkranken Menschen immer auch die eigenen schmerzhaften Selbsterfahrungen und das eigene pathische Verständnis mit einbezogen sind. Die Art und Weise unserer Wahrnehmung, die unsere diagnostische und therapeutische Orientierung bestimmt, wird schließlich immer auch von den paradigmatischen Voraussetzungen beeinflusst, mit denen uns selbst das Phänomen Schmerz zum Problem geworden ist. Das gilt in besonderem Maße auch für die Diagnostik, die Bewertung und den adäquaten Umgang mit Schmerzen bei sterbenskranken Menschen.

Das Sprechen über den Schmerz bedeutet, sich über individuelle Erfahrungen, aber auch über ein in besonderem Maße kulturbestimmtes Konstrukt zu verständigen. Wir müssen uns semantisch, eventuell sogar semiotisch darüber einigen, was wir unter Schmerz verstehen. Da Schmerz in einem hohen Maße eine subjektive Erfahrung ist, über die nur derjenige reden kann, der diese Erfahrung auch kennt, ist die Verständigung darüber immer wieder von den durch Erziehung, Vorerfahrungen, Familie und kulturellen Hintergrund bestimmten Ausdrucksmöglichkeiten abhängig. Es ist ein Unterschied, ob z. B. ein naturwissenschaftlich orientierter Physiologe, ein Philosoph, ein Musiker, ein katholischer Theologe, ein tibetischer Mönch, ein Künstler, ein nordafrikanischer Beduine, eine seit Jahren unter chronischen Beschwerden leidende Witwe oder ein kleiner Junge über Schmerzen sprechen.

Wie viel Schmerz muss ein Mensch am Lebensende ertragen? Schmerz gehört immer noch zu den häufigsten Symptomen, unter denen Menschen mit weit fortgeschrittenen Erkrankungen leiden.[86] Bei Patienten mit Tumorerkrankungen wie auch mit fortgeschrittenen neurologischen Erkrankungen sind Schmerzen mit ca. 60 bis 80 Prozent die häufigsten Aufnahmegründe für eine stationäre Behandlung.[87] Die sorgfältige Diagnostik und effektive Behandlung von Schmerzen stellt eine der vordringlichsten Aufgaben in der allgemeinen Palliativversorgung dar, denn eine optimale Linderung belastender Symptome ist die wichtigste Grundlage für eine gute Lebensqualität. Dies gilt besonders auch für hochbetagte und alte Menschen in Pflegesituationen. Chronische Schmerzen stehen mit 60 bis 80 Prozent unter den gesundheitlichen Problemen, an denen pflegebedürftige Menschen über 85 Jahre leiden, ganz oben.[88] Die Defizite der Schmerztherapie in Pflegeheimen, die nicht nur in mangelnder Fachkompetenz begründet sind, sondern auch durch wirklichkeitsferne Regelungen zur Verordnung von Betäubungsmitteln verstärkt werden, stellen eine besondere Herausforderung an die Palliativbetreuung bei alten Menschen dar. Hinzu kommt, dass viele Hochbetagte auch durch onkologische Erkrankungen mit Schmerzen konfrontiert werden und die Schmerzdiagnostik und -therapie bei alten Menschen mit kognitiven Einschränkungen noch zu nachlässig gehandhabt wird. Die geringe Aufmerksamkeit, die dem Phänomen Schmerz bei chronischen Erkrankungen und besonders auch bei alten Menschen zukommt, ist umso bedauerlicher, als 90 Prozent der Schmerzen durch eine gute Schmerztherapie, die sich an den von der WHO veröffentlichten Prinzipien orientiert, auf ein durchaus erträgliches Maß gelindert werden könnten.

Voraussetzung für die effektive Behandlung von Schmerzen bei sterbenskranken Menschen ist die Kenntnis der Ursachen und der Mechanismen der Schmerzentstehung, aber auch seiner Bedeutungszusammenhänge. Die Bewertung und Deutung der Schmerzerfahrung hat die Menschen zu allen Zeiten beschäftigt. Während bis Mitte des 20. Jahrhunderts Schmerz primär als sensorische Reaktion auf eine Gewebszerstörung und die Erregung nozizeptiver Strukturen angesehen wurde, haben sich seit der Formulierung der sogenannten Gate-Control-Theorie durch Melzack und Wall im Jahr 1965[89] die Kenntnisse zur Schmerzentstehung, zur Schmerzwahrnehmung und zum Umgang mit Schmerzen erheblich erweitert: Schmerz ist nicht nur Ausdruck einer Gewebsverletzung und einer Funktionsstörung, sondern ein Bewusstseins- und Wahrnehmungsphänomen, welches als komplexe Interaktion verschiedener erregender und hemmender Systeme im zentralen Nervensystem verstanden werden kann. Schmerz hat nicht nur eine physiologische Dimension, sondern auch eine kognitiv-diskriminative und eine affektiv-emotionale Komponente, welche die Intensität sowie die Art des Schmerzerlebens und des Schmerzverhaltens bestimmen. Hinzu kommt, dass die individuelle Schmerztoleranz auch von kommunikativen Gewohnheiten, historischen und psychosozialen Aspekten beeinflusst wird. Das Phänomen Schmerz wird durch zahlreiche hormonelle, immunologische, affektive, behaviorale, kulturelle und genetisch determinierte Variablen erlernt, gesteuert und moduliert. Die Gesichter des Schmerzes zeigen die vielfältigen Dimensionen dieses Phänomens, die auch in der modernen Algesiologie inzwischen zunehmend Akzeptanz finden. So ist es bei Tumorpatienten häufig so, dass gerade im Schmerz die mit progredienten Krebserkrankungen immer verbundenen existentiellen Fragen und Probleme zum Ausdruck gebracht werden und Schmerzen als das Symptom angesehen werden, welches auf die Progredienz und Irreversibilität der Grunderkrankung besonders hinweist.

Die Komplexität des Phänomens Schmerz bei sterbenskranken Menschen erfordert eine Herangehensweise, die die Wechselwirkungen somatischer, psychischer, sozialer und spiritueller Aspekte bei der Diagnose und Therapie im Einzelfall differenziert berücksichtigt.[90] Die Häufigkeit von Schmerzen nimmt im Verlauf von Tumorerkrankungen zu. So wird der Anteil bei fortgeschrittener Erkrankung durchschnittlich mit 70 Prozent angegeben, in palliativmedizinischen Einrichtungen ist Schmerz mit 60 bis 100 Prozent der häufigste Grund für eine Aufnahme von Patienten mit fortgeschrittenen Krebserkrankungen.[91]

Opiate haben erst in den letzten vier Jahrzehnten zur Behandlung schwerer Schmerzzustände bei Tumorpatienten eine herausragende Bedeutung bekommen. Und noch immer bestehen sowohl zur Wirksamkeit als auch zu den möglichen Gefahren der Opiate teilweise abenteuerliche Mythen. Hinzu kommt, dass diese Medikamente keineswegs überall in ausreichendem Maße zur Verfügung stehen. Während man bis in die 60er-Jahre des 20. Jahrhunderts hinein noch der Überzeugung war, dass Opiate nicht wirkten, wenn sie als Tabletten oder Tropfen eingenommen würden, sondern »gespritzt« werden müssten, dass sie zur Sucht führten und nur in Ausnahmesituationen angewendet werden dürften, stehen inzwischen zahlreiche Anwendungsmöglichkeiten und Darreichungsformen zur Verfügung, so dass bei fortgeschrittenen Tumorerkrankungen die Linderung von Schmerzen kein großes Problem mehr darstellen dürfte. Die WHO hat Ende der 1980er-Jahre standardisierte Empfehlungen zur oralen Morphintherapie veröffentlicht, die sich als WHO-Stufenschema weltweit bewährt haben, aber noch lange nicht überall anerkannt und angewendet werden.

Schmerzen und andere belastende Symptome am Lebensende lassen sich durch Opioide und andere spezielle Verfahren so weit reduzieren, dass eine trotz Einschränkungen akzeptable Lebensqualität erreicht werden kann und ein Sterben mit Schmerzen eigentlich nicht befürchtet werden muss.

Dennoch zählt in den Niederlanden neben der körperlichen Erschöpfung die Angst vor refraktären Schmerzzuständen und unerträglichem Leiden bei lebenslimitierenden fortgeschrittenen Erkrankungen mit 20 bis 50 Prozent zu den häufigsten Gründen für ein Verlangen nach Euthanasie.[92] Auch in der Schweiz sind Schmerzen ein Hauptgrund für das Verlangen nach assistiertem Suizid. Diese Zahlen verdeutlichen, dass es immer noch viele Defizite im Wissen über die Möglichkeiten der Schmerztherapie bei Menschen mit Krebserkrankungen gibt.

Bei der Konzentration auf den Schmerz sollte aber nicht übersehen werden, dass die meisten Palliativpatienten noch viele weitere Probleme haben, die sie belasten und bedrücken. So wird von vielen sterbenskranken Menschen nicht der Schmerz, sondern die mit der Grunderkrankung verbundene Schwäche und Erschöpfung als das im täglichen Leben am meisten beeinträchtigende Symptom empfunden. In einer vor einigen Jahren in den USA durchgeführten Befragung von Patienten mit fortgeschrittenen Krebserkrankungen wurde der Schmerz nur in 34 Prozent, Schwäche und Erschöpfung dagegen in 61 Prozent der Fälle als das am meisten beeinträchtigende Symptom angegeben, während die betreuenden Onkologen Schmerz in 61 Prozent und Schwäche nur in 19 Prozent der Fälle als das am meisten belastende Symptom nannten.[93] Es ist deshalb nicht nur wichtig zu wissen, welche schmerztherapeutischen Möglichkeiten es gibt und welche Schmerzen ein krebskranker Mensch hat, sondern auch zu wissen, was für ein Mensch das ist, der Schmerzen hat.

Zu den Defiziten in der Schmerzbehandlung gehören unzureichende diagnostische und pharmakologische Kenntnisse, falsche Prioritätensetzung, mythische Vorstellungen und Wissensdefizite über die Wirkungen und Nebenwirkungen von

Opiaten und anderen zur Schmerzlinderung eingesetzten Medikamenten sowie zu anderen Verfahren. Zeitdruck, mangelnde Aufklärung von Betroffenen und Angehörigen, eine den Regeln einer adäquaten Schmerztherapie widersprechende Verordnungspraxis mit unzureichenden Dosierungen und Einnahmehinweisen, Angst vor Regressforderungen sowie bürokratische Verordnungshindernisse sind weitere Ursachen für eine nicht befriedigende Schmerztherapie.

Auch die kommunikative Bedeutung des Schmerzes wird bei Menschen mit lebenslimitierenden Erkrankungen oft zu wenig beachtet. Kommunikation durch Schmerz manifestiert sich sowohl in der Beziehung zur eigenen Leiblichkeit als auch zu dem sozialen Umfeld, in dem sich ein Mensch mit oder durch Schmerzen befindet, und zwar sowohl mit dem eigenen Körper als auch mit den Menschen, mit denen man lebt. Hier lassen sich vier Ebenen unterscheiden, die das Erleben und den Umgang mit Schmerzen bestimmen: 1. eine sensorisch-physiologische Ebene, 2. die Wahrnehmungsebene, 3. die Verhaltensebene und 4. die Ebene der existentiellen Erfahrung.[94]

Eine effektive medikamentöse Therapie von Schmerzen und anderen belastenden Symptomen, die durch physikalische Maßnahmen und optimale Pflege unterstützt werden sollte, ist neben der psychosozialen Betreuung und einem spirituellen Beistand die Grundlage jeder Behandlung von Patienten in der Palliativsituation.[95] Nicht jeder Schmerzpatient benötigt auch eine spezielle psychologische Begleitung, aber sicherlich Berücksichtigung der und Verständnis für die verschiedenen Manifestationsebenen des Schmerzes. Ziel der Therapie ist die langfristige und anhaltende Linderung von Schmerzen durch eine regelmäßige prophylaktische Schmerzmedikation nach festem Zeitschema sowie die Vermeidung oder Unterbrechung von sogenannten Durchbruchsschmerzen, die trotz effektiver Basismedikation aus einem stabilen Ruheschmerzniveau zeitlich begrenzt durch Belastung (z. B. Bewegung, Husten, Stuhlgang) oder ohne erkennbaren Auslöser auftreten können.

Bei der stationären Aufnahme von Frau K. stehen die schwere Atemnot und Verzweiflung, die auf die unerträglichen Schmerzattacken zurückgeführt werden, ganz im Vordergrund. Unterstützung mit einer Atemmaske bringt kurzfristige Besserung der Luftnot, wird aber von der Patientin nicht toleriert. Notfallmäßig erhält Frau K. fraktioniert 10 mg Morphin intravenös gespritzt, worunter sich Unruhe und Atemnot etwas bessern. Laboruntersuchungen sowie die neurologische und radiologische Diagnostik ergeben eine Pneumonie bei chronisch obstruktiver Lungenerkrankung sowie eine inkomplette Querschnittsymptomatik bei zahlreichen Wirbelkörperfrakturen mit einer Verengung des Spinalkanals im unteren Brustwirbelbereich. Eine kausale operative Behandlungsmöglichkeit wird in Erwägung gezogen, jedoch unter Berücksichtigung der Gesamtsituation als zu belastend angesehen. Die Aufnahme auf der Intensivstation lehnt Frau K. ab. Sie möchte lieber sterben. An Schmerzen und Atemnot verzweifelnd ruft sie nach dem Tod.

Für eine erfolgreiche Schmerzbehandlung bei Palliativpatienten ist die Beachtung von fünf Prinzipien wichtig:

1. Verständnis des Menschen in seiner Gesamtheit. Ängste, Sorgen und Nöte des Patienten verstärken Schmerzen – sie müssen erkannt und beruhigend besprochen werden.
2. Nebenwirkungen der Schmerztherapie und Möglichkeiten zur Vermeidung von Nebenwirkungen müssen erörtert werden.

3. Abhängigkeit und Sucht sind bei einer regelgerecht durchgeführten Tumorschmerztherapie nicht zu erwarten. Dieses Thema muss angesprochen werden.

4. Ziel der medikamentösen Schmerztherapie bei Tumorpatienten ist eine Schmerzprophylaxe durch antizipatorische Applikation wirksamer Medikamente mit festem Zeitschema und individuell angepasster Dosierung sowie die Verordnung einer Notfallmedikation bei Durchbruchsschmerzen und unzureichender Schmerzlinderung.

5. Komplementäre Begleittherapien können die Schmerztoleranz erhöhen, Nebenwirkungen vermindern, den Medikamentenbedarf senken und die Befindlichkeit verbessern.

Trotz der Subjektivität in der Schmerzwahrnehmung ist neben der Differenzierung verschiedener Schmerztypen die ätiologische Zuordnung von Schmerzen eine wichtige Voraussetzung für eine adäquate Therapie. Dabei können krankheitsbedingte, therapiebedingte, krankheitsassoziierte und auch von der Grundkrankheit unabhängige Schmerzen unterschieden werden, die durchaus gleichzeitig vorhanden sein können. Obwohl eine Skelettmetastasierung nur bei ca. 30 Prozent aller onkologischen Erkrankungen auftritt[96] und sich davon auch nur ein Teil der Knochenmetastasen in Schmerzen äußert, gehören Knochen- und Weichteilschmerzen bei Metastasen zu den bei onkologischen Patienten in der Palliativsituation am häufigsten behandlungsbedürftigen Schmerzsyndromen. Etwa 10 bis 25 Prozent der Schmerzen treten bei Krebspatienten als Folge oder Begleiterscheinung von Behandlungsmaßnahmen wie Operationen, Bestrahlung und Chemotherapie auf. Hierzu zählen vor allem sich langsam entwickelnde Nervenschmerzen. Auch wenn manche der therapieinduzierten Schmerzen erst Jahre nach einer Bestrahlung oder Operation auftreten, sollten neu auftretende Schmerzen bei Menschen mit Krebserkrankungen in der Vorgeschichte nicht voreilig auf therapeutische Maßnahmen zurückgeführt werden, sondern es sollte eine besonders sorgfältige Diagnostik zum Ausschluss anderer Ursachen erfolgen. Wie bei allen anderen Patienten gibt es bei Menschen mit fortgeschrittenen Krebserkrankungen in ca. 3 bis 10 Prozent der Fälle von der Grunderkrankung unabhängige behandlungsbedürftige chronische Schmerzen wie z. B. Migräne, Spannungskopfschmerzen, chronische Rückenschmerzen, Osteoporose und Arthrose oder durch neurologische Erkrankungen bedingte Schmerzsyndrome, deren Behandlung bei schwerstkranken Menschen auch am Lebensende nicht vernachlässigt werden sollte.[97]

Von besonderer Bedeutung für ein Verstehen des Schmerzes bei sterbenskranken Menschen ist der von der Begründerin der modernen Hospizbewegung Cicely Saunders geprägte Begriff *Total Pain*.[98] Im Total Pain manifestiert sich Schmerz nicht nur als Erleben einer körperlichen Funktionsstörung, sondern als komplexes Leiden in einer Grenzsituation. Dazu gehören nicht nur körperliche Schmerzen, sondern auch der Verlust des »normalen« Lebens, des Lebenssinns, aber auch die Angst vor Sterben und Tod. Der Teufelskreis von Schmerz, Sinnverlust, Hoffnungslosigkeit und Depression kann zur Verstärkung von Schmerzen führen, die dann als »totaler« Ausdruck dieses Teufelskreises angesehen werden. Im Total Pain, der auch existentieller oder spiritueller Schmerz genannt wird, suchen sich die im Angesicht des Todes auftretenden existentiellen Fragen und Probleme das Kommunikationsmittel Schmerz, ohne dass dieser auf eine entsprechende Gewebsschädigung zurückgeführt werden kann.[99] Die Strategien zur Linderung von Total Pain konzentrieren sich dementsprechend mehr auf Kommunikation und spirituellen Beistand als auf medikamentöse Maßnahmen.[100]

Wenn wir von Schmerz sprechen, kommen immer auch Bedeutungszusammenhänge zum Ausdruck, die auf kulturell unterschiedliche etymologische Bezüge verweisen, mit denen das Wort »Schmerz« in den verschiedensten Lebenszusammenhängen verwendet wird. Dies wird besonders offensichtlich, wenn in der Begegnung unterschiedlicher Fachgebiete z. B. im Rahmen von Diskussionsrunden aus neurophysiologischer, philosophischer, psychologischer, literarischer oder religiöser Perspektive mit dem Begriff Schmerz ganz unterschiedliche Assoziationen verbunden werden. Schon in Sätzen wie »Ich habe Schmerzen« oder »Ich empfinde Schmerz über etwas« kommen ganz unterschiedliche Bedeutungen des Wortes Schmerz zum Ausdruck. Der Theologe Ulrich Niemann hat darauf hingewiesen, dass es in der deutschen Sprache wohl kaum ein Synonym gibt, das die Zusammenhänge von körperlicher Empfindung, begleitenden Affekten, individuellen Vorstellungen und Fantasien sowie sozialen Konflikten so selbstverständlich voraussetzt wie der Begriff Schmerz.[101] Er bezeichnet ein Phänomen, das in seiner individuellen und existentiellen Bewusstseins- und Bedeutungsdimension letztlich genauso wenig kommunizierbar ist wie Freude, Glück, Lust, Schönheit und Wohlbefinden und nur in Analogie zu eigener sinnlicher Erfahrung verstanden werden kann.[102]

In Notfallsituationen und besonders zu Beginn einer Schmerztherapie gehören eine adäquate Dokumentation der Schmerzintensität und Befindlichkeit durch den sterbenskranken Patienten sowie regelmäßige Arzt-Kontakte in kurzfristigen Abständen zu den Grundelementen einer guten Behandlung, die immer eine Überprüfung der Schmerzursachen, die Anpassung der Medikation und die Behandlung von Nebenwirkungen im Blick haben muss. Ziel ist eine Verbesserung der Befindlichkeit, die eigentlich nur der Betroffene selbst beurteilen kann. Bei Menschen mit eingeschränkter Kommunikationsfähigkeit kann dies schwierig sein, so dass hier Beobachtungen von anderen, Angehörigen oder Pflegenden zu gestischen Reaktionen herangezogen werden müssen.

Die interindividuellen Unterschiede bei der Resorption und im Abbau der Opiate und damit auch im Dosisbedarf können einen Wechsel des Applikationsweges oder der Substanz nötig machen. Die interindividuellen Unterschiede gelten auch für die Häufigkeit von begleitenden Nebenwirkungen wie Übelkeit, Erbrechen und Sedierung. Die meisten Nebenwirkungen treten bei der initialen Therapieeinstellung und nach einem Dosiswechsel auf. Dazu gehören neben gastrointestinalen Störungen, Sedierung und kognitiven Veränderungen auch Mundtrockenheit, Juckreiz, Schwitzen, Harnverhalt oder Muskelzuckungen. Die bei einer Opiattherapie oft sehr störende Darmträgheit ist meist andauernd und kann in der Regel nur durch einen Opiatwechsel gelindert werden.

Das Abwägen von potentiellem Nutzen zu möglichem Schaden spielt bei der Entscheidung zu schmerztherapeutischen Maßnahmen eine wichtige Rolle. Die Sorge, dass eine angemessene Therapie mit Opiaten lebensverkürzend sei oder zur Sucht führe, ist allerdings ein Mythos, der vielfach immer noch eine befriedigende Schmerzlinderung behindert. Eine regelgerecht durchgeführte Schmerztherapie auch mit hohen Opioiddosierungen führt keineswegs zu einer Lebensverkürzung. Auch wenn in der eigentlichen Sterbephase durch schmerzlindernde Medikamente, die z. B. zur Linderung von quälender Atemnot eingesetzt werden, eine Verkürzung des Sterbeprozesses als unbeabsichtigte Nebenfolge moralisch in Kauf genommen werden darf, ist dies bei einer angemessenen Behandlung eher nicht der Fall. Der Tod könnte die Folge, aber er darf nicht das intendierte Ziel einer medizinischen Behandlung sein. Das Besprechen realistischer Behandlungsziele bei Menschen mit fortgeschrittenen Erkrankungen unter Berücksichtigung ihrer Belastbarkeit, aber auch ihrer subjektiven Wünsche und Werte ist ein wichtiger Schritt auf dem Weg zu einer optimalen Symptomlinderung. Zu beachten ist auch, in welchem palliativen Erkrankungsstadium sich die Betroffenen befinden. So kann die Wahl der Therapiemittel unterschiedlich sein, wenn es darum geht, eine weitgehend eigenständige Lebensgestaltung zu ermöglichen oder dem betroffenen Menschen in einer terminalen Erkrankungsphase und in der Sterbephase mehr Komfort zu ermöglichen.

Mit dem Einverständnis von Frau K. wurde eine orale Basisschmerztherapie nach den WHO-Empfehlungen zur Tumorschmerztherapie mit Opiaten, weiteren Analgetika sowie Laxantien zur Vermeidung der Darmträgheit begonnen. Gleichzeitig wurde auch die Behandlung mit Antibiotika wegen der Pneumonie vereinbart. Über eine am Oberschenkel angelegte Infusionsnadel erhielt die Patientin 800 ml 0,9-prozentige physiologische Kochsalzlösung. Bei Schmerzspitzen und unzureichender Analgesie konnten über diese Infusionsnadel auch Bolusinjektionen mit einem Opiat bei Durchbruchsschmerzen erfolgen. Die durchschnittliche und maximale Schmerzstärke wurde zweimal täglich sowie nachts dokumentiert, des Weiteren Zeitpunkt und Anzahl zusätzlicher Schmerzattacken in einem besonderen Akutschmerzprotokoll.

Trotz relativ guter Wirksamkeit der angesetzten Schmerzmedikation klagte die Patientin nach fünf Tagen über andauernde Übelkeit, Erbrechen, leichte Verwirrtheit und Müdigkeit. Es erfolgte eine Umstellung auf ein Alternativopiat sowie eine Anpassung der Begleit- und Bedarfsmedikation. Nach weiteren fünf Tagen berichtete die Patientin über eine insgesamt deutliche Besserung der Schmerzsymptomatik bei guter Verträglichkeit der Opiatmedikation, Schmerzspitzen konnten mit ein bis zwei Hub eines wie bei Asthmaanfällen einsetzbaren Opiatsprays gut kontrolliert werden, sogar die Atemnot und die Schlafstörungen hatten sich gebessert, auch wenn sie insgesamt nur sehr wenig belastbar war. Nach Rücksprache mit dem behandelnden Hausarzt wurde vereinbart, die Patientin wieder in die ambulante Betreuung mit Unterstützung eines kontinuierlich erreichbaren Palliativteams zu entlassen, man organisierte eine regelmäßige Hauskrankenpflege, ein Pflegebett, weitere Hilfsmittel, häusliche Kranken- und Atemgymnastik sowie die Begleitung durch einen ehrenamtlichen Hospizdienst. So wurde die Patientin nach fünfzehn Tagen stationärer palliativmedizinischer Behandlung entlassen. Die zunächst von ihr als sehr belastend empfundene Müdigkeit mit kognitiven Einschränkungen hatte sich in den letzten drei Tagen deutlich gebessert. Vorsorglich wurde sie jedoch in einem Hospiz angemeldet, falls die Betreuung bei andauernder Bettlägerigkeit zu Hause nicht möglich wäre. Zudem konnte jederzeit eine notfallmäßige stationäre Aufnahme erfolgen. Frau K. verstarb nach acht Wochen zu Hause im Schlaf, eine erneute stationäre Einweisung war nicht mehr nötig gewesen, Schmerzen und Atemnot waren insgesamt gut unter Kontrolle. Bis zuletzt hatte sich Frau K. für die politischen und kulturellen Geschehnisse interessiert, aber dann merkte sie auch, dass es bald zu Ende ging. Ein ehrenamtlicher Hospizdienst hatte sie in den letzten fünf Tagen ihres Lebens rund um die Uhr begleitet.

Für Palliativpatienten gilt sicherlich in einer besonderen Weise, dass ihre Beschwerden nicht nur auf die physische, sondern auch auf ihre psychosoziale Situation verweisen. In-

sofern muss der Behandlung schmerzverstärkender Begleit-
symptome wie Schlaflosigkeit, Angst, Depression und Verzweiflung große Beachtung geschenkt werden. Das Aufnehmen existentieller Fragen, aber auch eine respektvolle und
effektive Kommunikation zu den in der Palliativsituation immer im Raum stehenden Entscheidungsfragen und existentiellen Sorgen gehört ebenso zu einer guten Schmerztherapie
wie die Betreuung von Angehörigen mit ihren speziellen Sorgen und Fragen. Opiate sind dafür kein Ersatz. Vielmehr bilden eine optimale Symptomlinderung, effektive Kommunikation und reflektiertes Entscheiden die wesentlichen Elemente
palliativmedizinischen Handelns. Dazu gehört auch die Nach-
vollziehbarkeit und Transparenz medizinischer Entscheidungen für alle Beteiligten. Sowohl in der Phase der Rehabilitation als auch in der Phase des Übergangs in die Irreversibilität
einer zum Tode führenden Erkrankung darf die Lebensgestaltung nicht durch Schmerzen beeinträchtigt werden – auch
wenn sich Schmerz in terminalen Erkrankungsphasen manchmal sehr deutlich in anderen Bedeutungs- und Sinnzusam-
menhängen manifestiert. Das Total-Pain-Syndrom ist eine
Form davon.

Eine effiziente Schmerztherapie kann die Auseinandersetzung mit existentiellen Fragen, mit Angst, Not und Leiden also nicht ersetzen. Sie kann und sollte allerdings dazu beitragen, in der wohl wichtigsten Phase eines Lebens – nämlich
der des Abschieds – Kraft, Hoffnung und Erkenntnis, aber
auch Lebenssinn und -qualität zu finden. Dieses für die verbliebene Zeit eines immer auch durch die Konfrontation mit
Tod und Sterben gekennzeichneten Lebens bei sterbenskranken Menschen zu ermöglichen, ist das eigentliche Ziel der
Schmerztherapie in der Palliativmedizin.

Kapitel 7

Scham, Ekel und Schuld
am Lebensende

Scham-, Ekel- und Schuldgefühle im Angesicht des Todes sind ein oft verschwiegener und verdrängter Begleiter sterbenskranker Menschen. Sie finden sich aber auch bei Angehörigen und bei denjenigen, die das Sterben professionell begleiten. Wir alle erinnern Situationen, in denen wir uns geschämt haben, und dennoch gehört es schon fast zum Wesen der Scham, dass sie verschwiegen, nicht anerkannt oder verleugnet wird. Dem Ekel dagegen kann man häufig nicht entrinnen, wenn er einen in Form von körperlicher Übelkeit, Brechreiz und Erbrechen überfällt. *Die Maske der Scham* nannte Leo Wurmser sein Standardwerk, um damit zum Ausdruck zu bringen, wie sehr Schamerfahrungen verborgen, unterdrückt, verschwiegen und tabuisiert werden, wenn sie keine Beachtung finden.[103] Über Scham als das ›Aschenbrödel‹ unter den Gefühlen redet man nicht, man hält sie geheim und schämt sich ihretwegen.[104] Ekel dagegen ist meist offensichtlich – auch wenn man versucht, ihn zu unterdrücken. Nach dem *Deutschen Wörterbuch* der Gebrüder Grimm gehört zur Scham gleichzeitig die Empfindung von Demütigung und Reue, zum Ekel der Schmutz. Die Scham gehört neben Niedergeschlagenheit, Angst und Sorge, Schmerz und Sterblichkeit zu den fünf Grundformen des Leidens, die die Natur des Menschen als homo patiens bestimmen.[105] Bei Sterbenden sind sowohl die körperliche, die seelisch-moralische wie auch die soziale Scham von Bedeutung: Klaus Dörner schreibt in seinem *Lehrbuch der ärztlichen Grundhaltung*, wie beschämend es sei, dass »die Scham als vielleicht fundamentalste Dimension des Leibgefühls jeder Arzt-Patienten-Beziehung in der medizinischen Literatur bisher kaum berücksichtigt« werde.[106] So wissen wir auch viel zu wenig über die Folgen der Schamverletzung oder über die Mechanismen zur Schamabwehr.[107]

Ein Beispiel für die Auseinandersetzung mit Scham und Schuld im Angesicht des Todes ist der von Leo Tolstoi in seiner berühmten Novelle beschriebene biedere Gerichtsbeamte Iwan Iljitsch:

Iwan Iljitsch Golowin hat eigentlich eine Lebensgeschichte, die »in ihrem Verlauf einfach, gewöhnlich und gleichzeitig überaus entsetzlich gewesen ist«, bis er plötzlich mit der einfachen und daher schrecklichen Tatsache konfrontiert wird, sterben zu müssen: »Und er vermochte es nicht zu verstehen und bemühte sich, diesen Gedanken als falsch, unrichtig und krankhaft zu verjagen und ihn durch andere, richtige und gesunde Gedanken zu verdrängen. Allein dieser Gedanke, der nicht nur Gedanke war, sondern offenbar eine Tatsache, kehrte immer wieder zurück und richtete sich immer mehr vor ihm auf. Und so rief er anstelle dieses Gedankens immer wieder andere Gedanken auf, einen nach dem anderen in der Hoffnung, in ihnen eine Stütze zu finden. Er versuchte, zu seinen alten Gedankengängen zurückzukehren, die vormals die Gedanken an den Tod vor seinen Augen verborgen gehalten hatten, allein – wie sonderbar! – all das, was vormals dieses Bewusstsein des Todes verdeckt, verborgen und zerstört hatte, jetzt war es auf einmal nicht mehr in der Lage, die vorige Wirkung zu erzielen. Die letzte Zeit verbrachte

Iwan Iljitsch größtenteils mit dem Versuch, seine frühere Empfindungswelt wiederherzustellen, die den Tod vor ihm verborgen gehalten hatte … Dabei schämte er sich nicht, sich einzugestehen, dass es außer der Lüge, oder vielleicht infolge der Lüge, noch etwas gab, das für Iwan Iljitsch quälender war als alles, nämlich, dass niemand ihn so bemitleidete, wie er bemitleidet zu werden wünschte: denn in manchen Minuten, die auf seine langen Leiden folgten, wünschte Iwan Iljitsch sich vor allem, dass jemand mit ihm wie mit einem kranken Kind Mitleid habe.«[108]

Die Schamgefühle sterbender Menschen sind häufig nicht nur von Schuld, sondern auch von tiefer Sehnsucht begleitet. Sie haben in der Herausforderung, den Tod anzunehmen und zu verstehen, die wichtige Funktion, sich mit dem eigenen Sterben identifizieren zu können. Auch wenn es keine Regeln oder Normen für das Sterben gibt: Das sich Zurückziehen des Sterbenden ist ein wichtiger Schritt, den Mantel der Scham für sich zu bewahren. Im Sterben die eigene Identität nicht zu verlieren – die Angst vor einem »würdelosen« Tod – bringt dies zum Ausdruck. Insofern kommt der Achtung der Scham bei Sterbenden eine hohe Bedeutung zu. Nicht von ungefähr hat der Philosoph Robert Spaemann den Schutz der Würde als den eigentlichen Sinn der Scham bezeichnet.[109] Er nimmt dabei den Gedanken Wurmsers auf, der die Scham nicht nur als das Aschenputtel unter den Gefühlen, sondern auch als die Hüterin der Würde charakterisierte. Die Scham bei Sterbenden zu respektieren bedeutet Sorge zu tragen für würdige Sterbebedingungen, die Werte des anderen anzuerkennen, seine Hygiene- und Basisbedürfnisse zu achten, ihm Nähe zu geben und zu helfen, das Sterben im Sinne seiner Lebensbiographie ›stimmig‹ zu gestalten. Das gelingt nicht immer und ist auch nicht allein von äußeren Bedingungen abhängig.

Scham ist ein Gefühl, das entsteht, wenn Normen, die die eigene Identität und Integrität schützen, verletzt werden. In der Scham werden Sterben und Tod zwar moralisch akzeptiert, aber manchmal auch anderen gegenüber als empörende und beschämende Zumutung angesehen. Schuldgefühle am Ende des Lebens beziehen sich oft darauf, letzte Dinge nicht ausreichend geordnet zu haben, nicht mehr genügend Kraft gefunden zu haben, nicht mehr für andere da sein zu können.

Frau V. lag viele Wochen auf der Palliativstation. Bei der morgendlichen Visite berichtete sie immer wieder mit den gleichen monotonen, leisen Worten, wie schrecklich die Nacht gewesen sei, dass sie mit panischem Herzrasen nicht hatte schlafen können und sie in ihren Exkrementen liegend nicht gewagt habe, jemanden zu rufen, obwohl sie vor Wut, Hilflosigkeit und Panik hätte schreien können. Aber ihr Schreien blieb stumm, weil sie sich schämte, dass sie immer nachts solche Ängste hatte, und so hat sie niemals in der Nacht die Hilfe der Krankenpfleger in Anspruch genommen.

Auch Herr M., ein 58-jähriger Sozialarbeiter, der viele Jahre in Afrika gelebt hatte und für den die Vorstellung von Gesundsein untrennbar mit der von Selbständigkeit und Mobilität verbunden war, litt vor allem unter seiner zunehmenden Schwäche, die er schamhaft verbarg. Schon bei der Aufnahme hatte er Zeichen einer beginnenden Querschnittlähmung. Bei uns wollte er wieder stark werden, um dann eine experimentelle Chemotherapie in Angriff zu nehmen. Der Darmtumor, gegen den er lange erfolgreich gekämpft hatte, hatte mittlerweile die gesamte Wirbelsäule, die Lunge und die Leber befallen. Mit vor Schmerz zusammengepressten Lippen und mit letzter Kraft schleppte er sich jeden Morgen zum Waschen und in den Frühstücksraum – Schmerzmedikamente lehnte er ab, und jeder Versuch, ihn davon zu überzeugen, sich doch helfen zu lassen, wurde schroff und stolz abgewiesen: Lasst mich nur, solange es geht … Er wusste, dass es keine operativen oder strahlentherapeutischen medizinischen Möglichkeiten mehr gab, um die sich andeutende und fast täglich zu erwartende Querschnittlähmung aufzuhalten. Als er sich selbst kaum noch waschen konnte, jedoch weiterhin alle Hilfsangebote ausschlug, fand seine ablehnende Haltung immer weniger Verständnis. Schließlich konnte er von einer der Pflegenden überredet werden, sich mit Hilfe eines mobilen Lifters baden zu lassen. Nach großen Mühen lag er endlich in der Badewanne. Wenige Minuten später überfiel ihn ein hemmungsloses und alle überwältigendes Schluchzen, das die anwesenden Pflegenden sehr betroffen machte. Hatten wir etwas falsch gemacht? Am nächsten Tag schilderte er, wie ihm, als er erstmals vor anderen nackt im warmen und so angenehm nach ätherischen Ölen riechenden Badewasser lag, plötzlich seine Hilflosigkeit und das schamlose Ausgeliefertsein bewusst geworden sei, gegen die er doch bis zuletzt hatte ankämpfen wollen. Jetzt wisse er, dass sein Kampf verloren sei, aber auch, dass er Hilfe brauche.

Mit Schamgefühlen umzugehen, heißt nicht nur den Selbstwert eines anderen zu respektieren, sondern auch seine Identität zu achten. Beim Sterbenden zeigt sich Scham in vielen Masken, die häufigste ist vielleicht die der Angst und die der Schuld. Auch Wut, Traurigkeit, Zurückgezogenheit, Verdrängung, Einsamkeit und Abwehr sind oft Manifestationen der Scham, mit der sich Sterbenskranke und Sterbende ihre Identität und Würde in manchmal für andere kaum nachvollziehbarer Weise zu bewahren suchen.

Scham und Schuld am Ende des Lebens sind oft miteinander verbunden und liegen nahe beieinander. Trotzdem ist es wichtig, beide Gefühle zu unterscheiden. Der Kultursoziologe Sighard Neckel weist darauf hin, dass Scham dann entsteht, wenn die eigene Integrität – die Hülle – beschädigt oder verletzt wird, während Schuld durch die Missachtung von Regeln und Normen sowie das Übertreten von Verboten entsteht. Die amerikanische Psychologin Helen Lewis verdeutlicht dies in dem einfachen Satz: »Shame is about the self; guilt is about things.«[110]

Scham- und Schuldgefühle werden von einigen Entwicklungspsychologen zu den Basisemotionen gezählt, die schon sehr früh und in gut unterscheidbarer Form in allen Kulturen an ähnlichen mimischen Reaktionen zu erkennen sind. Zu den Basisemotionen zählen neben Scham auch Freude, Neugier, Überraschung, Ekel, Ärger, Traurigkeit und Furcht.[111] Zu den für die Scham charakteristischen mimischen Reaktionen, an denen diese Basisemotion erkannt werden kann, gehört die universal zu beobachtende Vermeidung von Blickkontakt. Schamgefühle entstehen im Kleinkindalter, meist im zweiten Lebensjahr – Voraussetzung ist wohl ein Urbewusstsein von Recht und Unrecht – während andere Emotionen, z. B. Neugier, Furcht, Freude und Ekel, schon früher zu beobachten sind. Insofern werden Schamgefühle auch von vielen Psychologen nicht zu den Grundgefühlen gezählt. Scham kann sich erst entwickeln, wenn eine zunächst unbewusste Internalisierung von moralischen Regeln und Normen erfolgt ist, bei deren Verletzung Strafe erwartet wird oder Schuldgefühle auftreten. Mit dem Hinweis auf Wurmser stellt Micha Hillgers aus psychoanalytischer Sicht hierzu fest: »Schuldgefühle beziehen sich auf die Verletzung des anderen, Schamgefühle auf die Verletzung des Selbst.«[112]

Das Wort Scham kann zurückgeführt werden auf das indogermanische *kam* oder *kem* sowie das mittelhochdeutsche *skam* oder *skamo* (sich bedecken, verhüllen). *Skem* und *Skam* sind wiederum aus dem germanischen *Hama* entstanden, das Haut, Hülle oder auch äußere Gestalt bedeutet. Im Altnordischen findet sich eine Entsprechung von Scham zu Schande, die beide aus dem gleichen althochdeutschen Begriff *Scama* gebildet wurden.[113] Schon in der etymologischen Bestimmung wird deutlich, dass – so der Psychotherapeut Bolko Pfau – »Scham bedeutet, keine Hülle, keinen Schutz zu haben ... Scham kann aber auch bedeuten, dass innere Werte, gleichsam ein ›höheres System‹ verletzt worden sind. Insofern ist Scham auch sichtbares Zeichen einer Verfehlung, eines Verletztseins, gleichsam Zeichen einer Verletzung der ›inneren Haut‹.«[114] Bei einer phänomenologischen Herangehensweise lassen sich äußere vegetative Schamreaktionen wie Erröten, Erblassen, Blutdruck- und Pulsveränderungen erkennen, welche aber gleichzeitig mit einem inneren Erleben verbunden sind: Man möchte im Boden versinken, in Ohnmacht fallen – einfach unsichtbar werden. Ähnlich wie der Schmerz ist die Scham eine subjektive Erfahrung, die sich mit Worten schwer beschreiben lässt und oft nur verstanden werden kann, wenn der andere das Gefühl der Scham selbst kennt. Zu den Schamreaktionen gehören auch Hass, Aggression, Wut oder Niedergeschlagenheit, Depression und Rückzug.

In der Regel werden eine moralische, eine soziale und eine Körperscham unterschieden.[115] Körperscham bezieht sich auf Gefühle, die in der Konfrontation mit Nacktheit, sexuellen Handlungen und Körperprozessen besonders im Genitalbereich auftreten. Sie hat einerseits eine wichtige Funktion für die Ich-Entwicklung, die sexuelle Identitätsfindung und Entwicklung des Selbstwertes, andererseits sind Gefühle der Scham gegenüber Nacktheit und körperlicher Nähe eine Möglichkeit, um Verletzbarkeiten und intime Bereiche zu spüren und sich zu schützen. Körperscham ist allerdings nicht nur ein Grundgefühl, das mit Trieb, Lust und Neugier verbunden ist, sondern sie hat im Laufe der Kultur- und Zivilisationsentwicklung Veränderungen erfahren, die sie zu einer moralischen Kategorie gemacht haben, deren Verletzungen in besonderer Weise Ekel und Aggression hervorrufen und sanktioniert werden. Das Entsetzen über Schamverletzungen bei Säuglingen und Kindern, aber auch bei alten, kranken und behinderten Menschen, die Schamgefühle kognitiv und emotional selbst nicht ausdrücken können, verweist auf die hohe Achtung der Körperscham im Umgang mit hilfsbedürftigen Menschen.[116]

Moralische Scham wird besonders von Schuldgefühlen begleitet und setzt schuldhaftes Handeln und eine verletzende Schädigung voraus, während soziale Scham häufig von Ängsten bestimmt und durch Kränkungen des Selbstwertes ausgelöst wird, sich eher auf den Verlust von Fähigkeiten bezieht. Sowohl die eigene Einsicht, die oft mit Rückzug und Schweigen verbunden ist, als auch Defizite in der Anerkennung anderer, die bis zur Verachtung und sozialen Ausgrenzung führen können, fördern soziale Scham.[117] Bei sterbenden, aber oft auch bei alten Menschen steht die soziale Scham ganz im Vordergrund.

Gleichzeitig aber wird bei Sterbenden – noch deutlicher bei alten Menschen mit Demenz – das Zeigen von Scham viel zu wenig beachtet oder einfach nicht erkannt. Mit Schamgefühlen wird immer auch eine Beziehung zur eigenen Leiblichkeit ausgedrückt, wobei eine emotionale, eine kognitive, eine kommunikative und expressive Dimension unterschieden werden. Das Angewiesensein auf Hilfe anderer, das Ausgeliefertsein an vorgegebene Abläufe, das Abhängigsein – z. B. beim Ankleiden, Essen –, die körperliche Bloßstellung und Nacktheit, aber auch der Verlust in der Kontrolle von Körperfunktionen, oft verbunden mit dem Preisgeben von Intimität – z. B. beim Duschen und Waschen –, äußert sich dann oft in Angst und Aggression, in Verzweiflung und Wut.

Der Umgang mit der Scham alter Menschen wird oft dadurch erschwert, dass sich ihre Manifestationen in vielen Fällen negativ auf das Selbstbild der Betroffenen auswirken, mit Schuldgefühlen verbunden und nicht kommuniziert werden. Ein mit Scham besetztes Thema im Alter ist z. B. die Harn- und Stuhlinkontinenz, die von den Betroffenen oft als Verfehlung angesehen wird und nicht als Hinweis auf das altersbedingte Nachlassen in der Kontrolle natürlicher Körperfunktionen. Besonders dann, wenn die Inkontinenz im Zusammenhang mit traumatischen und beängstigenden Situationen verstärkt auftritt, fällt es schwer, die Pflegebedürftigkeit anzunehmen. So kommt es, dass die eigentliche Schutzfunktion des Schamgefühls bei hilfsbedürftigen Menschen für den Helfenden oft schwer zu verstehen ist und durch die Verknüpfung von Scham und Schuld ein Teufelskreis entsteht, der die Begegnung noch weiter erschwert. Dies gilt besonders für Situationen, in denen individuelle Normen und Werte mit professionellen Normen und Werten wie z. B. bei der Hygiene in Konflikt geraten – Grenzsituationen, die von allen Beteiligten als »beschämend« erlebt werden.

Nach Max Scheler entsteht Scham besonders dort, wo Menschen mit ihrer Naturhaftigkeit bewusst konfrontiert werden. Ein Beispiel hierfür stellt die Inkontinenz im Alter dar, die oft vor anderen verborgen und geleugnet wird, obwohl der Kontrollverlust über die körperlichen Funktionen ganz offensichtlich ist: Man riecht es ja! Die Betroffenen aber empfinden die Konfrontation damit häufig als persönliche Bedrohung, als Gefährdung ihres gesellschaftlichen Status, des eigenen Statusbewusstseins, ihrer Selbstachtung, ihres Selbstsinns. Max

Scheler hat in seinem Werk *Über Scham und Schamgefühle* darauf hingewiesen, dass der Scham als Schutzaffekt ein positiver Wert zugrunde liegt: »Im Sinne des Wortes aber gehört es wesenhaft zur Scham, dass sie eine Form des Gefühls von uns selbst ist, also insofern zu der Sphäre der Selbstgefühle gehört. In aller Scham nämlich findet ein Actus statt, den ich ›Rückwendung auf ein Selbst‹ nennen möchte.«[118] Was bedeutet es für einen – alten – Menschen, wenn er inkontinent wird und die Kontrolle über den eigenen Körper verliert, besonders, da das Erlernen dieser Kontrolle als Kleinkind ein so wichtiger Schritt in der Selbstwerdung ist? Zur Scham gehören auch Gedanken wie: Ich kann es nicht oder nur begrenzt vor anderen verbergen. Ich bin anders als die anderen. Ich traue mich nicht mehr unter Menschen, ich habe Angst, unangenehm zu riechen, ich habe es eigentlich nicht mehr verdient ...

Betrachtet man den Schamaffekt genauer, so wird er nicht nur von Schuldgefühlen, sondern oft auch von Angst begleitet, Angst vor Bloßstellung und Erniedrigung, woraus sich depressive Gefühle entwickeln können, die die Scham begleiten. Ein Beispiel hierfür sind hygienische Maßnahmen, die in der Pflege anderer eine wichtige und notwendige Rolle spielen, deren Bedeutsamkeit für den pflegebedürftigen Menschen selbst aber ganz anders gesehen wird. Menschen mit Depressionen möchten andere oft nicht an sich heranlassen. Das lässt sich in der Altenhilfe immer wieder beobachten. Konflikte können entstehen, wenn in der pflegenden Sorge z. B. für die Körperhygiene der durch eine Depression erschwerte Zugang im Umgang mit der Scham Grenzüberschreitungen notwendig macht, in denen in der Beachtung professioneller Normen der Respekt vor individueller Autonomie keine ausreichende Berücksichtigung findet. [119] Die Achtung der Scham bei pflegebedürftigen Menschen mit Depressionen ist deshalb immer auch mit der Frage verbunden, ob der sich in einer Grenzsituation seiner Autonomie befindende Pflegebedürftige auch ausreichend respektiert und geschützt wird. Hierzu sind in den letzten zwanzig Jahren eine Reihe von Kommunikationsinstrumenten entwickelt worden, die unter dem Stichwort integrative Validation unter anderem diesem Gesichtspunkt gerecht zu werden versuchen.

Viele pflegebedürftige Menschen wehren sich, manchmal mit Beschimpfungen, Schreien, Schlagen und Beißen, wenn sie sich z. B. bei der Körperpflege vor anderen entblößen sollen, was situativ als Angriff (»Da will mir jemand an die Wäsche, ich schäme mich, wenn ich nackt bin, niemand soll mich nackt sehen«) empfunden wird. Angehörige und Pflegende, die den Betroffenen ja nur etwas Gutes tun möchten, fühlen sich bei solchen Angriffen oft persönlich getroffen. Solche aggressiven Schamreaktionen stellen deshalb eine kommunikative Herausforderung dar, die als Ausdruck einer tiefen Verunsicherung aufgenommen und verstanden werden sollten und keinesfalls als Angriff auf die Normen und Pflichten der Helfenden.

Wie empört reagierten die Pflegenden und wie beschämt waren wir Ärzte, als uns der 72-jährige Herr B., ein erfolgreicher Unternehmer, der durch einen Hirntumor schon deutlich psychische Wesensveränderungen zeigte, mit der Bitte konfrontierte, doch ein Gespräch mit seiner Ehefrau zu arrangieren, um seine Schuldgefühle loszuwerden. Er wolle ihr auf dem Sterbebett endlich die Tatsache gestehen, dass er 20 Jahre lang eine heimliche Beziehung mit seiner Sekretärin gelebt hatte. Nach langem Zögern und heftigen Debatten der Pflegenden und Ärzte untereinander, in denen auch über den moralischen Sinn eines solchen Geständnisses sehr kontrovers diskutiert wurde, fand einige Tage später dieses Gespräch mit der ahnungslosen Ehefrau statt, das bei ihr natürlich tiefste Betroffenheit auslöste. Nein, sie könne und wolle ihrem Mann nicht verzeihen, aber es sei doch gut, dass sie die Wahrheit über diese Beziehung zu seiner Sekretärin noch durch ihn erfahren habe und nicht erst später. Frau B. war dankbar, dass ihre Wut in der Trauer nun leichter ertragbar sein würde, weil sie sie mit der Erfahrung verbinden könne, dass ihr Mann ihr diese beschämende Schuld noch vor seinem Tod gestanden habe.

In einer der wenigen Untersuchungen, die zum Thema Schuld und Scham bei schwerstkranken und sterbenden Menschen durchgeführt wurden, konnten 47 Angehörige interviewt werden. Als häufigste Gründe für das Auftreten von Schuldgefühlen bei den Angehörigen wurden genannt: nicht genug getan zu haben, nicht genug miteinander gesprochen zu haben, bestimmte Situationen nicht richtig eingeschätzt zu haben und bei wichtigen Ereignissen nicht da gewesen zu sein. Schamgefühle entstanden dann, wenn Angehörige den Eindruck hatten, nicht bedeutsam zu sein, oder wenn Konflikte in der Familie z. B. durch Beziehungsprobleme offensichtlich wurden.[120]

Marianne, eine befreundete Gynäkologin, hatte in zehn Wochen drei Operationen hinter sich gebracht, wozu sie jedes Mal in eine weit entfernte Klinik verreiste. Ich ahnte, dass sie schwer krank war, aber ich wusste nicht, was es war. Selten habe ich einen Menschen gesehen, der sein Kranksein mit einer solchen Vehemenz zum Tabuthema erklärte. Marianne kleidete sich besonders sorgsam und modebewusst. Sie freute sich, wenn sie deswegen Komplimente bekam. Die Arbeit in der Gemeinschaftspraxis war ihr immer wichtig gewesen, und es gab nur wenige Tage, an denen sie keine Patientinnen empfing, obwohl ihre zunehmende Schwäche offensichtlich wurde. Sie liebte Städtereisen: Hamburg, London, Madrid, Paris, Petersburg, Rom, Salzburg, Wien, die sie immer alleine unternahm. Angebote, sie zu begleiten, lehnte sie freundlich ab. Begeistert konnte sie über Eindrücke und Erlebnisse während ihrer Kurzreisen berichten. Vor vier Jahren hatte sie ihren Mann wegen einer tückischen Herzerkrankung verloren. Marianne erzählte von einer strahlenden Vergangenheit, an die sie jetzt nur noch mit Schmerz und Traurigkeit zurückdenken könne. Dennoch schien es sie zu erleichtern, wenn sie darüber sprach. Als ich ihr meine Hilfe anbot, hatte der nahe Tod sie schon gezeichnet. Ich musste gegen Erschütterung und Ekel ankämpfen, als ich den stinkenden, sich wie eine fressende Wunde auf der Haut ausbreitenden Brustkrebs erblickte, den sie mir daraufhin zeigte. Ich schämte mich wegen dieses Ekelgefühls und konnte meine Hilflosigkeit nicht verbergen: Die Tränen kamen und ich schluchzte. Vielleicht war es gerade diese aufrichtige Reaktion, die in der Folge eine besondere Nähe zwischen uns ermöglichte. Bereits als ihr Mann noch lebte, hatte sie bei sich selbst die tödliche Erkrankung diagnostiziert, doch hatte sie nie mit ihm darüber gesprochen, um ihn in den letzten Wochen seines Lebens nicht zu belasten. Auch vor ihren beiden erwachsenen Töchtern hatte sie bisher die Krankheit verschwiegen. Jetzt plötzlich brach es aus ihr heraus: »Warum muss ich denn solche Schmerzen haben?« Dabei zeigte sie auf ihren gespannten Bauch »Eigentlich möchte ich keinen Rat ... Ich dachte, ich komme damit alleine klar. Mit dem Leben habe ich Schluss gemacht, aber wie soll es denn weitergehen, wenn ich doch noch leben muss? Das halte ich nicht aus.« Wenige Tage später, nachdem die Schmerzen gelindert waren, sprach Marianne mit ihren Töchtern über ihre Krankheit. Es sei ein gutes Gespräch gewesen, sagte sie mir anschließend. Die Behandlung der Metastasen in der Leber lehnte sie ab. Sie wollte so gerne nochmals verreisen, aber die Krankheit wurde immer mächtiger. Wenige Tage darauf starb sie. Bis zuletzt sprachen wir immer wieder über die Gefühle der Schuld und der Scham, die sie in den letzten vier Jahren begleitet hatten, aber auch über die Erinnerungen an ihre Reisen. Und wir konnten auch lachen.

Mariannes Krankheitsleugnung, aber auch ihr Wunsch nach Selbstkontrolle und Selbstbestimmtheit haben mich sehr berührt. Scham und Schuld verdienen auch Respekt. Damit verbundenes Verleugnen hat nicht nur eine negative Funktion, sondern es kann auch verletztes Selbstgefühl schützen und dazu beitragen, in Grenzsituationen seelisches Gleichgewicht zu finden. Erst wenn Bedrohung und Angst hinzukommen, wird diese manchmal durchaus wertvolle Form der Abwehr in Frage gestellt.

In fortgeschrittenen Erkrankungssituationen tritt oft Ekel an die Stelle der Scham. Scham und Ekel stehen in enger Beziehung zueinander. Ekel wird meist durch bestimmte Geruchs- oder Geschmacksempfindungen ausgelöst, aber auch beim Anblick von Fäulnis, Zersetzung oder drohender Schädigung. Das Gefühl des Unwohlseins, das häufig von Übelkeit und Erbrechen begleitet wird, spiegelt eine affektive Reaktion wider, die darauf hinweist, dass Normen der Sauberkeit verletzt oder bestimmte Grenzen geschmacklich, geruchlich oder visuell ›erträglicher‹ Wahrnehmungen überschritten wurden. Während die Scham hauptsächlich dazu dient, die psychische Identität zu bewahren, schützt Ekel die körperliche Integrität: »Das Abgestoßenfühlen, die Abscheu, das Angewidertsein vor sich und den Anderen im Ekelgefühl ähnelt dem Gefühl der Schwäche, der Demütigung und dem Abhängigkeitsgefühl in der Scham. Während Ekel eher die Abwehrkomponente (Abscheu, Abgestoßensein) widerspiegelt, zeigt sich in der Scham eine ›starke Unterströmung von Anziehung‹, weil Scham letztlich – als anthropologisches Radikal verstanden – Ausdruck der Sicherheit von Normen und Beziehungen zu anderen Menschen darstellt.«[121]

Ekel und Scham in der frühen Kindheit sind für die Lebensentwicklung sehr prägende Erfahrungen. Ekel am Ende des Lebens jedoch erschwert den Zugang zur Trauer. So stellt sich manchmal in der Begleitung des Sterbenden die Aufgabe, Ekel zu vermeiden oder zu überwinden und Scham zuzulassen. Scham am Ende des Lebens ist durchaus eine Emotion, die für das Verstehen des Sterbens und die Akzeptanz des Todes von großer Bedeutung ist – besonders dann, wenn durch sie Angst- und Schuldgefühle, Depression und Trauer verborgen werden. Die Achtung der Scham des Sterbenden in der Sterbebegleitung hat ähnlich wie der Umgang mit Trauer für ein Sterben in Würde eine wichtige Funktion.

Die Erinnerung an den Tod meiner Oma K. gehört zu den prägendsten meiner Kindheit. Oma K. war immer eine Frau gewesen, die trotz ihrer schweren Rückenerkrankung und Gehbehinderung niemals Hilfe benötigte – in den 1930er-Jahren hatte sie acht Jahre lang ihren durch eine Multiple Sklerose schwerstbehinderten ältesten Sohn bis zu seinem Tod zu Hause gepflegt. Kurz darauf – noch vor Ende des Zweiten Weltkriegs – war auch ihr Mann gestorben. Oma K. hatte keine Verwandten, keine Freunde, und irgendwann war sie bei uns eingezogen. Am liebsten saß sie im Garten oder bescheiden in einer Ecke und hörte zu, wenn die Eltern Gäste hatten – nur selten beteiligte sie sich an den lebhaften und oft heftigen Diskussionen, in denen es meist um Sport, Reisen und Politik ging. »Ach, davon verstehe ich nichts«, sagte sie, wenn wir sie nach ihrer Meinung fragten. Oma K. war immer da, sie gehörte einfach dazu, aber sie fiel nie auf. Dann kam sie ins Krankenhaus, der Diabetes hatte ihre Füße zerstört: tiefe Wunden, die nicht heilen konnten, so dass der Fuß amputiert werden musste. Wir gingen jeden Tag ins Krankenhaus, um Oma K. zu besuchen, und unser Vater sagte, dass sie nicht mehr nach Hause käme. Meine spärlichen Erinnerungen an diese Besuche im Krankenhaus sind sehr schemenhaft, und doch verbinde ich mit diesem Abschied einen Geruch, den ich bis heute nicht vergessen habe: ein süßlich-fader, jauchiger Gestank von Eiter, Sekret, verfaultem Fleisch und Verwesung. Zunächst kam dieser Geruch nur von der locker verbundenen Wunde, die wir neugierig beäugten, weil wir gar nicht glauben konnten, dass da kein Fuß mehr war. Der Gestank wurde mit jedem Tag intensiver; es war, als ob er nicht nur von den Wunden an den Füßen kam, sondern Oma K. ihn in das gesamte Krankenzimmer hauchte – so als ob er zum Atem der Sterbenden gehörte. Mein kleiner Bruder und ich hielten uns immer fest an den Händen – er schien den ekligen Geruch viel besser ertragen zu können als ich. Gleichzeitig empfanden wir aber auch eine Art ehrfürchtige Neugier über das offensichtliche Sterben von Oma K., sowie Gefühle von Angst und Scham, denen wir uns nicht einfach entziehen konnten. Am Nachmittag des Tages, an dem sie dann in der Früh gestorben war, besuchten wir die aufgebahrte Oma K. ein letztes Mal – der Geruch hatte das Sterbezimmer schon etwas verlassen, aber er war noch da und umgab die Tote wie ein Schleier. Und irgendwie empfanden wir auch eine gewisse Erleichterung.

Die Bedeutung von Emotionen für unser Verhalten, für unsere Wahrnehmung, unser Denken und unsere Erinnerung, für unsere moralischen Einstellungen, aber auch für die Entstehung und den Verlauf von körperlichen und seelischen Erkrankungen gehört inzwischen zum medizinischen Basiswissen. Und dennoch wird der Umgang mit Affekten wie Scham, Schuld und Ekel von Ärzten und Pflegenden in der Betreuung von sterbenskranken Menschen nicht ausreichend berücksichtigt. Wie viel Scham verbirgt sich manchmal in der Trauer und wie gehen wir mit der Scham der Menschen um, die vorgeben, das Sterben mache ihnen nichts aus, die das Sterben selbst kontrollieren, keinen anderen belasten möchten, die die »Schuld am Tod« am liebsten selbst übernehmen würden? Um Scham berücksichtigen zu können, ist es wichtig, nicht nur die Dimensionen dieses Affektes zu kennen, sondern auch die eigene Scham sowie die Scham des anderen in ihrem Spannungsfeld anzuerkennen und in der therapeutischen Beziehung zu berücksichtigen. Fritz Hartmann und Bolko Pfau haben darauf hingewiesen, dass die Forderung, die eigene Scham zu berücksichtigen, Pflegende und Ärzte durchaus im Umgang mit sterbenden Patienten verunsichern und in ihrer professionellen Identität auch gefährden kann. Wenn fehlender Heilungserfolg oder der Tod des Patienten als narzisstische Kränkung erlebt werden, erschwert dies die Begegnung mit der eigenen Scham. Sowohl im Umgang mit eigener wie auch mit fremder Scham fühlen sich viele inkompetent, schlecht ausgebildet, als Versager.[122] Die Anerkennung und Beachtung von Schamgrenzen bei schwerstkranken und sterbenden Menschen gelingt nur, wenn Erfahrungen persönlicher Betroffenheit und professioneller Kompetenz in der Begegnung mit Schamgrenzen verbunden werden, nicht jedoch, wenn diese negiert oder verdrängt werden.

Kapitel 8

Sterbensangst und welcher Tod ist der beste?

»Sterben und Tod machen Angst.« – Dieser Satz gilt nicht nur für die Betroffenen, sondern auch für Angehörige, Ärzte und Pflegende. Insofern ist der Umgang mit Angst ein wichtiger Aspekt der Sterbebegleitung.

Die Angst vor dem Sterben hat es sicherlich immer schon gegeben, aber sie hat sich verändert. Sterben im 20. und im 21. Jahrhundert unterscheidet sich erheblich von dem, was es früher einmal war: Während noch zu Beginn des letzten Jahrhunderts der Tod meist eine natürliche Folge von akuten Erkrankungen war, denen die Ärzte in der Regel machtlos gegenüberstanden, werden die Art des Sterbens und der Zeitpunkt des Todes heute weitgehend von ärztlichen Entscheidungen – nicht selten nach langer Krankheitsdauer – bestimmt. Es gibt immer noch eine Möglichkeit, den Tod zumindest für eine gewisse Zeitspanne zu verzögern. Früher wurden sterbenskranke Menschen und ihre Familien angesichts der begrenzten medizinischen Möglichkeiten auf den Tod vorbereitet, heute wünschen sich immer mehr Menschen, vom Tod überrascht zu werden oder aber ihren Sterbeprozess selbst zu kontrollieren, indem sie selbstbestimmt den Todeszeitpunkt festlegen. Früher beschäftigte die Menschen vor allem die Angst vor dem Tod, heute ist die Angst vor dem Sterben größer als die Angst vor dem Tod. Allerdings ist die Schlaflosigkeit, die alte und schwerstkranke Menschen oft begleitet, nicht immer Ausdruck der Angst vor dem Sterben, sondern gelegentlich auch einer Angst, den Augenblick des Todes zu verpassen: Sie möchten dem Tod in die Augen sehen. Gleichzeitig kämpfen diese Menschen im Angesicht des Todes und trotz aller Aussichtslosigkeit, ihm zu entgehen, aber auch immer wieder um Lebenszeit. Die Bereitschaft, sich auf medizinische Maßnahmen mit hohen Risiken und geringen Erfolgschancen einzulassen, steigt oft gerade dann, wenn der Tod schon im Raume steht. Sterben zu akzeptieren bedeutet jedoch in der Regel, sich zu begrenzen und auch auf aktionistische oder symbolhafte Maßnahmen zu verzichten.

Frau B., 64 Jahre und Mutter von 4 erwachsenen Kindern, litt unter einer weit fortgeschrittenen Brustkrebserkrankung mit Knochen- und Verdacht auf Lungenmetastasen und wurde mit schwerster Atemnot ins Krankenhaus eingeliefert. Ihr Ehemann war vor drei Monaten unerwartet und plötzlich gestorben. Seitdem litt sie an Schlafstörungen, Depressionen und Ängsten.

Sie hatte eine Patientenverfügung aufgesetzt, in der sie jegliche intensivmedizinische Maßnahmen ablehnte. Dennoch empfahlen die Ärzte eine Sedierung zur Linderung der Atemnot und eine intensivmedizinische Behandlung, und die verzweifelte Frau stimmte einer Verlegung auf die Intensivstation zu: »Nein, sterben möchte ich nicht – ich habe mich doch noch von niemandem verabschiedet, und mich jetzt entscheiden, nein, das kann ich nicht.« Auf der Intensivstation wurde sie intubiert und künstlich beatmet. Die Pflegenden kritisierten diese Entscheidung unter Berücksichtigung des fortgeschrittenen Tumorleidens. Nach einigen Tagen wurde Frau B. dann auf die Palliativstation verlegt. Sie war glücklich, diese Krise überstanden zu haben: »Ich habe das Leben wieder neu entdeckt, bin noch einmal davongekommen; welch wunderbares Geschenk.« Auf die Frage, warum sie sich gegen ihre Patientenverfügung ausgesprochen hatte, sagte sie: »Man merkt ja erst, wie kostbar das Leben ist, wenn man es verliert – ich war noch nicht bereit und brauchte ja noch Zeit zum Abschied von meinen Kindern und Enkelkindern, das hat mein Mann versäumt. Es muss doch stimmig sein.« Wenige Monate später starb sie nach einem langen Abschiedskampf im Kreise ihrer Kinder. Sie wollte dem Tod in die Augen sehen, bis zuletzt leben und den Todesmoment nicht verschlafen.

Der Kampf um Lebenszeit bei schwerstkranken Menschen ist oft auch Ausdruck des Wunsches, Zeit für den Abschied zu finden. Das setzt eine einfühlsame Vorbereitung und Begleitung des Sterbens voraus. Ängste vor dem Sterben zu mindern und mit dem Sterben auch ein Gefühl der Erfüllung, der Lebensvollendung zu verbinden, bedeutet, die Zeit des Abschieds mit Respekt vor der Identität und Autonomie des sterbenskranken Menschen zu gestalten – auch für die Angehörigen.

Ich habe mir immer gewünscht, in der Natur zu sterben, während der Frühlingsblüte, im Mittagsschatten an einem Sommertag oder in der Abenddämmerung eines bunten Herbsttages. Die Vorstellung, im Angesicht des Kosmos aus dem heiteren Leben gerissen und vom Tod empfangen zu werden, schien mir dem Bild eines schönen, eines guten Todes am nächsten zu kommen. Welcher Tod ist der bessere? Der schnelle, überraschende, vielleicht sogar der selbst gewählte, der ohne Vorboten, ohne Ankündigung, einfach so kommt? Oder der von Trauer und Erkenntnis der Vergänglichkeit der Zeit begleitete Abschied, der es manchmal auch schwer macht, loszulassen, besonders dann, wenn das Leben seine Erfüllung noch nicht so gefunden hat, wie man es sich wünscht.

Abschiede gehören zu den das Weiterleben am stärksten prägenden, existentiellen Erfahrungen. Nicht nur durch Erinnerung und Rückblick, sondern auch durch Übergang und Verwandlung. Abschiede sind ein Teil des Lebens, die wir immer wieder auch mit Aussicht, mit Perspektive verbinden müssen: »Jedem Abschied wohnt auch ein neuer Anfang inne«, schrieb Novalis, dessen junges, kurzes Leben immer wieder von Abschied und Tod erschüttert wurde. Das Erleben des Sterbens seiner jungen fünfzehnjährigen Verlobten Sophie – ein Kind noch – und seines Bruders haben ihn bis zu seinem eigenen Tod begleitet und dazu beigetragen, im Tod, im eigenen Tod, auch etwas Tröstendes zu suchen. Lange Abschiede machen Todesverluste für die Bleibenden vielleicht nicht weniger schmerzlich, aber doch erträglicher, denn eine gute und rechtzeitige Begleitung des Sterbens kann, wie wir aus der Palliativmedizin wissen, dazu beitragen, den Tod leichter anzunehmen und einzuordnen, ganz anders als die Erschütterungen, die wir immer wieder spüren, wenn der Tod plötzlich und unerwartet eintritt, wenn jemand mitten aus dem Leben gerissen wird und wir mit der Leere und Verlassenheit des plötzlichen Alleinseins konfrontiert werden. Ein schöner Tod, sagen wir, wenn er ohne lange Warte- und Leidenszeit plötzlich kommt, so wie bei Manfred, der sich – an einen Baum gelehnt im Mittagssonnenlicht beim Malen eines Bildes auf Mallorca – einfach in den Tod davonschlich. So wie bei Charles, der in einer klaren Sternennacht im Wallis in Gesellschaft mehrerer Ärzte auf der Heimfahrt von einer fröhlichen Feier einen Herzinfarkt erlitt und nicht wiederbelebt werden konnte. So wie bei

Wilma, die von einer Autofahrt in den Norden Nicaraguas nicht mehr zurückkam und ihre Kinder zu Waisen machte in dem großen Haus des Vaters, den einige Jahre zuvor plötzlich der Schlag getroffen hatte. Oder wie bei Reinhold, der einfach so in den Tod hineinschlief – wir kannten uns kaum, doch die wenigen Begegnungen, die wir hatten, waren immer anregend und mit dem Wunsch nach mehr verbunden gewesen. Wir haben es nicht geschafft. – »Vorbei? ein dummes Wort, warum vorbei?«, heißt es in Goethes *Faust*.

Ein wichtiger Aspekt, der in der Sterbebegleitung in besonderer Weise zu Ängsten führt, betrifft die Schwierigkeit, den Beginn des Sterbens zu bestimmen. Wann ist ein Mensch ein Sterbender? Wann beginnt das Sterben und wann beginnt der Tod? Die Schwellensituation zwischen Leben und Tod, die Hans Jonas im Zusammenhang mit der Debatte über die Hirntoddiagnostik als eine Grenzlinie gekennzeichnet hat, gilt eigentlich für jedes Sterben.[123] Letztlich weiß niemand, wann die unausweichliche Schwelle zum Tod tatsächlich überschritten wird.

Mit dem nahen Tod vor Augen empfinden wohl die meisten Menschen zunächst einmal Angst. Angst vor Schmerzen, vor dem Alleinsein, vor dem Sterben, aber auch Angst vor dem, was nach dem Sterben kommt. Angst, Schmerzen, Hoffnungslosigkeit, Depression und Schlaflosigkeit sind die wichtigsten Elemente der bei Sterbenskranken zu beobachtenden Symptomspirale, durch welche die Lebensqualität beeinträchtigt, aber auch die Qualität des Sterbens bestimmt wird. So konnte z. B. die Arbeitsgruppe um die Psychiaterin Susan Block an der Harvard Universität bei Patientinnen mit fortgeschrittenen Krebserkrankungen zeigen, dass Patientinnen, bei denen Gespräche über Prognose, Ängste und Therapieziele durchgeführt wurden, einen ruhigeren und weniger von Symptomen und Angst belasteten Sterbeverlauf hatten als diejenigen, bei denen diese Gespräche nicht geführt worden waren.[124] Die Frage, ob ein Sterben als gut oder weniger gut erlebt wurde, kann allerdings nicht aus der Perspektive der Betroffenen, sondern nur aus der Sicht der Angehörigen und der Professionellen beurteilt werden. Jeder Mensch stirbt seinen Tod, aber damit leben müssen andere.

Die Auseinandersetzung mit der Angst vor Sterben und Tod gehört zu den Grundaufgaben in der Begleitung Sterbender. Bei Sterbenskranken sollten zwei zu unterscheidende Qualitäten der Angst differenziert werden: Die eigentliche Ängstlichkeit und die Angst vor Sterben und Tod als eine zeitlich und situativ überdauernde emotionale Eigenschaft und die eher als Bedrohung empfundene, aber häufig situativ bestimmte aktuelle Befindlichkeit,[125] die als Todesangst erlebt wird. Ersteres ist in der Regel das Ergebnis einer antizipierenden Auseinandersetzung mit der Bedrohung des eigenen Lebens, ohne dass eine aktuelle Gefährdung vorliegt, während Todesangst einen emotionalen Zustand bezeichnet, der durch eine reale Gefahr ausgelöst wird.

In der Konfrontation mit Ängsten und Depressionen bei unheilbar kranken Menschen, deren Empfindungen angesichts des nahenden Todes verständlich sind, stellt sich häufig die Frage, wann und in welchen Situationen Angst ins Krankhafte umschlägt und mit welchen Maßnahmen dieser Angst begegnet werden kann. Häufigkeit und Intensität von Ängsten in der Begegnung mit Sterben und Tod sind dabei von religiösen, ethnischen und kulturellen Einflussfaktoren sowie in gewissen Grenzen vom Grad der Angstdisposition abhängig.[126] Kinder, junge Erwachsene und alte Menschen äußern weniger Ängstlichkeit vor dem Tod als Menschen im mittleren Erwachsenenalter.[127] Bei älteren Menschen steht die Angst vor dem Sterben im Vordergrund, während Angst vor dem Tod stark von religiösen Überzeugungen und den Lebensumständen bestimmt wird. Frauen haben meist größere Angst vor dem Tod als Männer.[128] Auch ein früheres Erleben von Sterbesituationen bei Angehörigen und im sozialen Umfeld bestimmt die Angst angesichts des eigenen Todes. So sorgen sich Menschen, deren Leben durch intensive Sterbeerlebnisse von Angehörigen geprägt wurden, mehr um die Auswirkungen ihres Todes auf ihre Familie und die Gesellschaft, während Menschen, die den Verlust eines nahestehenden Menschen erst vor kurzer Zeit erfahren mussten, weniger Angst vor dem eigenen Sterben und vor dem Tod empfinden.[129]

Die Angst vor Sterben und Tod zeigt allerdings keine klare Korrelation zur allgemeinen Morbidität oder zu Schwere und Progredienz einer Erkrankung. Obwohl die Verläufe im letzten Stadium einer Krebserkrankung, einer zum Tode führenden neurologischen Erkrankung oder im Terminalstadium einer Herzinsuffizienz oder fortschreitenden Lungenkrankheit sehr unterschiedlich sind, wird die Angst weniger vom Krankheitsverlauf bestimmt als durch die bei den verschiedenen Krankheiten auftretenden Belastungen, Fragen und Sorgen. So zeigen Menschen im frühen Stadium einer Krebserkrankung ebenso häufig Angstsymptome wie im späteren Verlauf.[130] Die Arbeitsgruppe um Joachim Wittkowski zeigte zudem, dass die Art der Erkrankung einen eher geringen Einfluss auf Ausprägung, Art und Stärke der Angst hat, während Faktoren wie Copingtechniken, soziale Beziehungen und religiöse Überzeugungen hierfür bedeutsamer sind.

Dennoch wird die Gewissheit des Todes von vielen Menschen als erschreckend empfunden und die Todesangst als bedrängend. Das gilt sowohl für Patienten als auch für ihre Angehörigen. Die Übergänge von der normalen »verstehbaren« Angst zur krankhaften Angst mit Vermeidungsverhalten, Versagenszuständen und Selbstzweifeln bis in den Teufelskreis einer sich verselbständigt habenden Angsterkrankung mit Panikattacken, Zwangsstörungen und schweren körperlichen Manifestationen der Angst sind fließend. In allen Stadien einer zum Tode führenden Erkrankung ist die Angst ein stiller Begleiter. Besonders die Diagnose »Krebs« ist immer mit einer seelischen Belastung verbunden, die nicht nur die an Krebs Erkrankten, sondern auch ihr soziales Umfeld betrifft. So findet sich im Vergleich zur Allgemeinbevölkerung bei Tumorpatienten und deren Angehörigen mit 30 bis 40 Prozent eine deutlich höhere Prävalenz an psychischen Auffälligkeiten, die behandlungsbedürftig sind.[131] Zu beachten ist jedoch auch, dass bei mindestens 20 Prozent der Krebspatienten – und damit nicht häufiger als in der restlichen Bevölkerung – vorbestehende Persönlichkeitsstörungen mit Angstproblemen oder Depressionen anzutreffen sind. Die Vorbelastung eines Patienten mit einer Angsterkrankung oder Depression erfordert in der Palliativbetreuung immer besondere Aufmerksamkeit, zumal diese Vorbelastung die Auseinandersetzung mit der Bedrohung durch Tod und Krankheit erheblich erschweren kann.

Die normalen »vitalen« Ängste von Menschen im Angesicht des Todes beziehen sich auf die im Verlauf der Krankheit möglichen Belastungen: Schmerzen, Ersticken, Alleinsein, Verlust körperlicher Kontrolle – sie beziehen sich aber durchaus auch auf die Frage: »Wie ist es, zu sterben, wie ist es, tot zu sein?« Diese Ängste sind als natürliche Reaktion auf die Probleme anzusehen, die das Wissen um die unerwartete Begrenztheit des Lebens durch das Auftreten einer unheilbaren Erkrankung gebracht hat. Eine besondere Herausforderung auch an das eigene Verständnis von Sterben und Tod stellen dagegen die existentiellen Ängste bei Sterbenskranken dar. Die Beschäftigung mit existentiellen Fragen im Wissen um

Vergänglichkeit ist ein Wesensmerkmal des Palliativpatienten. Wann und wodurch diese Ängste entstehen, ist jedoch häufig unklar. Zur existentiellen Angst gehören Schuld- und Schamgefühle, existentielle Einsamkeit, das Gefühl des Ausgeliefertseins, aber auch Hilflosigkeit und die Unfähigkeit Entscheidungen zu treffen.

Vielen Ängsten bei Palliativpatienten kann mit Zuwendung, Aufmerksamkeit und Aufklärung erfolgreich begegnet werden. Insofern stellen eine vertrauensvolle Beziehung und Kommunikation zwischen Patient und Arzt die wichtigste Grundlage für einen guten Umgang mit Angst und deren Bewältigung dar. Es sind im Wesentlichen sieben Themenbereiche, die sterbenskranke Menschen und Sterbende beschäftigen: Kummer beim Abschied von Angehörigen und Freunden, nicht bis zuletzt für die Angehörigen sorgen zu können, das Ende aller Pläne und Aktivitäten, das Ende aller Erfahrungen, die Schmerzhaftigkeit des Sterbens, das Schicksal des Körpers nach dem Tod und die Ungewissheit über ein Leben nach dem Tod.[132] Das Erkennen von Angstphänomenen in der Palliativsituation erfordert zunächst einmal Aufmerksamkeit für die unterschiedlichen Mechanismen, mithilfe deren sich Menschen im Laufe ihrer Erkrankung mit Fragen und Problemen auseinandersetzen. Diese Auseinandersetzung kann in den verschiedenen Stadien einer nicht zu heilenden Erkrankung sehr unterschiedlich sein und ist sicherlich auch von der Art einer Erkrankung und ihrer Prognose abhängig. So haben die meisten Menschen weniger Angst vor einem erneuten Herzinfarkt, nachdem sie ein solches Ereignis gut überstanden haben, während die Angst vor einem erneuten Schlaganfall oft zu einem lebenslangen Begleiter wird. Bei Menschen nach und mit Krebserkrankungen stellen Ängste im Zusammenhang mit veränderten Körperwahrnehmungen

– z. B. nach Brustoperationen –, durch die das Bild vom eigenen Körper und die eigene Identität unter einem veränderten Blickwinkel erscheint (»man findet nicht mehr zu sich und ist sich selber fremd«), oft ein Problem dar, dem gezielte Aufmerksamkeit zukommen muss. Körpernahe Verfahren und künstlerische Therapien können die Verbalisierung solcher Ängste erleichtern. Mit geringem Aufwand können dadurch häufig gute Voraussetzungen für den Umgang mit schwierigen und belastenden Situationen geschaffen werden. Bei Panikattacken, Zwangsstörungen, anderen schweren Angstsymptomen und Komorbidität mit anderen psychiatrischen Erkrankungen sollten vertrauensfördernde und verhaltenstherapeutische Verfahren sowie angstmindernde Medikamente eingesetzt werden. Gerade bei Angstpatienten stößt der Einsatz von Medikamenten allerdings häufig auf Widerstand in der Sorge, dass dadurch die Grunderkrankung sogar noch gefördert werden könnte. In solchen Situationen ist es dann auch Aufgabe des Palliativteams, über Sinn und Vorteile einer angstlösenden Medikation aufzuklären.

In frühen Erkrankungsstadien liegen die Ängste häufig in der Unsicherheit darüber begründet, was im Verlauf der Krankheit alles auf den Patienten zukommen kann, und werden stark von den individuellen Bewältigungsstrategien im Umgang mit der Unheilbarkeit einer Erkrankung, von Vorerfahrungen und auch von gegebenenfalls vorbestehenden Angsterkrankungen oder Depressionen bestimmt. Die Bedeutung von Persönlichkeitsfaktoren für die individuelle Entwicklung in lebensbedrohlichen Situationen und für einen »gesunden« Umgang mit lebensbedrohenden Erkrankungen ist in mehreren Untersuchungen überzeugend nachgewiesen worden.[133] So konnten bei Menschen mit einer ängstlichen Persönlichkeitsstruktur oder Angsterkrankungen in der Vorgeschichte beim Auftreten einer Krebserkrankung häufig Verweigerungsreaktionen beobachtet werden. Diese Unsicherheit und manchmal auch Unfähigkeit von Menschen mit ängstlicher Persönlichkeitsstruktur muss in der therapeutischen Beziehung und durch Beratung im besten Interesse des Betroffenen Berücksichtigung finden.

Angst kann sich aber auch in aggressiver Wut gegenüber Pflegenden, Ärzten und Angehörigen manifestieren. Bei ängstlich-depressiv gestimmten Menschen findet man einerseits Verhaltensweisen, in denen das Krankheits- und Therapiegeschehen passiv angenommen und geduldet wird, andererseits aber auch heftige bis hysterische Gefühlsreaktionen als verzweifelte Antwort darauf, der Krankheit und ihrem Verlauf ohne jegliche Einfluss- und Kontrollmöglichkeit ausgeliefert zu sein. Das Gefühl, den Boden unter den Füßen zu verlieren, kann zu vielfältigen Reaktionen führen, wie z. B. die zunehmende Unfähigkeit, zielgerichtet zu denken, oder den Verlust eines Bewusstseins für Rhythmus und Zeit. Dies geht in extremen Formen mit Desorientierung oder Verwirrtheit einher, ohne dass dafür ein entsprechendes körperliches Korrelat gefunden wird. Menschen mit starken Ängsten haben häufig auch Versagens- und Schuldgefühle.

Ängste in der Terminalphase einer eventuell schon längeren Erkrankung beziehen sich zumeist auf die eigentliche Sterbesituation selbst. Wesensveränderungen am Ende des Lebens, z. B. Verwirrtheit, Aggressivität, delirante Zustände, der Verlust von Zeitgefühl, aber auch das In-sich-selbst-Zurückziehen, die Abwendung von allem, was bisher interessant erschien, die versagende Stimme und das bei sterbenden Menschen zu beobachtende Starren mit ›leerem‹ Blick, können nur manchmal mit Stoffwechselstörungen in der Endphase erklärt werden. Besonders dann, wenn die Wesensveränderungen mit Halluzinationen, Erinnerungen, Träumen, Gefühlen und die Lebensvergangenheit einbeziehenden Gesprächen verbunden sind, offenbart sich ein Phänomen, das in der Palliativbetreuung von uns gelegentlich »Begegnung mit dem eigenen Doppelgänger« genannt wird: Es scheint, als ob der Lebensfilm in konzentrierter Form noch einmal intensiv durchlebt und manchmal auch durchlitten wird. Findet in dieser Begegnung mit dem Doppelgänger eine konzentrierte Auseinandersetzung mit der persönlichen Bilanz eines zu Ende gehenden Lebens im Angesicht des nahen Todes statt?

Wenn die Diagnose einer unheilbaren und rasch progredienten Erkrankung erst wenige Monate, Wochen oder sogar Tage zurückliegt und sich Patienten mit ihren individuellen Anpassungs- und Abwehrmechanismen mit einer sehr begrenzten Lebenszeit konfrontiert sehen, können unterschiedliche Formen der Abwehr, die in der Regel für den Einzelnen eine wichtige Schutzfunktion haben, zu erheblichen Konflikten mit der Umwelt führen. Das gilt besonders, wenn die Bedeutung dieser Abwehrmechanismen von den Angehörigen aber auch den Ärzten und Pflegenden nicht erkannt und verstanden wird. Die beiden wichtigsten Abwehrmechanismen sind die Verdrängung und die Verleugnung der Todesnähe: das »Nicht-Wahrhaben-Wollen«. Das Wissen um den baldigen Tod wird aus dem Bewusstsein ausgeklammert, die Krankheit ignoriert; so werden z. B. Zukunftspläne geschmiedet , deren Umsetzung den Angehörigen unmöglich oder unwahrscheinlich erscheint, so dass sie davon abraten. Zu den Abwehrmechanismen gehört es auch, Informationen und Anregungen nicht aufzunehmen, zu ignorieren, oder Gefühle und Ängste um die eigene Person auf andere zu projizieren. Dazu gehört, in der Sorge für Angehörige alles möglichst rasch und klar regeln zu wollen, sich z. B. sehr detailliert um Erbangelegenheiten zu kümmern und damit davon abzulenken, dass andere die eigenen Ängste im Hinblick auf den Krankheitsverlauf und die existentiellen Fragen wahrgenommen haben. Wenn diese und viele weitere Formen der Abwehr wie Vermeidungsverhalten, Aggression, übermäßige Anpassung, Regression in kindliche Verhaltensweisen und Abhängigkeiten, Sublimierung, Rationalisierung und Konzentration auf Randprobleme nicht als solche erkannt und eingeordnet werden, führt das schnell zu Konflikten. Die Schweizer Psychiaterin und Pionierin der Sterbeforschung Elisabeth Kübler-Ross hat hierzu in ihren grundlegenden Untersuchungen und Publikationen zu den verschiedenen Sterbephasen wertvolle Beiträge geleistet.

Im Allgemeinen geht man davon aus, dass etwa 20 bis 25 Prozent der Krebspatienten auch an einer Depression leiden.[134] In diesen Fällen ist es wichtig zu wissen, ob der Patient schon vor dem Auftreten einer Krebserkrankung unter einer Depression litt, ob eine familiäre Disposition gegeben ist oder ob die Depression erst reaktiv im Zusammenhang mit der lebensbedrohenden Erkrankung aufgetreten ist. Ein wesentliches Symptom einer Depression ist die Erschütterung des Selbstgefühls bis zur totalen Selbstwertverleugnung, was im Zusammenhang mit den Belastungen einer unheilbaren Erkrankung zu Sterbewünschen und besonders bei Männern auch zu einem erhöhten Suizidrisiko führt.[135] Leider ist das Erkennen und der Umgang mit Suizidgedanken auch in der Palliativbetreuung noch immer ein häufig tabuisiertes Thema. Bei ca. 45 Prozent der Patienten mit einer unheilbaren Krankheit treten solche Gedanken im Laufe einer langen Krankheitsdauer auf, 8 bis 10 Prozent beschäftigen sich sogar intensiv und andauernd mit der Möglichkeit einer Selbsttötung. Damit Suizidwünschen, die auch in der Palliativsituation in über 90 Prozent der Fälle Ausdruck einer Depression sind, in verständnisvoller Weise begegnet werden kann, muss auf die psychischen und somatischen Symptome einer Depression geachtet werden, um diese zu erkennen und einzuordnen. Zu den psychischen Anzeichen gehören Antriebsmangel, Interesselosigkeit, oft auch die Unfähigkeit Gefühle auszudrücken oder das Gefühl der inneren Leere. Hinzu kommen Traurigkeit, Resignation, Pessimismus, Hoffnungslosigkeit, Angst und als besonderes Leitsymptom für eine Suizidgefährdung ein gestörtes Selbstwertgefühl. Aber auch Entscheidungsschwierigkeiten, Lern- und Konzentrationsstörungen, Entschlusslosigkeit, Passivität, Grübeln und pessimistische Gedanken können auf eine Depression hinweisen. Die körperlichen Symptome sind bei Menschen mit progredienten Krebserkrankungen nicht immer leicht zu erkennen und gelegentlich auch schwer von den durch das Krebsgeschehen bedingten Symptomen abzugrenzen: Müdigkeit, Mattigkeit oder Bewegungsverlangsamung, Appetitstörungen, Gewichtsverlust, Schlafstörungen, Kopfdruck, Schmerzen oder Druck- und Kältegefühl. Auch das Gefühl, andere zu belasten, weist auf eine Depression hin. Wenn Suizidwünsche und -pläne durch soziale Isolation, hoffnungslose soziale Perspektiven, Verlust des Selbstwertgefühls und Angst vor Kontrollverlust untermauert werden und auch von außen nachvollziehbar erscheinen, sollte man versuchen, diese hinter einem Suizidwunsch liegenden Probleme anzusprechen, um einer manchmal eingeengten Sicht der Lebenssituation eine neue Perspektive entgegenzusetzen.

Von der Depression unterschieden werden muss die Trauer, die als »vorbereitende oder antizipierende Trauer« bei fast allen Sterbenskranken in unterschiedlicher Ausprägung zu beobachten ist und die Elisabeth Kübler-Ross eindrucksvoll beschrieben hat.[136] Trauer ist abhängig vom Diagnosezeitpunkt und der Krankheitsdauer. Während die Depression in der Regel rückwärts, in die Vergangenheit gerichtet ist, schaut die Trauer häufig nach vorne, auf das Unbestimmte hin. Trauernde können sich häufig über Kleinigkeiten freuen, während in der Depression die Freude keinen Platz hat, als fremd und störend empfunden wird. Trauer kommt meistens in Wellen, während eine Depression als eher konstante Stimmung den Betroffenen beherrscht. Elemente der Hoffnung und des Trostes können depressive Kranke selten erreichen. Auch wenn in der Trauer häufig der Wunsch nach einem baldigen Sterben geäußert wird, gelingt die Bewältigung der Trauer häufig ohne medikamentöse oder professionelle Unterstützung durch spirituellen Beistand und menschliche Nähe. In der Depression dagegen wird der Tod als Erlösung angesehen, da im Leben kein Sinn und kein Wert mehr gefunden wird.

Bei depressiven Symptomen Sterbenskranker sollten reflexive und reaktive Formen unterschieden werden. Während Patienten mit einer reflexiven Form der Depression mehr Trauerelemente zeigen und ihnen im Gespräch oft mit Signalen des Verstehens begegnet werden kann, die die Bewältigungsfähigkeiten der Betroffenen unterstützen, besteht bei Patienten mit reaktiven Formen der Depression nicht nur die Gefahr einer unbefriedigenden – und dadurch auch die Depression verstärkenden – Symptomkontrolle, sondern auch ein erhöhtes Suizidrisiko, wenn die Ursache des reaktiven Geschehens nicht ausreichend berücksichtigt wird. Neben psychotherapeutischen Interventionen ist dann eine konsequente medikamentöse antidepressive Therapie angezeigt, durch die meist nicht nur die Depression gemildert wird, sondern auch eine bessere Behandlung anderer Symptome erreicht werden kann. In der Palliativbetreuung von depressiven Menschen sollte in besonderer Weise auf Ansätze geachtet werden, die das Selbstwertgefühl der Betroffenen steigern. Künstlerische Therapien, die nicht nur emotionale Ausdrucksmöglichkeiten und Distanzierung bieten, sondern auch Kreativität und Aktivität fördern, haben in diesem Zusammenhang einen hohen Stellenwert.

Kapitel 9

Zeit im Angesicht des Todes

Auf dem Weg zu einer Tagung in Ravello an der Amalfiküste traf ich in Sorrent, wohin ich mich aus irgendeinem Missverständnis verirrt hatte, auf zwei englische Touristinnen, Jane und Judith, die zufällig das gleiche Ziel hatten. Es war noch ziemlich weit bis Ravello und schon spät am Nachmittag, die Busse überfüllt, die Luft stickig. So beschlossen wir, ein Taxi zu teilen. Der Taxifahrer raste durch die vollen und engen Straßen der Kleinstadt, und atemlos bewunderten wir hinter jeder Biegung der kurvigen Strecke nach Positano die im frühen Abendlicht glitzernde Aussicht auf die Küste und das Land. Nach einer Weile, in der wir uns an die waghalsige Fahrweise des Taxifahrers zu gewöhnen versuchten, fragte mich Jane, was mich denn nach Ravello führe: »Urlaub oder so?« Nein, antwortete ich etwas verlegen, es gebe dort eine Tagung, die sich mit einem philosophischen Thema beschäftige, über das außerhalb intellektueller Zirkel eigentlich nur selten nachgedacht werde: Sinn und Zeit. Eigentlich hatte ich ein schlechtes Gewissen, daran teilzunehmen. Vier Tage mit der Frage nach Sinn und Zeit zu verbringen, war das nicht viel zu lange für ein solches Thema? War das nicht Zeitverschwendung bei all dem Wichtigen, das es zu tun gibt? Und ich dachte an die interessierte Ratlosigkeit, die mir in Berlin entgegengebracht worden war, als ich erzählt hatte, dass das Thema Sinn und Zeit der Grund meiner Reise nach Ravello sei. Jane lächelte und blickte ihre

Freundin an: »Oh, what an interesting topic! I know what it means, I really do – tell me more about it – this is exactly, what we are concerned about ...« Und schon mit diesem Satz erahnte ich ihre Geschichte. Als sie erfuhr, dass ich Arzt und Palliativmediziner war, begann sie zu erzählen, wie sie seit einigen Monaten – in der Gewissheit, dass ihre Lebenszeit durch eine Krebserkrankung dramatisch begrenzt sei – gelernt hatte, Zeit und Sinn wahrzunehmen, zu schätzen und zu finden, worüber sie früher nie nachgedacht hatte, und wie diese, ihre letzte Reise eigentlich erst durch die Möglichkeiten von Palliative Care und einer guten Schmerztherapie verwirklicht werden konnte, ein letzter Wunsch, die vielleicht wichtigste Erfahrung ihrer beider Leben ... und wie im Vollzug des Abschieds Vergänglichkeit und Sinn sich ganz besonders erschließen.

Die Frage nach dem »Wesen der Zeit« konzentriert sich bei Sterbenden in besonderer Weise auf die Wert- und Sinnbestimmung von Zeit als Frist, in der dann subjektiv empfundenen Erfahrungswirklichkeit. Die Binnenperspektive, mit der Zeit erlebt wird, ist eine andere als die Außenperspektive, mit der wir Zeit bestimmen, messen oder zuordnen. Mit zunehmendem Alter vergehen die Jahre in der Rückschau immer schneller und für die Zukunft bleibt immer weniger Zeit. Obwohl in der Rückschau Zeit in der subjektiven Wahrnehmung immer schneller vergeht, wird zukünftige Zeit oft als länger erlebt als die gleiche Zeitspanne in der Rücksicht: Bis zum morgigen Tag kann es noch eine Ewigkeit sein und die Nacht sehr lang, während heute und gestern und die Nacht zuvor viel zu rasch vergangen sind. Das Phänomen, dass alte, kranke und sterbende Menschen die Gegenwart besonders intensiv erleben und manchmal ungeahnte Kräfte entwickeln, um diese und nicht unbedingt die vor ihnen liegende Zeitspanne zu verlängern, weist darauf hin, welch existentielle Bedeutung die Auseinandersetzung mit dem Phänomen Zeit und die Gegenwartserfahrung für Sterbende und für Menschen im hohen Lebensalter an der Schwelle zum Tod haben. Die Frage nach der Beziehung von Zeit, Sein und Sinn erschließt sich vielleicht erst, wenn die Zeit als ordnende Kategorie aufhört zu sein.

Ohne Zeit gäbe es keine Geschichte, keine Gegenwart, keine Perspektive, Prognose und Zukunft, so dass auch für das sinngebende Selbstverständnis der Menschen das Phänomen Zeit eine fundamentale Bedeutung hat. Die existentielle Bedeutung von Zeit für das menschliche Sein wird von Martin Heidegger in seinem Hauptwerk *Sein und Zeit* in der Auseinandersetzung mit Kant weiterentwickelt. Der Mensch ist als Wesen in sein »Da« geworfen, das für seine Ichbestimmung von tragender Bedeutung ist: »Fragt der Philosoph nach der Zeit, dann ist er entschlossen, die Zeit aus der Zeit zu verstehen bzw. aus dem ... was so aussieht wie Ewigkeit, was sich aber herausstellt als ein bloßes Derivat des Zeitlichseins.«[137]

Die Heidelberger Philosophin und Altersforscherin Eva Birkenstock schreibt zum Thema befristete Zeit:[138] »Die Verknappung der Lebenszeit mit zunehmendem Alter stimmt nämlich nur für die Binnenperspektive der Biographie und nur so gesehen bringt einen jeder Tag dem eigenen Tod näher. Von außen betrachtet nimmt jedoch die Dauer des individuellen Lebens mit jedem Tag zu. Das bedeutet, dass die gesamte Zeit, die einem Menschen zur Verfügung steht, immer länger wird; zwar verkürzt sich intern die verbleibende Frist, doch gleichzeitig verlängert sich die Gesamtspanne des Lebens.«

»Ich weiß es ja: Meine Ewigkeit liegt in der Zukunft, die ich nicht denken kann, und wenn ich erinnere, wie kurz dann die Vergangenheit war, dann wird mir die Gegenwart, jeder Augenblick, ungeheuer wichtig, wobei ich nicht einmal weiß, warum das so ist ...«, hat vor vielen Jahren ein älterer Patient mit einem fortgeschrittenen Magenkrebs zu mir gesagt, den die Krankheit, die Lebenserschöpfung und gleichzeitig eine extreme Schlaflosigkeit nicht zur Ruhe kommen ließen. Zeiten der Ruhe kannte er nicht. Er hatte die ganze Welt bereist, ein reiches Leben hinter sich, wie er sagte, aber doch viel zu wenig, um genug zu haben. Er war schon über 90, und trotz seiner Schwäche, der offensichtlichen Mühe und der Schmerzen, die ihm Waschen, Anziehen, Essen bereiteten, nicht zu überzeugen, sich im absehbaren Ende seines Lebens helfen zu lassen. Als ich mich mit ihm über die Frage unterhielt, warum es so schwer ist, das Sterben anzunehmen, antwortete er, er habe eigentlich nie daran gedacht und vielleicht auch keine Zeit gefunden, sich darauf vorzubereiten, weil das Leben doch so kurz sei, dass man voll damit beschäftigt sei, es zu leben.

Zeit ist in ihrer Wesensbestimmung für das Leben meist etwas, dem man hinterherläuft. Das Leben verrinnt. So ist es auch konsequent, dass der Gedanke an das eigene Sterben und den Tod während der immer länger werdenden individuellen Lebenszeit trotz einer permanenten Nähe und – im Vergleich zu früher – einer viel intensiveren Konfrontation mit Sterben und Tod bei anderen im eigenen Erlebensbereich, in den Massenmedien im Laufe der Zeit mehr und mehr verdrängt wird. Dies ist ein Paradoxon. Die Ausklammerung des eigenen Todes aus der Zeit und die Tabuisierung von Sterben und Tod in den modernen Industriegesellschaften hat dazu geführt, dass sowohl die Zeit des Todes als auch die Bedingungen des Sterbens zunehmend von wissenschaftlichen, technischen und ökonomischen Innovationen bestimmt werden. Zeit und vielleicht auch die Bestimmung ihrer individuellen Bedeutung im Angesicht des Todes orientiert sich nicht mehr an biologischen, sozialen oder kosmischen Kategorien, sondern an den Möglichkeiten, sie beliebig zu verlängern oder zu verkürzen. Die Möglichkeiten, in den Prozess des Alterns einzugreifen und die Lebensspanne künstlich zu verlängern, die Bedeutung von Reanimation, von Organspende, aber auch die Diskussion über Euthanasie und Genmedizin sind ein Hinweis dafür, das sich die Grenzen von Übergängen, Geburt und Tod – Beginn und Ende der menschlichen Existenz immer weniger bestimmen lassen und zugunsten der Möglichkeiten des Machbaren verschoben werden.[139]

Zeit im Bewusstsein des Todes hat Philosophen immer bewegt. Sören Kierkegaard verweist in der *Krankheit zum Tode* auf »die Möglichkeit der Selbstwerdung, die mit dem Tod abbricht, aber das Leben bestimmt«. Für den Sterbenden könne die verbleibende Zeit im Angesicht des Todes »teure Zeit«, ja sogar ein begehrtes Gut werden, wodurch das ganze Leben erst rechte Bedeutung bekäme und jedem Tag unendlicher Wert verliehen werde:[140] »Dem Ernsten jedoch gibt der Gedanke des Todes die rechte Fahrt ins Leben und das rechte Ziel, die Fahrt dahin zu richten.«[141] Auch Michel de Montaigne weist in seinem berühmten Essai *Philosophieren heißt sterben lernen* darauf hin, wie wichtig die Auseinandersetzung mit dem Sterben und dem Sterbeprozess für ein gelingendes Leben, für ein Leben in Freiheit »ohne Joch und Zwang« ist, das den Tod nicht fürchten muss – auch, wenn wir nicht wissen, wo der Tod uns erwartet.[142]

Wie Montaigne hat sich auch Heidegger in *Sein und Zeit* mit der Frage nach Zeit und Sinn von Sein als Lebensaufgabe im Bewusstsein des Todes auseinandergesetzt. Er charakterisiert die menschliche Form des Seins als ein Dasein, das sich zwischen Geburt und Tod in die Zukunft erstreckt und mit der Möglichkeit verbunden ist, in der eigentlichen Zeitlichkeit Zeit im eigentlichen Selbstseinkönnen als »Vorlaufen« zum Tode mit Sinn zu verbinden und als Zeitaufgabe des bewussten Daseins zu verwirklichen. Allerdings erkennt auch Heidegger, dass der Letzthorizont des Todes im Regelfall des Lebens in seiner »uneigentlichen Zeitlichkeit« meist ausgeklammert wird.[143]

Die Nichtanerkennung der Zeit im Bewusstsein des Todes wird besonders deutlich in dem Bühnenstück des Nobelpreisträgers für Literatur Elias Canetti, *Die Befristeten*. Für Canetti ist der Tod nicht nur ein biologisches, sondern vor allem auch ein soziales Phänomen, das das Zusammenleben der Menschen bestimmt. In den *Befristeten* geht es um ein Experiment, in dem gefragt wird, wie das Zusammenleben der Menschen aussehen würde, wenn alle das genaue Datum Ihres Todes lebenslang wüssten. Da der Tod ein Feind, ein Absurdum ist, das das Leben der Menschen bestimmt, sucht der Mensch immer wieder nach Möglichkeiten, dem Tod zu entkommen. Canetti setzt in der Auseinandersetzung mit Heideggers *Sein und Zeit* und dessen Bestimmung des Seins zum Tode diesem ein kämpferisches »Sein gegen den Tod« entgegen. Die Anerkennung des Todes beinhaltet noch lange nicht seine Akzeptanz, obwohl diese irgendwann immer notwendig wird. Die Abwehr des Todes und des Sterbens ist für Elias Canetti eine Lebensaufgabe, eine »beständige Obsession«, in der Hass und der Kampf gegen den Lebensfeind Tod eine zentrale Bedeutung bekommen. Die »erdrückende Übermacht« des Todes darf auf keinen Fall dazu führen, dass man sich mit ihm arrangiert, dass man ihn bewältigt oder wie ein »Kartenkunststück« behandelt.[144]

Die vorherrschende Haltung in den industrialisierten Gesellschaften zur Macht des Todes ist sicherlich die der Verdrängung und Tabuisierung. In der Konfrontation um den nahe
bevorstehenden eigenen Tod verändert sich der Bezug zur
Zeit. Die Bewusstheit der eigenen Sterblichkeit, d. h. die Ge-
genwärtigkeit des Todes und der Sterblichkeit, ist etwas anderes als die Konfrontation mit begrenzter Zeit im Angesicht
des nahenden Todes. Phänomenologische Herangehenswei-
sen, wie sie inzwischen mit narrativen Methoden in qualitativen Untersuchungen durchgeführt werden, zeigen, dass sich
nicht nur Wertvorstellungen, sondern besonders auch Zeitdimensionen und die Intensität der Wahrnehmung in der
perspektivischen Konfrontation mit dem eigenen Tod verändern. Die wichtigsten Aspekte hier sind:

- Zeitdimensionen verändern sich nach Diagnose einer unheilbaren Erkrankung
- Werte verändern sich nach Diagnose einer unheilbaren Erkrankung
- Intensität der Wahrnehmung verändert sich in der Perspektive des Todes
- Wille verändert sich unter befristeter Zeit
- Unterschiede von Sinn und Zeit bei Gesunden und Kranken
- Kommunikation über Sinn und Zeit im Angesicht des Todes

»Wie würden Sie entscheiden, wenn es für Sie nur die beiden
Möglichkeiten gäbe, entweder morgen zu sterben oder danach nie mehr sterben zu können?« Mit dieser Dilemmasituation hat der Heidelberger Religionsphilosoph Winfried Härle
einmal die Studierenden eines Seminar konfrontiert, und ohne Ausnahme haben sich alle – trotz aller Probleme, die diese
beiden Perspektiven in der Umsetzung haben – für den mor-

gigen Tod und gegen die Aussicht, »nie mehr sterben zu können«, entschieden. Wenn diese Frage sterbenskranken Menschen gestellt wird, so gibt es jedoch sehr unterschiedliche Antworten auf eine solche ›Provokation‹: die Akzeptanz der Frist wird schwieriger, wenn der Tod schon wartet. Nichts verweist so sehr auf die Gegenwart, wie die Gewahrwerdung der Grenzen von Vergangenheit und Zukunft. Die Auseinandersetzung mit Zeit, Rückblick, Prognose und Perspektive stellt eine große Herausforderung in der Palliativmedizin und der Begleitung sterbender Menschen dar.

»Sie werden überrascht sein, mich auf Ihre Frage, woran ich glaube oder was ich am höchsten stelle, antworten zu hören: Es ist die Vergänglichkeit. Aber Vergänglichkeit ist etwas sehr Trauriges, werden Sie sagen. – Nein, erwidere ich, sie ist die Seele des Seins, ist das, was allem Leben Wert, Würde und Interesse verleiht, denn sie schafft Zeit, – und Zeit ist, wenigstens potentiell, die höchste, nutzbarste Gabe, ihrem Wesen verwandt, ja identisch mit allem Schöpferischen und Tätigen, aller Regsamkeit, allem Wollen und Streben, aller Vervollkommnung, allem Fortschritt zum Höheren und Besseren. Wo nicht Vergänglichkeit ist, nicht Anfang und Ende, Geburt und Tod, da ist keine Zeit, – und Zeitlosigkeit ist das stehende Nichts, so gut und so schlecht wie dieses, das absolut Uninteressante.«[145]

Im Bewusstsein befristeter Zeit stellt sich gleichzeitig fast immer auch die Frage nach Sinn. Viktor Frankl hat darauf hingewiesen, dass es oft Bedrohungssituationen sind, in denen die Frage nach dem Sinn in den Vordergrund tritt und nicht die Perspektive der Hoffnung oder die Frage nach Glück oder Würde. Warum fragen die Menschen nach dem Sinn des Lebens? Die Sinnfrage angesichts des Todes ist sicherlich eine andere als die, die sich im Hinblick auf Zeit im Leben stellt.

Für den Arzt und Philosophen Linus Geisler gehört die Kommunikation über den Sinn genauso zu den Aufgaben in der Begleitung Sterbender und deren Familien wie die Beantwortung von Fragen nach zeitlichen Perspektiven, nach der Prognose sowie nach den Möglichkeiten der Symptomkontrolle: »Wir wollen einmal überlegen, was wir tun können, wenn ein Patient fragt, was der Sinn des Lebens ist. Ich habe Zweifel, ob ein Arzt diese Frage im Allgemeinen beantworten kann. Denn der Sinn des Lebens unterscheidet sich von Mensch zu Mensch, von Tag zu Tag und von Stunde zu Stunde. Worauf es daher ankommt, ist nicht der Sinn des Lebens im Allgemeinen, sondern vielmehr der besondere Sinn eines menschlichen Lebens zu einem gegebenen Zeitpunkt ... Da jede Lebenssituation eine Herausforderung an den Menschen darstellt und ihm ein Problem zur Lösung vorlegt, könnte die Frage nach dem Sinn des Lebens tatsächlich umgekehrt werden. Letzten Endes sollte der Mensch nicht danach fragen, was der Sinn des Lebens sei, sondern vielmehr begreifen, dass er es ist, der gefragt wird. Mit einem Wort: Jeder Mensch wird vom Leben befragt; und er kann dem Leben nur antworten, indem er für sein eigenes Leben antwortet. Dem Leben kann er nur antworten, indem er sich verantwortlich verhält.«[146] Mit veränderter Zeitperspektive im Angesicht des Todes stellt sich bei sterbenskranken Menschen die Sinnfrage sowohl im Rückblick als auch in ihrer transzendierenden Dimension. Lebensbedrohliche Zeit ist eine Herausforderung an den Menschen als Ganzes mit all seinen biologischen, psychischen, sozialen und spirituellen Bezügen. Die Sinnbestimmung von Zeit ist eine wichtige und unverzichtbare Aufgabe einer am Menschen orientierten Medizin bei sterbenskranken Menschen und Sterbenden.

In einer Gautama Buddha zugeschriebenen Sutra wird von einem Mann berichtet, der auf der Flucht vor einem Tiger ist. Als er an den Rand eines Abgrunds gelangt, kann er sich im letzten Augenblick an der Rebe eines Weinstocks, die in den Abgrund wächst, festhalten. Voller Angst hängt er an der Weinrebe. Fauchend und zähnefletschend steht der Tiger oben am Abgrund. Sich an die Rebe klammernd bemerkt der Mann unten einen zweiten Tiger, der ebenfalls die Zähne fletscht und wartet. Zwei Mäuse machen sich daran, die Wurzel der Rebe durchzubeißen. Der Tod ist unvermeidbar. Da entdeckt der Mann eine Erdbeere. Trotz seiner Todesangst pflückt er sie, während er sich mit der anderen Hand an der Rebe festhält. Dann nimmt er sie in den Mund: »Noch nie habe ich das Aroma einer Erdbeere so süß und intensiv geschmeckt, noch nie war ich so in der Gegenwart«, denkt er und vergisst die Angst.[147]

Kapitel 10

Was erlebt ein Mensch, wenn er stirbt?
Gedanken zum Nahtodphänomen

Alle sagten, es sei ein schöner Tod gewesen. Charles hatte noch viele Pläne. Es war der letzte Abend einer strahlenden Woche, der letzten Woche nach vier Jahren intensiver gemeinsamer Zusammenarbeit als Lehrende an einer kleinen Universität im Schweizer Kanton Wallis. Wenige Stunden zuvor hatten wir noch den Abschluss des gerade beendeten Ärztekurses gefeiert, der Abschied lag wie ein Schatten über dem sonnigen Tag, als wir auseinandergingen.

Charles starb in der darauffolgenden Nacht in den Armen von drei befreundeten Ärzten, denen es nicht gelungen war, ihn wieder ins Leben zurückzubringen. Sie hatten mit ihm noch eine Weile zusammengesessen und viel gelacht. Auf der Heimfahrt sackte er plötzlich zusammen und war unwiederbringlich tot. Wie betäubt saßen die Freunde die Nacht hindurch bis zum Morgen zusammen am Straßenrand – Totenwache in der Stille der Nacht für ihren geliebten Lehrer und Freund, ein Versuch, schweigend miteinander das Geschehene zu verstehen – der Himmel war klar und voller Sterne. Trotz aller Trauer und Fassungslosigkeit sprachen alle von dem schönsten Tod, den sie je begleitet hatten – auch wenn es eigentlich gar keinen Abschied gegeben hatte. Als ich den toten Charles am nächsten Morgen in der Leichenhalle besuchte, meinte ich ein Erstaunen (oder war es Erschrecken?) in seinem

Gesicht zu entdecken, zumindest habe ich seinen Gesichtsausdruck so gedeutet. Der Tod hatte ihn und uns wie
ein Keulenschlag getroffen, und sein Geheimnis für ihn
und uns in ganz unterschiedlicher Weise offenbart.

Wenige Wochen zuvor war Manfred gestorben – auch er
in einem Alter, in dem es bevorzugt Männer trifft, sozusagen mitten aus dem Leben reißt. Er war gerade mal 61 Jahre alt gewesen. Manfred, der Maler, starb an einen Oliven-
baum gelehnt auf Mallorca, beim Malen eines Bildes.
»Wie nun? Ich bin. Aber ich habe mich nicht. Darum werden wir erst«, hatte Manfred gelegentlich einen hinter-
gründigen Satz Ernst Blochs zitiert, mit dem ihn nicht nur
der gleiche Geburtstag verband, sondern auch eine stete
innere Unruhe, durch die es ihm gelungen war, in wun-
derbarer Weise zu sehen und mit künstlerischen Mitteln
tiefsinnige Wirklichkeiten in Farbe und Form zu gestalten. Wie oft haben wir uns gefragt: Was mag er wohl empfunden haben? Was hat er in dem Augenblick gesehen, als
er starb? War es ein glücklicher Augenblick gewesen, da er
doch noch im Todesmoment von ästhetischem Lebensge-
nuss erfüllt zu sein schien? Warum ausgerechnet dann?

Beide starben den plötzlichen Herztod, an dem etwa 100 000
Menschen in Deutschland jährlich sterben. Meist tritt der Tod
innerhalb einer Stunde nach Eintreten der ersten Symptome
ein. Nur bei 10 Prozent dieser Menschen kann der Tod durch
rechtzeitige Wiederbelebung abgewendet werden; man
spricht dann vom überlebten plötzlichen Herztod. Sind dies
Menschen, die eine Antwort geben könnten auf die Frage
nach dem Geheimnis des Todeserlebens? Immer wieder habe
ich mich als Arzt auch mit dieser Frage beschäftigt, einer Frage, von der ich eigentlich weiß, dass sie nicht aus Erfahrung
beantwortet werden kann: Was erlebt ein Mensch, wenn er

stirbt? Macht es einen Unterschied, ob er plötzlich und unerwartet stirbt oder nach einer langen Abschiedsphase? Und wie
stellen sich Menschen das Sterben vor? Auch Sterbenskranke
beschäftigt diese Frage immer wieder.

Die Begegnungen mit Herrn R. werde ich nie vergessen.
Die Gespräche mit ihm gehören zu meinen eindrucks-
vollsten Erlebnissen in den vielen Jahren der Betreuung
sterbenskranker Menschen. Es waren Gespräche, die nicht
nur durch spontane Sympathie und Vertrauen, Verständnis und Interesse geprägt waren, ich erfuhr in ihnen auch
in einem besonderen Maße aufrichtige Weisheit, Gelassenheit und Bescheidenheit, was vielleicht nur möglich ist,
wenn man in sich selbst Maß und Ruhe gefunden hat. Er
hatte das Schicksal seines baldigen Abschieds innerlich
angenommen.

Wie so oft waren wir uns über die Liebe zur Musik näher-
gekommen – Herr R. war Dirigent eines bekannten Or-
chesters gewesen, aber nach seiner Pensionierung schon
seit einigen Jahren in tiefe philosophische und psychologische Studien zum Thema Sterben und Tod eingetaucht. Er
hatte sich intensiv mit den Vorträgen Rudolf Steiners und
dessen Darlegungen zum Tod als ›Lebenswandlung‹, aber
auch mit Erkenntnissen der Nahtodforschung und psychoanalytischen Todestheorien befasst. Konfrontiert mit der
eigenen tödlichen Erkrankung wollte er sich nun dem
»todsicheren« Ereignis auch intellektuell annähern, sich
entsprechend vorbereiten und den Tod nicht einfach auf
sich zukommen lassen, sagte er. Wie viele intellektuelle
Menschen gegen Ende des 19. Jahrhunderts, wenn sie
durch Alter oder Krankheit dem Tod entgegensahen, beschäftigte sich auch Herr R. intensiv mit der Lebensphilosophie Schopenhauers. Das Kapitel »Über den Tod und

sein Verhältnis zur Unzerstörbarkeit unseres Wesens an sich« aus dem Hauptwerk Schopenhauers *Die Welt als Wille und Vorstellung* (Band II) war ihm besonders wichtig.

»Ich will der Sache auf den Grund gehen«, sagte Herr R. und verwies auf den ersten Satz des Kapitels, das ich doch unbedingt lesen müsse: »Der Tod ist der eigentliche inspirierende Genius oder der Musaget der Philosophie«[148] – ohne ihn wäre eigentlich keine Philosophie möglich, weshalb Sokrates die Philosophie auch als Nachdenken über den Tod (*thanatou melete*) definiert hat. Aber Herr R. fügte noch einen weiteren Satz Schopenhauers hinzu, der mir angesichts der fortschreitenden Erkrankung des Herrn R. schon etwas makaber vorkam: Wer viel denke, müsse auch viel essen.[149]

Tod und Lebensphilosophie sind zwei Begriffe, die – wie es auf den ersten Blick scheinen mag – nicht zusammenpassen. In der tiefsinnigen Lebensphilosophie Schopenhauers, der sich angewöhnt hatte, täglich gut und kräftig zu essen – besonders das Chaudeau, ein aus Riesling, Eigelb und Vanillezucker bereiteter Weinschaum, hatte es ihm angetan –, um dann mindestens zwei Stunden in schnellem Tempo zu marschieren, spielte der Tod als eigentliches Resultat und insofern Zweck des Lebens eine besondere Rolle. Für Herrn R., der wegen seines Speiseröhrenkrebses schon seit Wochen nichts mehr essen konnte und von seinem Sohn – einem Medizinstudenten kurz vor dem Examen – täglich mit Infusionen versorgt wurde, wurde das Essen zu einem festlichen Ritual. In den kurzen Phasen, die er außerhalb des Krankenhauses verbrachte, lud er seine beiden Kinder und seine Frau fast täglich zu einem köstlichen Menu ein – in wechselnden Feinschmeckerlokalen, die er mit großer Sorgsamkeit auswählte. Er genoss es und freute sich, wenn es den anderen schmeckte, während er selbst nur winzige Portionen probieren konnte.

Bei unserer letzten Begegnung wagte ich Herrn R. zu gestehen, wie sehr ich ihn bewunderte, und erlaubte mir die Feststellung, dass ich wohl bald einen Freund verlieren würde. »Ja«, sagte er nachdenklich, »Sie sind mein Vertrauter, aber nur bis zur Schwelle.« Selten habe ich einen Menschen getroffen, der sich so bewusst auf das letzte Experiment des Sterbens vorbereitet hat, der aber auch das Leben, die wenigen Wochen und Tage trotz aller Einschränkungen und Hindernisse für seine Familie so lebendig zu gestalten suchte. Wenige Wochen nach seinem Tod schrieb mir seine Frau einen Brief, in dem sie die letzten Wochen als großes Geschenk für sich und ihre Kinder beschrieb, aber ach, sie hätte sich so gewünscht, er hätte auch mit ihr nur ein einziges Mal über das Sterben und den Tod gesprochen, so wie er es offenbar ganz intensiv mit mir als Gesprächspartner getan habe.

Die Gewissheit des Todes begleitet das Leben. Macht es einen Unterschied, ob wir uns auf ihn vorbereiten oder plötzlich mit ihm konfrontiert werden? Wir können seine Dimensionen nicht erfassen. Die früher selbstverständliche Glaubensgewissheit einer persönlichen Fortexistenz nach dem Tod hat Erschütterungen mit weitreichenden existentiellen Konsequenzen erfahren: Der Tod wird tabuisiert zugunsten eines Bewusstseins der Endlichkeit und der totalen Vergänglichkeit.

Tod und Sterben sind nicht dasselbe: Sterben ist der Übergang vom Leben zum Tod. Es gibt tausend Arten und Formen zu sterben, aber es gibt nur einen Tod. Während sich der Prozess des Sterbens mit wissenschaftlichen Mitteln zunehmend besser begreifen lässt, kann die Frage »Was ist der Tod?« letztlich nicht empirisch beantwortet werden. Die Frage betrifft eine Dimension jenseits des wissenschaftlichen Erkenntniszugriffs.

Wenn der Tod empirisch nicht erkennbar ist, so entzieht er sich auch einer kategorialen Bestimmbarkeit – er ist ein Phänomen, für das es keine Erfahrungen gibt. Dies hat im Laufe der Geschichte einerseits zur Leugnung, zur Tabuisierung und Verdrängung geführt, andererseits stellt das Todesgeheimnis auch heute noch eine kulturelle Herausforderung dar, mit der sich nicht länger nur die Religionen, die Philosophie und die Glaubenswissenschaften befassen. Mit der Thanatologie hat sich mittlerweile eine eigene Wissenschaftsdisziplin aus Psychologie, Soziologie, Kulturwissenschaft und Neurowissenschaft gebildet, die sich explizit mit der Frage beschäftigt: Was ist der Tod?

Auf der Grundlage philosophischer und thanatologischer Erkenntnisse wird heutzutage vermehrt über alle Glaubensvorstellungen hinweg von der sinnstiftenden Bedeutung des Todes für das Leben gesprochen. Da weder die philosophischen noch die thanatologischen Erkenntnisse mit empirischem Wissen begründet werden können, versucht man das Phänomen des Todes aus der Perspektive des Lebens zu erforschen und zu bestimmen. Anders ausgedrückt: In der Bestimmung und der Auseinandersetzung mit dem Tod ist etwas zu finden, das für unsere individuelle Identität notwendig zu sein scheint. Mit der Bestimmung des Todes wird Orientierung für das Leben gesucht.

Sowohl die Deutung des Todes als natürliches Ende des Lebens als auch die Vorstellungen von etwas wie z. B. einer Seele, die über den Tod hinaus weiterlebt – in welchen Formen auch immer –, sind Strategien der Sinnstiftung, die allerdings am Kernproblem vorbeigehen, sich dem Geheimnis des Todes »wissenschaftlich« anzunähern.

In Martin Heideggers Hauptwerk *Sein und Zeit* findet sich eine berühmte Charakterisierung des Todes, die die Schwierigkeiten einer wissenschaftlichen Annäherung verdeutlicht: »Der Tod als das Ende des Daseins ist die eigenste, unbezügliche, gewisse und als solche unbestimmte, unüberholbare Möglichkeit des Daseins. Der *Tod ist* als Ende des *Daseins* im Sein dieses Seienden zu seinem Ende.« [150] Mit dieser existential-ontologischen Bestimmung des Todes versucht Heidegger sich diesem nicht nur als Wesensmerkmal des Daseins anzunähern, sondern auch als Möglichkeit. Das Dasein wird als eigentliches Sein zum Tod zur Möglichkeit, der man nicht ausweichen sollte und der man nicht entfliehen kann. Ist es nicht das, was wir in der Palliativmedizin auch als Herausforderung erfahren und was bei Sterbenden im intensiven Erleben von Zeit in Todesnähe deutlich wird?

Da sich Erkenntnisse über den Tod nicht durch Erfahrung begründen lassen und sein Wesen prinzipiell unbestimmbar bleibt, konzentriert sich die Forschung inzwischen auch folgerichtig hauptsächlich auf die Frage, ob die Schwellensituation des Übergangs vom Sterben zum Tod eine Erlebenskomponente hat, die sich erfassen lässt.

In einer ähnlichen Weise hat der Psychiater und Philosoph Karl Jaspers den Tod als objektives Faktum des Daseins, zugleich als Grundsituation, aber noch nicht Grenzsituation bezeichnet. Der Terminus »Grundsituation« bringt zum Ausdruck, dass es sich um etwas handelt, das mit dem Menschsein als solchem verbunden ist. Einer Grundsituation kann niemand entfliehen, sie lässt sich weder überwinden noch durchschauen, man bleibt ihr – bewusst oder unbewusst – ein Leben lang ausgeliefert. Der Terminus »Grenzsituation« bringt zum Ausdruck, dass hier das Wissen- und Begreifenwollen an eine Grenze stößt. »Für das Tier, das nichts vom Tode weiß, ist sie nicht möglich. Der Mensch, der weiß, dass er sterben wird, hat dieses Wissen als Erwartung für einen unbestimmten Zeitpunkt; aber solange der Tod für ihn keine andere Rolle spielt als nur durch die Sorge, ihn zu meiden, solange ist auch für den Menschen der Tod nicht Grenzsituation.«[151] Eine Grenzsituation lässt sich rational nicht meistern. Sie ist unbegreiflich, ihr gegenüber versagen alle theoretischen Analysen. Insofern ist die Gewissheit des unerfahrbaren, unerkennbaren und unbegreiflichen Todes eine jederzeit vorhandene Lebensmacht.[152] Und weil der Tod mit empirischem Denken nicht einmal vorstellbar ist, müssen auch alle Versuche scheitern, ihm eine eigene Sinnbestimmung zu geben. Umso erstaunlicher ist, dass in Deutschland mehr als 50 Prozent der Menschen an ein Leben nach dem Tod – eine nachtodliche Zukunft – glauben.

Das Sterben dagegen ist in ähnlicher Weise eine Grenzerfahrung wie die Geburt. Auch wenn das Geburtserleben nicht erinnert wird, gehört diese Erfahrung und die Trennung von der Wärme und Geborgenheit im Mutterleib zu den Grenzerfahrungen, die aus psychologischer und psychoanalytischer Sicht die individuelle Lebensentwicklung entscheidend prägen. Während bei der Geburt der fötale Mensch aus seinen symbiotischen Zusammenhängen gerissen wird, um in einer sozialen Gemeinschaft weiter selbst zu reifen und seine Identität zu finden, lassen sich im Sterben manchmal Geburtsmomente und regressive Züge entdecken, die das Sterben als eine Rückbildung des Geborenseins erscheinen lassen, als Wiedergeburt oder zumindest als andere Form einer Geburt, die im Hinblick auf die damit verbundene transzendente Perspektive weniger qualvoll empfunden werden kann.[153]

Von Menschen, die sich bereits an der Grenze des Todes befanden, wird immer wieder von eigenartigen außerkörperlichen Wahrnehmungen berichtet. Diese Erfahrungen von

Menschen, die vorübergehend als klinisch tot galten und dann wiederbelebt wurden oder die ohne körperliche Krankheit in Lebensgefahr schwebten, werden als »Nahtoderlebnisse« bezeichnet.[154] Dabei sollte zwischen den Wahrnehmungen von Menschen in Lebensgefahr – z. B. beim Ertrinken oder bei einem Absturz – und den Erlebnissen von Menschen, die für eine gewisse Zeit klinisch tot waren und wiederbelebt wurden, unterschieden werden. Davon abzugrenzen sind zudem Erlebnisse von Sterbenden, die sich in der Sterbesituation befinden, auch wenn sich die in solchen Situationen beschriebenen oder beobachtbaren Phänomene ähneln. Während Nahtoderlebnisse sich immer auf Schilderungen der Betroffenen begründen, lassen sich die Erfahrungen Sterbender in der unmittelbaren Sterbesituation nur von außen erfassen. Zwar deuten die Wesensveränderungen bei Sterbenden, die in der Agonie oft beobachtet werden, zumindest auf ein intensives und manchmal bis ins Extrem gesteigertes Wahrnehmen und Erleben hin, welche konkreten Inhalte ihnen zugrunde liegen, bleibt jedoch ein Geheimnis. Während demnach außerkörperliche Erfahrungen, also vom Ich getrennte und von einem Standort außerhalb der eigenen Körperlichkeit erlebte Ereignisse, auch unabhängig von sterbenahen Situationen vorkommen können – z. B. im Schlaf oder im Traum –, sind Nahtoderlebnisse meist nach plötzlich eintretenden, lebensbedrohlichen – als »klinisch tot« qualifizierten – Zuständen beschriebene Wahrnehmungen, die sich nicht mit der Wirkung eines halluzinogenen Pharmakons oder einer anderen bewusstseinsverändernden Substanz erklären lassen.

Die Häufigkeit von Berichten zu außerkörperlichen Erfahrungen in todesnahen oder klinisch toten Situationen variiert in der inzwischen kaum noch überschaubaren Literatur in Abhängigkeit von der Art der Befragung. Bei einer genauen Definition und sorgfältigen Analyse der Schilderungen Betroffener liegt die Inzidenz wohl zwischen 5 und 10 Prozent.[155] Sicherlich haben solche Erfahrungen eine für das weitere Leben und das subjektive Todesverständnis wichtige Bedeutung. Ähnliche außerkörperliche Phänomene treten auch bei einer Reihe von Erkrankungen wie z. B. Epilepsie oder Migräne auf und werden bei der Einnahme von verschiedenen Substanzen und Narkotika beschrieben. Bei einigen neurologischen Patienten mit außerkörperlichen Erfahrungen wurden in elektroenzephalographischen und funktionellen Messungen Veränderungen in verschiedenen Hirnregionen festgestellt, wobei die rechte Temporalparietalregion für die Integration sensorischer Reize und die Körperselbstwahrnehmung von besonderer Bedeutung zu sein scheint.[156] Da außerkörperliche Erfahrungen nach vielen Berichten das Gefühl beinhalten, dass neben dem realen Selbst noch ein anderes außerhalb der Körperlichkeit befindliches Wesen des Selbst existiere, werden sie oft als Hinweis für die Existenz eines vom körperlichen Selbst unabhängigen Geistes angesehen.

Nahtoderlebnisse können außerkörperliche Wahrnehmungen beinhalten, sind aber nicht darauf beschränkt. So definiert der amerikanische Psychiater und Nahtodexperte Raymond Moody ein Nahtoderlebnis als jede bewusst wahrgenommene Sinneserfahrung in einer Situation, in der die betroffene Person auch hätte sterben können, aber dennoch überlebt hat.[157] Bei Studien wurden solche Erlebnisse von Überlebenden eines Kreislaufstillstands in ca. 12 Prozent der Fälle berichtet,[158] die Häufigkeit der in Nahtoderlebnissen angegebenen außerkörperlichen Wahrnehmungen lag zwischen 24 und 90 Prozent.[159] Auch die Häufigkeit des Auftretens der zuerst von Moody beschriebenen fünfzehn Elemente von Nahtoderlebnissen unterliegt offensichtlich einer großen Variationsbreite.

Welche neuronalen Mechanismen dem Auftreten von Nahtoderlebnissen zugrunde liegen, ist weitgehend unbekannt. Pathophysiologische Erklärungsmodelle führen die visuellen Phänomene und nachfolgenden Außerkörpererfahrungen beim Nahtod auf neuronale Reaktionen bei plötzlicher zerebraler Sauerstoffunterversorgung zurück, die sich zunächst im visuellen Cortex als neuronale Enthemmung mit halluzinatorischen Wahrnehmungen manifestiert und sich dann auf andere kortikale Gebiete, besonders auch die rechte Temporoparietalregion ausbreitet. Da durch elektrische Stimulation der Temporoparietalregion und limbischer Strukturen außerkörperliche Empfindungen, traumartige Halluzinationen und Déjà-vu-Erlebnisse erzeugt werden können, wird angenommen, dass hier die wesentlichen anatomischen neuronalen Strukturen zu finden sind, die zu Außerkörpererfahrungen führen. So wurden von Freiwilligen, die in experimentellen Untersuchungen einem kontrollierten Sauerstoffmangel ausgesetzt wurden, nahtodähnliche Erfahrungen berichtet, die mit strukturellen Veränderungen in bestimmten Hirnregionen verbunden waren. Allerdings gibt es bisher keinen neurophysiologischen Nachweis einer durch Sauerstoffmangel ausgelösten neuronalen Enthemmung in einer Nahtodsituation.[160] Neben der spekulativen Annahme einer neuronalen Enthemmung wird ebenfalls eine erhöhte Ausschüttung von körpereigenen Endorphinen und bestimmten Neurotransmittern als Auslösemechanismus diskutiert. Auch Persönlichkeitsfaktoren scheinen das Auftreten von und die Erinnerung an Nahtoderlebnisse zu beeinflussen. Menschen mit ausgeprägten Fähigkeiten der Selbstwahrnehmung, mit schweren traumatisierenden Erfahrungen in der Kindheit, mit Neigungen zu magischen Phantasien und Imaginationen sowie mit der Bereitschaft, sich auf extreme Erfahrungen einzulassen, sollen für Nahtodphänomene prädisponiert sein.

Interessant sind auch soziale und kulturelle Zusammenhänge. In den meisten Beschreibungen werden die Nahtodphänomene als etwas Positives, Sinngebendes bewertet. Das ist allerdings nicht immer der Fall. Untersuchungen zu den persönlichen Umständen bei Menschen mit Nahtoderfahrungen zeigten, dass Menschen aus dem Osten Deutschlands Nahtodphänomene mit 60 Prozent sehr viel häufiger als bedrohlich empfanden und negativ bewerteten, während Menschen aus dem Westen Nahtoderfahrungen eher als wenig bedrohlich beschrieben und mit positiven Assoziationen in Verbindung brachten.[161]

In psychoanalytischen Erklärungsmodellen wurden die im Nahtoderleben beobachteten außerhalb der eigenen Körperlichkeit erfolgenden oder von der eigenen Körperlichkeit getrennten Wahrnehmungsphänomene als Abwehr- und Schutzreaktion in scheinbar aussichtslosen, besonders lebensbedrohlichen Situationen gedeutet. Die Schilderung der dramatischen Wirklichkeit der im Körper-Ich erlebten Phänomene wird als Hinweis darauf gesehen, dass prädisponierende Persönlichkeitsfaktoren das Auftreten und die Art von Nahtoderlebnissen beeinflussen. Neurologische Untersuchungen der Menschen, die sehr detaillierte Nahtoderlebnisse schildern konnten, zeigten keine Unterschiede zu denjenigen, die über solche Erlebnisse in einer lebensbedrohlichen Situation nicht berichten konnten.

Eine der anschaulichsten Darstellungen einer Nahtoderfahrung lässt sich bei Ernest Hemingway nachlesen. Er beschreibt diese nach einer lebensbedrohlichen Kriegsverletzung im Juli 1918 als »Flammen von Licht«. Dieses extensive Lichterleben taucht in Nahtodberichten immer wieder auf, oft verbunden mit wie in Hypnose erlebten Farb- und Déjà-vu-Erlebnissen, Regressionen in frühere Lebensphasen und sogar in Lebenswelten vergangener Epochen. Neben den Licht- und Außerkörpererfahrungen gehört auch der konzentrierte

Lebensrückblick zu den in Nahtodereignissen beschriebenen Phänomenen: das vergangene Leben wird im Detail und in fokussierter Form, im wahrsten Sinne atemberaubend und oft in überdeutlicher Plastizität im Zeitraffer, wie ein mit Hochgeschwindigkeit ablaufender Film, betrachtet. Menschen, die solche »Lebensfilme« erlebt haben, berichten, dass die Intensität und Konzentration dieser Erfahrung für sie zumeist mit der Gewissheit des Sterbens bzw. der »Bewusstwerdung« des Todes verbunden wurde. Besonders eindrucksvoll wurden diese Lebensfilmerfahrungen von abgestürzten Bergsteigern und Ertrinkenden geschildert.[162] So berichtet schon 1892 der Schweizer Geologe Albert Heim über seinen Absturz am Säntis in den Appenzeller Alpen: »Ich fuhr auf dem Rücken ... nach unten über den Fels und flog schließlich noch 20 Meter frei durch die Luft ... Was ich in den 5-10 Sekunden gedacht habe, lässt sich in zehnmal mehr Minuten nicht erzählen. Alle ... Vorstellungen waren zusammenhängend und sehr klar, keinesfalls traumhaft verwischt ... Dann sah ich, wie auf einer Bühne aus einiger Entfernung, mein ganzes vergangenes Leben in zahlreichen Bildern sich abspielen. Ich sah mich selbst als die spielende Hauptperson ... Alles war wie verklärt von einem himmlischen Lichte und alles war schön und ohne Schmerz, ohne Angst ... Erhabene und versöhnende Gedanken beherrschten und verbanden die Einzelbilder, und eine göttliche Ruhe zog wie herrliche Musik durch meine Seele. Dann hörte ich ein dumpfes Aufschlagen, und mein Sturz war zu Ende.«[163]

Auch bei manchen Sterbenden in der Palliativsituation kann man sich des Eindrucks nicht entziehen, dass in der Sterbephase ein gesteigertes, sehr konzentriertes und von außen schwer zu verstehendes, intensives Erleben, eine Art Lebensrückblick, stattfindet. Dieses zu beachten und nicht zu stören fällt manchmal schwer. Zu erwähnen ist allerdings auch, dass es in der Sterbephase Erlebnisse zu geben scheint, die mit extremer Angst und Panik verbunden sind und in denen man den Eindruck hat, dass die Betroffenen »die Hölle« erleben. Hier ist eine verständige personale Begleitung und evtl. auch eine medikamentöse Intervention angezeigt. In der Vorbereitung des Sterbens kann das Wissen um die verschiedenen Formen von Nahtoderfahrungen jedoch ein guter Beitrag sein, dem Sterben etwas gelassener zu begegnen. Menschen, die dem Tode einmal nahe waren, haben vor dem Sterben weniger Angst, heißt es oft – insofern ist die Beschäftigung mit philosophischen Erkenntnissen und dem Nahtodphänomen auch eine wichtige Aufgabe in der Sterbebegleitung.

Trotz aller Erkenntnisse und Aufmerksamkeit für die Phänomene im Vorfeld des Todes bleibt sein Geheimnis auch durch die Beiträge aus der Nahtodforschung weiterhin bestehen. Aber kann der Glaube oder sogar die Zuversicht, dass an der Schwelle zum Tod ein Tor der Erkenntnis geöffnet wird und es vielleicht schon zuvor Hinweise auf ein nachtodliches Sein gibt, nicht auch ein Trost sein, der uns Hoffnung gibt, wenn wir uns mit der Unausweichlichkeit des uns allen bevorstehenden Experiments des Todes beschäftigen?

Kapitel 11

Zur Bedeutung der Hoffnung
in der Medizin

>>*Der Himmel hat den Menschen als Gegenge-
wicht gegen die vielen Mühseligkeiten des Lebens
drei Dinge gegeben: die Hoffnung, den Schlaf und
das Lachen.*<<

I. Kant, Kritik der Urteilskraft, § 54

Die Beachtung von Hoffnung als inspirierender moralischer Kraft kann auch und gerade in Begleitung sterbenskranker und sterbender Menschen dazu beitragen, durch Mitgefühl, Verstehen und Kreativität in einer auf Partnerschaft und gemeinsamer Verantwortung beruhenden therapeutischen Beziehung Schmerz und Leiden im Abschied zu lindern.

Von Hoffnung sprechen wir dann, wenn wir zum Ausdruck bringen wollen, dass etwas wird, was wir nicht selbst herbeiführen können. Hoffnung hat eine existentielle Dimension, sie ist ein Begriff der Ethik, der uns in allen Lebensbereichen begegnet und in diesen auch unterschiedliche Aspekte hat. Im medizinischen Alltag lässt sich Wunsch- und Hoffnungsdenken auf vielfältige Weise erkennen: Wir wünschen »gute Besserung«, hoffen auf eine »gute Wundheilung«, hoffen, dass eine Antibiotika- oder Chemotherapie anschlägt, eine Operation gelingt, wünschen einen ruhigen Schlaf, weniger Schmerzen, einen glücklichen Geburts- oder komplikationslosen Krankheitsverlauf. Es würde schon merkwürdig klingen, wenn in all diesen Situationen statt des Hoffens der Begriff »erwarten« oder »darauf vertrauen« oder gar »wissen« verwendet würde. In all diesen Formulierungen kommt nicht nur eine bewusste oder unbewusste Erkenntnis der tendenziellen Unbeeinflussbarkeit therapeutischen Handels zum Ausdruck, sondern auch die Annahme einer außerhalb von uns selbst gelegenen therapeutischen Kraft. Allerdings werden bei schwer erkrankten Menschen häufig auch »falsche« Hoffnungen geweckt. Das Geschäft mit der Hoffnung hat besonders bei Behandlungsmethoden, deren Wirkung umstritten oder nicht nachgewiesen ist, eine wichtige umsatzfördernde Bedeutung. Seitens der Patienten werden therapeutische Begegnungen und Beziehungen – unabhängig davon, mit welchen Problemen, Beschwerden, Störungen und Konflikten sie medizinische Hilfe suchen – zumindest anfangs von positiven Erwartungen, vom gemeinsamen Grundmotiv der Hoffnung geprägt und von dem Vertrauen, dass Ärzte und Therapeuten diese auch erfüllen können.

Während der abnorme, krankmachende Widerpart von Hoffnung, die Verzweiflung, die Angst, die Hoffnungslosigkeit, die Gleichgültigkeit in der Medizin gut untersuchte Phänomene sind, über die mit der definitorischen Eingrenzung des medizinischen Fachjargons »Depression« oder auch »affektive Störungen« viele Bücher geschrieben wurden, ist die gesundheitliche Bedeutung des Phänomens Hoffnung ein weitgehend unerforschter Bereich, obwohl immer wieder darauf hingewiesen wird, wie wichtig Hoffnung für den Heilungsprozess ist. Dies gilt ganz besonders auch für Sterbenskranke.

»Es ist die Hoffnung, die den Schiffbrüchigen veranlasst, mitten im Meer zu schwimmen, obwohl nirgendwo Land in Sicht ist.« In diesem Zitat aus Shakespeares *Sturm* ist alles enthalten, was auch die Hoffnung bei sterbenskranken Menschen kennzeichnet: Sehnsucht, Nichtwissen, Angst, Vertrauen, Zweifel und Verzweiflung, Selbstvertrauen, Kühnheit, Mut, Risiko, Optimismus, Möglichkeit und Unmöglichkeit, Einsamkeit, Zuversicht, Erkenntnis, Aktivität, Zukunft.

Das seit dem 12. Jahrhundert im Deutschen bezeugte Wort *hoffen* soll wie das englische *hope* mit dem lateinischen *cupere* (»begehren«) und dem griechischen *kypris* »Liebe« verwandt sein. Die Bestimmung der Hoffnung hat eine lange philosophische Tradition. Besonders im Christentum bekam sie im Vertrauen auf Gott und in Erwartung eines umfassenden zukünftigen Heilsgeschehens einen positiven Jenseitsbezug. Diese auf das Reich Gottes hin gerichtete Hoffnung hat nicht nur philosophisches Denken, sondern auch menschliches Verhalten in den letzten 2000 Jahren entscheidend geprägt.

Besonders radikal mit der existentiellen Bedeutung der Hoffnung hat sich im 19. Jahrhundert Kierkegaard auseinandergesetzt. Hoffnung wurde als religiöse Existenzform der »Krankheit zum Tode« gegenübergestellt, um die Qual der Angst, die Nacht der Hoffnungslosigkeit, der Verzweiflung, in der selbst die letzte Hoffnung, der Tod »als hoffnungswidrige Hoffnung« nicht vorhanden sei, zu überwinden und durch einen existentiellen Sprung die Seele aus einer hoffnungslos erscheinenden Welt zu retten.

Hoffnung impliziert wie alle Affekte einen Horizont, ist aber wesentlich auf eine objektiv noch nicht dagewesene Zukunft gerichtet. In einer phänomenologischen Annäherung sollte Hoffnung zunächst von Vertrauen, Zuversicht und Glauben abgegrenzt werden. Letztere Phänomene weisen zwar einen inhaltlichen Bezug zur Hoffnung auf, beziehen sich aber mehr auf den Hoffnungsinhalt und drücken für sich allein nicht den emotionellen Zustand der Hoffnung aus. Glaube ist eine Form des Vertrauens und geht immer von der Annahme einer vorbestimmten Zukunft aus, während Hoffnung eine besondere Form der Zuversicht ist, aber die Anerkennung zukünftiger Unsicherheit mit einbezieht. Zuversichtlich hoffen bedeutet dann, sich auf etwas, womit man eine Vorstellung verbindet, hin zu orientieren. Vertrauen und Glaube werden im religiösen Kontext von der Zuversicht auf eine vorbestimmte künftige Entwicklung nach dem Tode getragen, in diesem Sinne werden sie als passive Emotionen gekennzeichnet, während Hoffnung zwar die Gewissheit des Todes mit einbezieht, aber auch aktiv die Zukunft konfrontiert, als ob das eigene Verhalten eine die Zukunft bestimmende Bedeutung habe.

Mit Tristan – er hieß wirklich so – habe ich viele Gespräche geführt. Ich habe viel von ihm gelernt, obwohl wir uns nur wenige Male gesehen haben – vieles lief telefonisch. Die Tatsache, dass er sterbenskrank war und bald sterben würde, hat er nie annehmen können. Er war kein gläubiger Mensch, jedoch voller Utopien und Optimismus, sein Denken war immer in die Zukunft gerichtet. Für den Sommer hatte er erstmals nach zehnjährigem Warten Karten für die Bayreuther Festspiele bekommen. Bayreuth war das große Ziel in diesem Jahr: *Tristan und Isolde* in der Inszenierung von Heiner Müller unter der musikalischen Leitung von Daniel Barenboim. Heiner Müller war gerade gestorben, als bei Tristan im Alter von 25 Jahren der bösartige Knochenkrebs diagnostiziert wurde. Mit allen Kräften kämpfte er dagegen an. Die Hektik und Ungeduld, mit der er unerbittlich jeden Strohhalm suchte, und die Begeisterung, mit der er sein befristetes Leben gestaltete und plante, waren eine große Herausforderung. Immer wieder konfrontierte er mich mit neuen Behandlungsmethoden, die er mit der Hoffnung verband, noch etwas Zeit zu gewinnen – aber auch mit der Frage, ob ihm die damit verbundenen Belastungen nicht auch Zeit nehmen würden. Jeder Tag im Krankenhaus war für ihn ein verlorener Tag. Bisher hatte er seine Ziele immer erreicht. Nein, Trost wollte er von mir nicht, das sei seine eigene Sache. Er wollte und konnte sich nicht auf das Sterben konzentrieren – dennoch bezog er bei seinen vielen Aktivitäten auch die Planung seiner Beerdigung und der Trauerfeier mit ein. Einmal fragte er mich, ob es denn eine Möglichkeit der Sterbehilfe gäbe, wenn es gar nicht mehr ginge. Als ich ihn fragte, ob er dies wirklich in Betracht ziehe, antwortete er: »Nein, dazu habe ich viel zu viel vor.« Tristan gehörte wie Christoph Schlingensief zu den Menschen, die mit der Hoffnung im Angesicht des Todes eine ungeheure Kraft für Sinn und Lebensgestaltung entwickeln konnten, eine Kraft, die vielleicht die stärkste Waffe gegen die Resignation ist und die auch vor der Angst schützt, keinen guten Tod zu finden. Das Ziel Bayreuth hat Tristan nicht mehr erreicht. Auf seiner Trauerfeier erklang die Arie »Isoldes Liebestod« vom Ende des 3. Aufzugs aus Wagners *Tristan und Isolde*. Dies hatte er sich gewünscht.

In der Psychologie werden drei Komponenten der Hoffnung unterschieden: eine emotionale Komponente, die sich in Kraft, Mut, Vertrauen und Zuversicht äußert; eine motivationale Komponente des Sich-behaupten-Wollens, Nicht-aufgeben-Wollens und eine kognitive Komponente des Sich-auf-die-Zukunft-Beziehens, Auf-positive-Ziele-Konzentrierens.[164] Hoffnung braucht Interesse, Identität, Willen und Vertrauen sowie Kontinuitätsbewusstsein.

Hoffnung als Emotion ist aber nicht nur ein intrasubjektives, sondern immer auch ein intersubjektives Phänomen. Sie manifestiert sich als eine intentionale Form der Aufmerksamkeit, als Bewusstseinsaktivität, die nicht nur auf das Subjekt in seiner ontologischen Determination, sondern immer auch auf die äußere Welt hin gerichtet ist.[165] Hoffnung kann das Gefühl von Begrenztheit, Entfremdung und Alleinsein kreativ überwinden oder zumindest positiv konfrontieren. Insofern ist Hoffnung ein unverzichtbarer Bestandteil des sozialen Lebens, da alle Formen intersubjektiven menschlichen Verhaltens von Ideen und Gefühlen bestimmt werden, in denen sich auch Hoffnung manifestiert.[166] Der Kinderpsychologe und Analytiker Bruno Bettelheim hat darauf hingewiesen, dass konstruktive Hoffnung eine fundamentale Voraussetzung für alle Formen sozialer Entwicklung darstellt.

Hoffnung kann in gleicher Weise beruhigend wie aktivierend sein. Sie wird mit Werten wie Ruhe, Wärme, Frieden, Entspannung, Aktivität, Vitalität, Lebendigkeit, Energie, Offenheit und Zukunft assoziiert, allerdings auch mit einer Konzentration der Sinne, mit Interesse, Aufgeregtheit und Wachheit, so dass die auf zukünftige Möglichkeiten gerichtete Bedeutung der Hoffnung sehr viel stärker zu sein scheint als die lebenshemmende und -bestimmende Kraft der Angst.[167] Hoffnung, die in menschliche Gesten, Symbol- und Sprachformen eingebettet ist, bildet auch einen fundamentalen Bestandteil sozialer Verständigung und Kommunikation.

In welcher Form positive oder sinngebende Emotionen wie Hoffnung und andere psychische Phänomene den Verlauf zum Tode führender Erkrankungen und das Wohlbefinden der Betroffenen beeinflussen, ist wenig erforscht. Die Kategorisierung in eine Somatogenese und Psychogenese von Erkrankungen, wie sie vielfach auch heute noch in weiten Teilen der medizinischen Welt erfolgt, wird den komplexen Bedingungen dieser Erkrankungen nicht gerecht. Alexander Mitscherlich, aber auch Annegret und Gerd Overbeck haben auf die Bedeutung von Hoffnungslosigkeit für eine Krankheits-chronifizierung, die in letzter Konsequenz zum Tode führen kann, aufmerksam gemacht.[168] Krankheiten entwickeln eine Eigendynamik, in denen alle Symptome schließlich nur noch Ausdruck von Selbstzerstörung oder zumindest gestörter Regulationsfähigkeit sind. Alexander Mitscherlich hat diesen Prozess als »Physiologie der Hoffnungslosigkeit« bezeichnet und die »Krankheiten der Hoffnungslosigkeit bzw. Zerstörung« den »Krankheiten des Lebens«, die durch die Fähigkeit zur Selbstheilung überwunden werden können, gegenübergestellt.[169]

In eindrucksvollen Beispielen hat auch Georg L. Engel Hoffnungslosigkeit und Einsamkeit als Todesursache dargestellt.[170] Schon in den 70er-Jahren des letzten Jahrhunderts konnte gezeigt werden, dass die Todesrate von Witwern über 55 Jahre in den ersten sechs Monaten nach dem Verlust des Ehepartners um 40 Prozent über der in diesem Alter gefundenen statistischen Erwartung lag.[171] In Berichten aus Gefangenenlagern gibt es Schilderungen vom plötzlichen Tod der Gefangenen ohne körperliche Ursachen, wenn der Tag, an dem sie mit ihrer Entlassung gerechnet hatten, verstrichen war. Erwähnt werden müssen in diesem Zusammenhang auch die von dem Stressforscher Walter Cannon in den 1950er-Jahren untersuchten sogenannten Voodoo-Tode, als deren gemeinsames Charakteristikum die Überzeugung der Opfer angesehen wurde, durch mächtige Zauberpraktiken zum Tode verflucht worden zu sein.[172]

Erfahrene Chirurgen kennen den Einfluss suggestiver Phänomene auf den Heilungsverlauf von Operationen und verschieben oder verzichten auf diese, wenn durch eine allzu ängstliche, fatalistische, »hoffnungslose« emotionale Einstellung oder Schuldgefühle der Patienten ein komplizierter postoperativer Verlauf erwartet werden könnte.

Die Stärkung der Hoffnung durch positives Denken, Visualisierungen und emotionale Aktivierung wurde in den letzten Jahren vermehrt als eine wichtige Therapiestütze eingesetzt, um insbesondere bei chronischen Erkrankungen wie Allergien, Asthma, Autoimmunerkrankungen, Multiple Sklerose, Rheuma, aber auch Krebs die im eigenen Organismus vorhandenen Heilkräfte und Ressourcen zu stärken. Ein positives Selbstwertgefühl, Identität sowie das Vertrauen in die Kraft der eigenen Fähigkeiten gelten inzwischen als wichtige Faktoren, die einen Krankheitsverlauf günstig beeinflussen können.

Besonders deutlich wird die Bedeutung der Hoffnung zur Erzielung positiver Therapieeffekte bei der sogenannten Plazebowirkung. Als Plazebo werden positive Auswirkungen auf das subjektive Befinden und auf messbare Parameter bezeichnet, ohne dass diese durch die physiologischen oder pharmakologischen Wirkmechanismen eines Medikaments oder einer Maßnahme erklärt werden können. Plazebowirkung ist von der Haltung und evtl. vom Verhalten der Ärzte und Therapeuten abhängig, vor allem aber von der Hoffnung und der allgemeinen Einstellung und Erwartungshaltung des Patienten. Suggestive Versprechungen und rituelle Therapieverhältnisse können den Glauben an die Wirksamkeit einer Maßnahme steigern. So ist es nicht verwunderlich, dass Plazebowirkungen auch in der palliativen Situation in mehrfacher Hinsicht eine wichtige Bedeutung haben.

Kenneth Pelletier ist der Ansicht, dass das Plazebo Hoffnung das Kernelement aller Heilungsrituale darstellt und sozusagen als Äquivalent für die essentielle Kraft therapeutischer Beziehungen angesehen werden kann. Deutlich wird dieser Aspekt z. B. in schamanischen Heilungsritualen, in denen die suggestive Kraft spiritueller Elemente oder des Glaubens als Therapeutikum verwendet wird. Das Bewusstsein um die Möglichkeiten eines solchen »unspezifischen Wirkungsfaktors« trägt allerdings auch die Gefahr in sich, angesichts begrenzter therapeutischer Erfolgsaussichten die spekulative Omnipotenz therapeutischen Tuns zu missbrauchen – besonders dann, wenn die statistische Wahrscheinlichkeit für einen Behandlungserfolg sehr gering ist, die Erwartungen der Betroffenen an eine Maßnahme aber sehr groß sind.[173]

Inwieweit sich der Plazeboeffekt der Hoffnung und positiver Emotionen physiologisch auf den Krankheitsverlauf z. B. bei Krebserkrankungen auswirkt, ist umstritten. Dennoch wird er zunehmend beachtet und kann als Ausdruck einer therapeutischen Kraft angesehen werden, die sich durch eine aktivierte Immunmodulation sogar physiologisch auswirkt. So wird z. B. in einer interessanten Anekdote über den Einsatz einer bestimmten Chemotherapiekombination (Etoposide, Platinol, Oncoverin und Hydroxyharnstoff) berichtet, die unter unterschiedlichen Namen eingesetzt wurde: Während die Kombination unter dem Namen EPOH eine 22-prozentige Ansprechrate bei metastasierendem Bronchialcarcinom hatte, betrug diese unter der Bezeichnung HOPE ganze 74 Prozent.[174] Michael Lerner und andere berichteten über mehr als 300 medizinisch nicht zu erklärende Krankheitsverläufe bei Krebskranken, die die Vermutung nahelegen, dass – wie das ja inzwischen auch für die HIV-Erkrankung angenommen wird – individuelle Persönlichkeitsaspekte und Bewältigungsstrategien und vor allem die Integration von Hoffnungsaspekten nicht nur die Entstehung, sondern auch den Verlauf solcher Erkrankungen wesentlich mitbestimmen.[175] Inzwischen sind etwa 10 000 Fälle mit außergewöhnlichen Krankheitsverläufen publiziert worden. Auch wenn in Berichten zu Spontanremissionen und Wunderheilungen von Krebserkrankungen immer wieder Plazebowirkungen sowie Glaube und Hoffnung genannt werden, sollte man nicht annehmen, dass Menschen, die eine besonders starke Glaubensfestigkeit oder Hoffnungsfähigkeit haben, deswegen einen anderen Krankheitsverlauf haben.

Wie viel Hoffnung brauchen sterbenskranke Menschen? Nach David Aldridge manifestiert sich Hoffnung gerade in der Phase biologischen Verfalls in ihrer eigentlichen, spirituellen, transzendierenden Bedeutung, indem sie dem Sterbenden eine zuversichtliche Beziehung zum »Selbst« ermöglicht und dem Sterben seinen Schrecken nimmt.[176] Hoffnung macht Sinn. Auch Elisabeth Kübler-Ross hat die Bedeutung der Hoffnung in den von ihr unterschiedenen Sterbephasen immer wieder hervorgehoben. Sie betont, dass es gerade in der terminalen Betreuung von Sterbenden in einem besonderen Maße darum gehen müsse, das Element Hoffnung wirken zu lassen.[177] Hoffnung oder Glaube sollen nicht nur dazu beitragen, angesichts einer zum Tode führenden Erkrankung die Gewissheit einer irgendwie gearteten Zukunft tröstend in sich aufnehmen zu können, sondern auch dazu, das Leben in begrenzter Zeit im Hinblick auf seine Qualität und Würde besser zu gestalten.

Vor einigen Jahren ist Corinna gestorben. Sie war 23 Jahre alt – so alt wie damals meine Tochter. Eines Sonntags rief sie mich unvermittelt an und fragte, ob sie zu uns kommen könne, wenn es ans Sterben ginge. Trotz Stammzelltransplantation, intensiver Chemo- und Immuntherapie konnte die Leukämie bei ihr nicht beherrscht werden, so dass man die Behandlung beendet hatte. Wenige Tage später kam sie. Wir waren erschüttert und fassungslos, als wir dieses blühende Leben erblickten. Sie sollte sterben – nein, das konnten wir nicht zulassen. Erneut begannen wir die Infektion zu bekämpfen, die sie in den letzten Tagen so geschwächt hatte. Doch obwohl es ihr etwas besser ging, fragte Corinna nach einigen Tagen: »Warum darf ich nicht sterben? Warum macht ihr das?« Ich sagte: »Es ist nicht so leicht, einen Menschen sterben zu lassen, der mich so an meine Tochter erinnert – ich denke, du hast noch etwas Zeit.« »Zeit?«, fragte sie, »Zeit zu leben oder Zeit zu sterben? Ich fühle mich gut und ich bin bereit zu sterben.« Ich las ihr das berühmte 22. Sonett aus Rilkes *Sonette an Orpheus* vor: »Wir sind die Treibenden, aber den Schritt der Zeit, nehmt ihn als Kleinigkeit im immer Bleibenden. Alles das Eilende wird schon vorüber sein; denn das Verweilende erst weiht uns ein. Knaben, o werft den Mut nicht in die Schnelligkeit, nicht in den Flugversuch. Alles ist ausgeruht: Dunkel und Helligkeit, Blume und Buch.« Rosen, die in ihrem Zimmer standen, waren voll und kräftig und brachten eine beruhigende Wärme – sie konnte sich sehr an ihnen freuen.

In den nächsten Tagen sprachen wir häufiger über Rosen und deren besondere Bedeutung in Rilkes Leben und Werk. Ungeduldig fragte sie mich immer wieder: »Wann ist es denn so weit?« Ich konnte ihr keine Antwort geben. Dann fragte ich sie, ob sie denn einen Wunsch an den Tod habe. Sie zögerte – dann berichtete sie mir von ihrem jüngeren Bruder, der vor einigen Jahren an der gleichen Krankheit gestorben war. Sie erzählte, wie sie damals Trauer erlebt hatte und auch Erleichterung, als er nach langer Qual schließlich gestorben war. Und sie sagte: »Eigentlich möchte ich leben und eigentlich möchte ich zu ihm.« Wenige Tage später ist sie gestorben, ruhig und gewiss – es war »stimmig« wie ich es selten bei einem jungen Menschen erlebt habe. Die mit Zuversicht verbundene Hoffnung, aber auch die Erfahrung der Trauer hatte ihre Angst vor dem Sterben gemindert.

Wie die Beziehungen der Menschen untereinander, so sollten auch die Beziehungen von Patienten und ihren Therapeuten von Vertrauen und positiven Erwartungen, zumindest aber von Hoffnung bestimmt werden. Ernst Bloch, der große Hoffnungsphilosoph, hat einmal ärztliches Handeln als mit einem »wahnwitzigen utopischen Plan verbunden« gekennzeichnet: Der »Wachtraum ... gegen die erworbene Schwäche des Fleisches zu kämpfen«, werde begleitet von der Hoffnung, den Status quo ante wieder herzustellen. »Ohne utopischen Mut geschieht in der Heilkunst nichts Großes.« Damit verbunden sei auch der »letzte medizinische Wunschtraum«, den Tod zurückzudrängen oder ihn sogar abzuschaffen. Allerdings sei sich die mit Mut gepaarte ärztliche Verantwortung und Vorsicht häufig selbst nicht ganz geheuer, wie das sogenannte wishful thinking zum Ausdruck bringt, das im medizinischen Alltag mit manchmal ›abergläubischen‹ Hoffnungen verbunden wird. Vielleicht, weil es eigentlich nicht so sehr um die ›ursächliche‹ Befreiung von körperlichen Übeln geht, sondern um den utopischen Kampf gegen das Schicksal.[178] Hoffnung ist nicht nur eine die Wirksamkeit therapeutischen Handelns unterstützende Voraussetzung, sondern stellt auch eine moralische Kategorie dar. Selbst wenn Sicherheit, Geschick, Selbstbewusstsein und auf Erfahrung, rationalem Denken und erinnertem Wissen begründete Voraussicht immer noch die beste Grundlage ärztlichen und therapeutischen Handelns darstellen, so sollte doch nicht vergessen werden, dass die motivierende Kraft der Hoffnung ein wichtiger Faktor ist, wenn sich in einem therapeutischen Bündnis Menschen im Vertrauen auf Ungewisses zusammenfinden. Hoffnung kann als spiritueller Begleiter medizinischen Handelns angesehen werden und ist eine wichtige Voraussetzung für körperliche und seelische Heilungsprozesse. So schreibt Sidney Viktor Jourard, dass Ereignisse, Beziehungen und Veränderung, die einem Menschen das Gefühl von Identität, Wert, Hoffnung und Sinnhaftigkeit geben, »inspirierend« seien, während solche, die ihm das Gefühl der Unwichtigkeit, Hoffnungslosigkeit, Isolation und Frustration vermitteln, »dispirierend«, entmutigend wirkten.[179] Vielleicht findet sich in der fehlenden Kunst, wahrhaftig, überzeugt, realistisch und adäquat-einfühlsam Hoffnung zu haben und weiterzugeben, eine Erklärung oder zumindest ein Hinweis, dass trotz aller Fortschritte in der Medizin die Erfolge in der Behandlung chronischer Erkrankungen so häufig ausbleiben.

Kapitel 12

Humor bei Sterbenden

>>*Wer mit Humor zu sterben verstünde, hätte die höchste Stufe der Kultur erreicht.*<<   Curt Goetz

Curt Goetz, der als Schauspieler, aber besonders durch seine Komödien bekannt gewordene Schriftsteller starb 1960 in der Schweiz. Er selbst litt an Depressionen und zuletzt an einer tödlichen Krebserkrankung, wovon kaum jemand wusste. Wie Curt Goetz wies auch der Wiener Neurologe Viktor Frankl auf die Kraft des Humors als existentieller Lebenskunst zur Selbsterhaltung in scheinbar ausweglosen Situationen hin: >>Nichts lässt den Menschen von sich selbst so sehr distanzieren wie der Humor. Der Humor würde verdienen, ein Existential genannt zu werden. Nicht anders als die Sorge und die Liebe.<<[180] Viktor Frankl schrieb diesen Satz, nachdem er in mehreren Konzentrationslagern, u. a. Auschwitz, interniert gewesen war und einen Teil seiner Familie im Holocaust verloren hatte: sein Vater starb in Theresienstadt, seine Mutter wurde in Auschwitz, seine Frau in Bergen-Belsen ermordet. Trotz dieser bitteren Erfahrungen war Viktor Frankl, der erst 1997 im hohen Alter von 92 Jahren nach einem längeren Herzleiden in Wien starb, von der lebenserhaltenden Kraft des Humors überzeugt: >>Auch der Humor ist eine Waffe der Seele im Kampf um ihre Selbsterhaltung. ... Es gibt nun einmal Situationen, in denen keine Wahl mehr bleibt, es sei denn, die Wahl der Haltung und der Einstellung.<<[181]

Lachen und Humor entspannt, erleichtert, befreit und hat somit einen positiven Effekt auf körperliches und psychisches Befinden. Die gesundheitsfördernde Bedeutung von Lachen und Humor ist schon lange bekannt. Dennoch gibt es kaum wissenschaftliche Beweise für die physiologisch nachweisbaren Wirkungen sowie für die emotionalen, immunologischen, Stress mindernden und sozial unterstützenden positiven Effekte, die dem Lachen zugeschrieben werden. In einigen experimentellen Untersuchungen wurde festgestellt, dass Lachen nicht nur zu einer Muskelentspannung führt, sondern auch den Sauerstoffverbrauch optimieren kann. Lachen hat positive Wirkungen auf die Herz- und Kreislauffunktion sowie auf immunologische und entzündliche Parameter, und es erhöht die Schmerztoleranz.[182] Es reduziert Stress und benötigt weniger Energie als Weinen, wodurch es z. B. den Umgang mit Belastungssituationen erleichtern kann.[183] Lachen als Therapie wird in Rehabilitationsprogrammen bei chronischen Erkrankungen, in psychotherapeutischen Settings, aber auch in der Schmerztherapie empfohlen und systematisch eingesetzt.

Lachen und Humor sind natürlich nicht das gleiche, auch wenn sie in enger Beziehung zueinander stehen und Humor eine der wichtigsten Fähigkeiten ist, um Lachen auszulösen. Ein bekanntes Beispiel für die gesundende und schmerzlindernde Wirkung des Lachens ist der Selbstversuch des Anästhesisten Norman Cousins, der an einer schmerzhaften Gelenkerkrankung litt. Durch ein systematisches Training mit lustigen Comics, Filmen und Büchern versuchte er täglich etwa zehn Minuten intensiv zu lachen, um seine Stimmung aufzuhellen. Dabei stellte er fest, dass auch seine Schmerzen nachließen. Die Dosis der Schmerzmedikamente konnte reduziert werden und er schlief besser. Mit regelmäßigen »Lachsitzungen« und hohen Dosen Vitamin C gelang es ihm schließlich sogar, die akute Entzündung zu beherrschen.[184]

Obwohl Lachen als spezielle psychomotorische Reaktion auch ohne Humor, z. B. durch spezielle Pharmaka, ausgelöst werden kann, ist die Fähigkeit, die Dinge humorvoll anzugehen, eine wichtige Voraussetzung für die positive Wirkung des Lachens.

Auch in der Palliativsituation ist Lachen erlaubt. In der Begegnung und im Umgang mit Sterben und Tod können Humor und Selbstironie sowie Lachen für alle Beteiligten eine entlastende Wirkung haben. Menschen, die im Umgang mit belastenden Situationen humorvoll sind, haben weniger Angst vor dem Tod.[185] Wichtig ist es, die verborgenen oder versteckten Botschaften, die sich hinter verschiedenen humoresken Formen der Kommunikation verbergen, zu erkennen und aufzunehmen, das erleichtert die Kommunikation und schafft Entspannung. Der an Kehlkopfkrebs erkrankte Heidelberger Karikaturist Karl-Horst Möhl brachte in den letzten Monaten seines Lebens seine Erfahrungen in der Konfrontation mit der tödlichen Erkrankung in einer Sammlung von Karikaturen zum Ausdruck, in denen es trotz der spürbaren Nähe zum Tod viel zu lachen gibt. *Wer bis zuletzt lacht, lacht am besten* heißt der kleine Band, in dem die Möglichkeit, dem Tod zu begegnen, schon mal als Einladung erscheint, bei ihm auf seiner Website www.du-bist-dran.de vorbeizuschauen. Nicht ganz ohne Sarkasmus fordert er dazu auf, sich zumindest um eine zweite Meinung zu bemühen, ehe man sich dem Tod anvertraut.[186]

Während sich Pflegende und Ärzte selten trauen, einem kranken Menschen mit Humor und Witz zu begegnen, haben schwerstkranke Menschen untereinander oft keine Hemmungen, ihre Situation mit manchmal tiefschwarzem Humor zu beschreiben. Witze, die sich Menschen in Alten- und Pflegeheimen erzählen, betreffen nicht selten die Frage, was passiert, wenn man gestorben ist. Ein Beispiel:

Während einer Reise zum Grab Jesus' in Golgatha stirbt unerwartet die mitgereiste Schwiegermutter, die die Reise für die ganze Familie bezahlt hat. Der Bestatter in Tel Aviv erklärt, dass für die Überführung des Leichnams mit 10 000 Euro zu rechnen sei, alternativ könne die Schwiegermutter natürlich auch in Tel Aviv bestattet werden. Dies würde mit Trauerfeier nur 1000 Euro kosten. Der Schwiegersohn überlegt nicht lange und erklärt zum Erstaunen der Familie: »Sie wird überführt!« »Sind Sie sicher?« fragt der Bestatter. »Das ist aber ein verdammt hoher Preis – auch hier könnten wir eine würdevolle Trauerfeier abhalten.« Darauf der Schwiegersohn: »Hören Sie, vor 2000 Jahren wurde hier schon einmal ein Mann beerdigt – nach drei Tagen ist er wieder auferstanden. Dieses Risiko möchte ich mit meiner Schwiegermutter auf keinen Fall eingehen!«

Ernst, ein guter Freund von mir, erzählte mir kurz vor seinem Tod folgenden Witz:

Ein Arzt, ein Lehrer und ein Jurist spielen zusammen Golf und unterhalten sich darüber, was sie bei Ihrer eigenen Trauerfeier gerne hören würden. Der Arzt sagt: »Ich wünsche mir zu hören, dass ich ein guter Arzt war, der den Menschen geholfen hat ... und ein guter Familienvater ...« Der Lehrer: »Ja, auch ich würde gerne hören, dass ich ein guter Ehemann war und ein Lehrer, der die Kinder gut unterrichtet hat.« Zuletzt der Jurist: »Wenn an meinem Sarg einer steht und sagt: Irrtum, er bewegt sich! – das würde mich freuen ...«

Auch der humorige Umgang mit schlechten Nachrichten findet sich in vielen Witzen: »Was kann ich noch für Sie tun?«, fragt der Arzt den Patienten, dem er gerade mitgeteilt hat, dass er nur noch wenige Tage zu leben hat. »Mir einen anderen Arzt besorgen«, antwortet der Patient. Der unter Professionellen kursierende Witz zur Antwort auf die wiederholte Frage eines sterbenden Patienten: »Sie wissen es doch, Herr Doktor, wie lange habe ich noch zu leben?« – »Bald ewig!« ist sicherlich keine Empfehlung für Ärzte, sondern beschreibt vielmehr die kommunikativen Defizite für eine Situation, in der vielleicht die Worte fehlen, die aber wohl nur selten durch »schwarzen Humor« zu meistern ist. Das gleiche gilt für die Antwort des Arztes auf die besorgte Frage eines Patienten, ob er wenigstens den Winterschlussverkauf noch erleben würde: »In diesem Zusammenhang habe ich eine gute Nachricht. Rente mit 67 ist für Sie kein Thema.« Auch Vergesslichkeit und Demenz am Ende des Lebens sind ein beliebtes Thema: »Vergesslich ist, wer die Hose nach dem Pinkeln nicht zumacht«, sagt der Heimbewohner zu seinem Nachbarn und weist auf dessen offenen Hosenschlitz hin. »Dement ist, wer den Schlitz vor dem Pinkeln nicht aufmacht«, entgegnet der Nachbar mit Blick auf die nasse Hose des anderen. Auch die knappe Antwort: »Wie geschmacklos!« eines Patienten auf die Ankündigung, dass eine Ernährungssonde gelegt werden soll, beinhaltet Humor und bringt gleichzeitig die ablehnende Haltung zu einem Behandlungsvorschlag zum Ausdruck, der als Provokation empfunden wird.

Humor mit seinen psychologischen, kommunikativen und sozialen Funktionen findet man in allen Kulturen und Gesellschaften. Die ältesten Theorien zum Humor (das Wort stammt vom lateinischen *humor*: Feuchtigkeit, Körperflüssigkeit) gehen auf Demokrit, Platon und Aristoteles zurück, die darin eine Verhaltensweise sahen, sich über Schwächen anderer lustig zu machen, um dadurch die eigene Überlegenheit und das eigene Selbstwertgefühl zu stärken. Platon und Cicero betrachteten humoriges Verhalten als hochmütig und lehnten es ab. Trotzdem gab es besonders in den griechischen und römischen Komödien viel zu lachen. Schon Hippokrates hat auf die ansteckende Wirkung des Lachens hingewiesen. Die Theorie des überlegenen Lachens, auch Superioritätstheorie des Humors genannt, wird dann im 17. Jahrhundert durch Thomas Hobbes in seiner Überlegenheits- oder Aggressionstheorie des Humors weiterentwickelt. In der auf Kant basierenden Inkongruenztheorie wird die Funktion des Lachens als Affekt erklärt, durch den eine gespannte Erwartung plötzlich ins Nichts verwandelt wird. Humor und Lachen werden also zu Verhaltensformen, um mit Ungereimtheiten umzugehen: »Gute Laune hat derjenige, der die Widersprüchlichkeiten der Welt mit einer gewissen Gelassenheit nimmt.«[187] Die befreiende und reinigende Funktion des Lachens ist schließlich in den kathartischen Theorien zu finden – vor allem in den Arbeiten Freuds zur Wirkung verschiedener Formen des Humors. In modernen Theorien und im therapeutischen Zusammenhang wird heute im Besonderen auf die soziale Bedeutung des Lachens hingewiesen, als Erfahrung, die neue, oft unerwartete Gemeinsamkeitsgefühle und Zusammenhänge ermöglicht:[188] »Im gemeinsamen Lachen wird eine starke emotionale Nähe zwischen den Beteiligten hergestellt, aus der ein vergnügliches Wir-Gefühl entsteht, das die Gruppenkohäsion festigt.«[189]

Bei alldem ist Humor kein Exklusivgut der Gesunden oder Unversehrten. In Anlehnung an Viktor Frankls »Trotzmacht des Geistes« wurde der Humor ebenfalls als Trotzmacht mit therapeutischer Kraft gekennzeichnet, dem gerade in Belastungssituationen eine befreiende und entspannende Wirkung zukommt.[190] Im Kontext der Palliativbetreuung kann Humor eine Situation entkrampfen, Verbindungen herstellen, Leichtigkeit schaffen, die Hemmschwelle für Schweres herabsetzen, Sprachlosigkeit durchbrechen, aufrütteln, betroffen machen, Nähe und Kontakt erleichtern. Mit Humor, der in belastenden Grenzsituationen und somit besonders auch bei helfenden Berufen durchaus Formen des Makabren, des schwarzen Humors annimmt, distanzieren wir uns, atmen tief durch – und kehren dann gestärkt zurück zur Realität. Diese Funktion des Abstandgewinnens kann für die professionellen Begleiter von Sterbenden ein wichtiges Mittel zur Burnout-Prophylaxe sein. Mit Abstand gelingt es in der Begleitung von Schwerstkranken und Sterbenden leichter, nicht alle Kraft zu lassen und nicht auszubrennen.

Humor ist eine Begabung und eine Haltung, die sich mit der persönlichen Geschichte und dem Persönlichkeitsprozess des einzelnen Menschen verbindet. Wer den guten Humor zur rechten Zeit ins Spiel bringt, verfügt über Ressourcen, die den Umgang mit dem Unvermeidlichen erleichtern. Humor relativiert und ist relativ. Dabei ist es wichtig, auch die Grenzen des Humors zu kennen und diese zu achten. Ironie, Schadenfreude, Zynismus und Sarkasmus können sehr verletzen – auch wenn sie manchmal zum Selbstschutz beitragen und sogar notwendig sind. Ein typisches Beispiel: Fragt ein schwerkranker Patient, nachdem er erneut ins Bett geschissen hat, die genervte Schwester beim Säubern: »Warum quälen Sie mich so?« Mit einem freundlichen Lächeln antwortet sie: »Weil ich Sie anders nicht ertragen kann!« So sollte es nicht sein – oder kann es doch so sein? Was ist, wenn beide die Botschaften und Signale verstehen?

In den Gedichten des 2006 verstorbenen Lyrikers, Karikaturisten und Schriftstellers Robert Gernhardt findet sich immer wieder ironische, bisweilen sarkastische Komik, in der das Thema Krankheit und Tod nicht ausgespart wird. In seinen berühmten K-Gedichten hat er die Konfrontation mit dem bei ihm im Jahr 2002 diagnostizierten Darmkrebs im schon unheilbaren Stadium in Erwartung auf den näher rückenden Tod in 50 einmalig einfühlsamen Gedichten aus der

Sicht des Patienten selbstironisch, trotzig und mit manchmal beklemmender Komik verarbeitet:

Nicht mit mir

Mich gibt es doch nur einmal
Mich kann man doch nicht absurviern
Mich will man halten, nicht verliern
Und – Teufel auch! – begraben.

Ich bin bei Gott ein Einzelstück
So'n Stück gibt man doch nicht zurück
Das hebt man auf und preist sein Glück:
Wie schön, dass wir dich haben![191]

Schon Jahre zuvor war Gernhardt durch eine lebensbedrohliche Herzerkrankung mit dem Tod konfrontiert gewesen und schrieb vor einer Herzoperation sein wohl bekanntestes Gedicht zum Thema Sterben und Tod, in dem er die Todesbedrohung als eine Herausforderung an Humor und Gelassenheit annimmt:

Ach

Ach, noch in der letzten Stunde
werde ich verbindlich sein.
Klopft der Tod an meine Türe,
rufe ich geschwind: Herein!

Woran soll es gehn? Ans Sterben?
Hab ich zwar noch nie gemacht,
doch wir werd'n das Kind schon schaukeln –
na, das wäre ja gelacht!

Interessant so eine Sanduhr!
Ja, die halt ich gern mal fest.
Ach – und das ist Ihre Sense?
Und die gibt mir dann den Rest?

Wohin soll ich mich jetzt wenden?
Links? Von Ihnen aus gesehen?
Ach, von mir aus! Bis zur Grube?
Und wie soll es weitergehn?

Ja, die Uhr ist abgelaufen.
Wollen Sie die jetzt zurück?
Gibt´s die irgendwo zu kaufen?
Ein so ausgefall'nes Stück

Findet man nicht alle Tage,
womit ich nur sagen will
– ach! Ich soll hier nichts mehr sagen?
Geht in Ordnung! Bin schon[192]

Wenige Wochen vor seinem Krebstod äußerte sich Robert
Gernhardt in Erwartung des nahen Todes über seine Krank-
heitserfahrung und zur Bedeutung von Kreativität und Humor in einem Interview:

»Ich schrieb die ›K-Gedichte‹ zum Thema Krebs und
Krankheit, um mir etwas vor Augen zu führen und es mir
gleichzeitig vom Leibe zu halten. Die kurze und strenge
Form des Gedichts ermöglicht es, anders über die Krankheit zu reden, öffentlich und zugleich privat. Für mich als
Patient und Schreiber war es hilfreich, und das kann es für
den Leser auch sein. Viele Dichter und Autoren haben
Krankheit thematisiert. Heinrich Heine hat Alter, Krankheit, Siechtum und Tod in Gedichten verlacht und zugleich sehr ernst genommen. Ein Krankenzimmer nannte
er, schön zweideutig, ›Matratzengruft‹. Hier spricht der
Dichter. Der krebskranke Heiner Müller sagte einmal zu
einem Journalisten: ›Der Reim lindert das Leiden.‹ Und in
Rilkes letztem Gedicht heißt es: ›Komm du, du letzter, den
ich anerkenne, heilloser Schmerz im leiblichen Geweb ...‹

Dichter versuchen für alles Worte zu finden. Natürlich gibt es auch bei mir Tiefpunkte, da hilft meine Frau mir sehr. Ohne sie könnte ich das gar nicht durchstehen. Meine Frau paßt auf mich auf, sie sorgt dafür, daß ich zusätzlich Aufbaupräparate nehme, um das Immunsystem zu stärken. Ich merke schon, daß ich anfälliger geworden bin. Aber wir beide hatten auch während der Krankheit gute Zeiten, zumal in der Toskana ... Krankheit als Chance: Meine Hosen passen mir wieder. Ich habe zehn Kilo abgenommen. Das habe ich auch in einem Gedicht über den Hosenkauf beschrieben. ›Krankheit als Chance – Heute beim Hosenkauf.‹ Allem auch eine komische Seite abzugewinnen und lachen zu können war und ist für mich immer wichtig. Aber das kann man nicht erzwingen. Ob die Krankheit mich verändert hat? Ich bin unsicher. Ich weiß, daß ich jetzt achtundsechzig Jahre alt bin und die Lebenszeit kürzer wird. Ich arbeite deshalb nicht schneller oder rauschhafter, aber ich versuche zweierlei: Einmal so etwas wie eine Ideallinie zu fahren – meint, zu dichten oder zu zeichnen – und zweitens, meine Möglichkeiten auszureizen. Das meint zum Beispiel, kompromisslos ernste und unbefangen komische, ja alberne Gedichte zu Papier zu bringen. Unter dem Titel ›Später Spagat‹ wird man zu meinem Siebzigsten nachlesen können, wie das gemeint ist.«[193]

Kants Hinweis, dass neben dem Schlaf und der Hoffnung auch das Lachen eine Möglichkeit ist, den Widrigkeiten und Mühseligkeiten des Lebens etwas entgegenzusetzen, gilt auch – und vielleicht sogar in einer besonderen Weise – für die Situation des sterbenskranken Menschen. Humor ist eine besondere Qualität: die Fähigkeit eines Menschen, schwierigen Situationen und Irritationen so zu begegnen, dass sie in einer entspannenden und erleichternden Form akzeptiert werden können. Trotz Kranksein, trotz Schmerz, trotz Angst, trotz Traurigkeit und Trauer lachen zu können, erleichtert den Umgang mit den Belastungen am Lebensende. Der Theologe und Krankenpfleger Klaus Aurnhammer weist darauf hin, dass Humor ein wichtige Kernressource ist, die Menschen bis zum Tod einsetzen sollten und die im und zum Leben mit Sterbenden und in der Trauer dazugehöre.[194] Wenn auch sehr ernstem, traurigem Geschehen mit Schmunzeln, Heiterkeit und Lachen begegnet wird und man auch im Angesicht des Tode über die Dinge der Welt und über sich selbst lachen kann, so erleichtert dies Distanz, die gerade in Phasen der Trauer und des Abschieds oft notwendig ist. Hinzu kommt, dass in Situationen, in denen Emotionen wie Angst, Traurigkeit und Wut ganz im Vordergrund stehen, durch Humor auch Sprachlosigkeit überwunden werden kann und positives Verstehen gefördert wird.

> Eine sichtlich schwächer werdende ältere Dame versucht, ihren verzweifelten Kindern, die nie mit ihr über Sterben und Tod sprechen wollten, mit einem Witz den Tod zu erklären: Zwei brennende Kerzen unterhalten sich. Fragt die eine die andere: »Meinst du, der Wind könnte uns was antun? »Davon kannst Du ausgehen!« sagte die andere.

Heiterkeit, Situationskomik und Lachen sollen Gefühle nicht leugnen, sondern diese erträglicher machen und dazu beitragen, auch mit schwierigen Situationen umzugehen. Die Unfähigkeit, zusammen mit schwerstkranken und sterbenden Menschen lachen zu können, geht von einer verbreiteten Haltung aus, dass es angesichts des nahen Todes nichts mehr zu lachen gäbe. Unter Berücksichtigung des heilsamen Potentials von Humor kann man sich allerdings fragen, ob nicht doch in Sterbe- und Trauersituationen mehr Raum für Heiterkeit und Lachen sein sollte.

> Frau H. hatte einen wunderbar feinsinnigen, aber auch makabren Humor. Nirgendwo hörte man so oft herzliches Gelächter wie in ihrem Zimmer – auch noch, nachdem sie sich zur Beendigung der Dialysebehandlung entschieden hatte. »Ja, wenn ich es nicht mehr schaffe, andere auf den Arm zu nehmen, dann muss ich es bei mir selbst versuchen, auch wenn ich weiß, dass das nicht einfacher ist«, sagte sie einmal. Eines Morgens hörte ich deutliches Lachen aus ihrem Zimmer. Da ich wusste, dass sie gerade keinen Besuch hatte, ging ich hinein, um den Grund der Heiterkeit herauszufinden. Ich fand Frau H. lachend in ihrem Bett und fragte, was sie denn so amüsiert habe. »Ach«, sagte sie, »eigentlich nichts. Ich habe nur an den Witz über die Krankenschwester gedacht, die verzweifelt versucht, eine sterbende Patientin zu wecken: ›Was machen Sie denn da?‹, fragt ihre Kollegin. ›Ich muss sie unbedingt wachkriegen, sie hat vergessen, ihre Schlaftabletten zu nehmen ...‹« Und dann erinnerte mich Frau H. daran, es beim Ausfüllen ihres Totenscheins nicht so zu machen, wie jener Arzt, der in der Rubrik »Todesursache« seinen eigenen Namen angegeben hatte. Wenige Tage später starb sie, und beim Ausfüllen ihres Totenscheins konzentrierte ich mich sehr darauf, mich nicht selbst als Todesursache einzutragen.

Humor in der Begleitung eines sterbenskranken Menschen bewegt sich immer noch in einer Tabuzone. Für den Umgang mit belastenden Sterbesituationen hat er aber eine wichtige Schutzfunktion. In der kürzlich publizierten Untersuchung *Wie viel Tod verträgt das Team?* wurde neben der Möglichkeit, sich im Team auszutauschen, von über 90 Prozent der Mitarbeiterinnen und Mitarbeiter von Palliativeinrichtungen Humor als wichtigster Schutzfaktor im Umgang mit dem Tod genannt.[195] Allerdings brauchen Lachen und Humor einen geschützten Raum, in dem sie sich entfalten können. So dient untereinander zu lachen den professionellen Betreuern schwerstkranker Menschen als Ventil, um alltägliche Belastungen erträglicher zu machen, während gleichzeitig viele Pflegende und Ärzte immer noch Hemmungen haben, das Lachen auch in der unmittelbaren Begegnung mit fortgeschrittenen Erkrankungssituationen systematisch einzusetzen.

Die Fähigkeit, erschütternden, traurigen oder unangenehmen Situationen mit Humor zu begegnen, erfordert die Bereitschaft, sich selbst in solchen Situationen auch mit Abstand begegnen zu können. Dabei entsteht gerade in einer von Humor und Heiterkeit getragenen Beziehung vertrauensvolle Nähe und Verbundenheit.

In diesem Zusammenhang ist es beinahe erschreckend, dass die wohltuende Wirkung von Humor im Umgang mit Schwerstkranken, Sterbenden und ihren Angehörigen in kaum einem der Lehrbücher der Palliativmedizin und Palliativpflege beschrieben wird. Und dennoch gibt es inzwischen Einrichtungen in der Palliativ-, Hospiz- und Altenpflege, die humorvolle Anekdoten und Begebenheiten systematisch in Büchern sammeln oder die in Aufenthalts-, Waschräumen und Toiletten Comics aufhängen. So pflegt das Team der Palliativstation Völklingen z. B. ein stetig wachsendes Wörterbuch palliativen Blödsinns.[196] Humor und amüsante Anekdoten haben auch in der Trauer eine wichtige Funktion. Bei Trauerfeiern und beim gemeinsamen Erzählen in der Erinnerung an Verstorbene werden oft Tränen des Lachens vergossen, die den Ablösungsprozess aus der emotionalen Gebundenheit erleichtern.[197]

Die emotionalen Tränen, die beim Weinen oder beim herzhaften Lachen produziert werden, sind übrigens andere Tränen als die, die wir zur Befeuchtung und zum Schutz des Auges brauchen. Emotionale Tränen haben eine psychisch regulierende Funktion, sie erleichtern und beruhigen; in ihnen wurden Stoffe nachgewiesen, die in Stresssituationen und zur Schmerzregulation ausgeschüttet werden. Tränen haben aber auch die Funktion, bei anderen Aufmerksamkeit und Mitgefühl zu erregen, weswegen kaum etwas Menschen so verbindet wie gemeinsam geweinte oder gelachte Tränen in der Trauer.

Kapitel 13

Trauer, Rituale und Angehörige

In allen Kulturen der Welt ist die Trauer ein wichtiger Bestandteil des menschlichen Lebens. In den modernen Industriegesellschaften fristen Trauer und die Rituale des Abschieds von einem geliebten Menschen heutzutage allerdings ein seltsames Nischendasein. Denn obwohl der Tod mit seinen verschiedenen Dimensionen in den Medien dauernd präsent ist, wird die persönliche Erfahrung mit dem Tod systematisch tabuisiert. Man hat keine Zeit für den Tod, am liebsten würde man ihn einfach vergessen. Vielleicht auch deshalb hat der im August 2010 nach einem langen Lungenkrebsleiden verstorbene Künstler Christoph Schlingensief sein Sterben von Anfang an öffentlich gemacht. Mit seinem »Persönlichen Blog von Christoph Schlingensief« (http://schlingenblog.posterous.com) ist er vielleicht der prominenteste Betroffene, der seinen Kampf gegen die Krankheit, seine Auseinandersetzung mit dem Tod, seine Trauer und seinen Umgang mit der Trauer zu einer öffentlichen Angelegenheit erklärt hat. Der letzte Eintrag in diesem Blog lautet folgendermaßen:

DIE BILDER VERSCHWINDEN AUTOMATISCH UND ÜBERMALEN SICH SO ODER SO! – »ERINNERN HEISST: VERGESSEN!« (Da können wir ruhig unbedingt auch mal schlafen!)
Wie lange war es still ... lange stiill. stoße jetzt nach ca. 3 wochen auf das letzte video hier. habe ich gleich gelöscht.

wen soll das das interessieren? vielleicht sind solche vidoe-
blogs oder einträgen nur dann von intererrägen, wenn die
angst zu gross wird. die angst, weil diese kleine illussion
von – aber nun nach den knapp 4 wochen scheint es anderes zu sein. die bilder (ixen) sich aus... da ist ja kein senti-
mentaler schmerz. die bausupsanz ist erstaunlich gut...
und nun? wieder ein neues bild? wieder infos zu neuen
dingen, die ,....... ja eigentlich was ?...... alles sehr oberflächlich und rechtschreibefehler häufen sich die dinge ... das
baut läufz seit tmc auf. der appetetit läßt rasant nach. -
ARD-TATORTREKA7 ... (warum werde ich icht nicht denn
nicht wenigstes einer meiner halbwegs siution normalere-
renen situatuin aufgeklärt. so macht es mich nur traurig,
piasch und

Kaum ein moderner Künstler hat sich von Beginn der Diagnose einer tödlichen Erkrankung an so intensiv mit Sinnfragen,
Hoffnung, Verzweiflung und Ritualen befasst – auch um
durch diese Erfahrung zu vermitteln – wie Schlingensief. Mit
einer bewegenden Inszenierung von *Eine Kirche der Angst vor
dem Fremden in mir* hat er zwei Jahre vor dem eigenen Tod
»seinen« Lungenkrebs und die Trauer zum künstlerischen
Thema gemacht und damit eine neue Dimension des Authen-
tischen auf die Bühne gebracht. Darin verwandelt er persönliche Erfahrung in eine öffentliche Angelegenheit. Die *Kirche
der Angst* ist gleichermaßen als »Requiem auf das eigene
Schaffen« wie auch als »Auferstehungs-Feier« zu verstehen.
Ein Satz von Joseph Beuys begleitet das Stück: »Wer seine
Wunde zeigt, wird geheilt.« Schlingensief thematisiert seine
Krankengeschichte als »zukünftig Verstorbener« und appel-
liert dabei an die Zuschauer um Fürbitte. Als Opfer der Krankheit begibt er sich auf die Suche nach Gott. Als Betroffener
und Beteiligter seines Begräbnisses inszeniert er eine feierli-

che Gebetsmesse und Geisteraustreibung.[198] In der *Kirche der Angst* hat Schlingensief die Komplexität seiner existentiellen Erfahrung als berührendes und auch bleibendes Vermächtnis symbolisiert. Das Ritual in der Fluxus-Messe wird zu einem öffentlichen Raum und zur Aufforderung, die existentiellen und spirituellen Fragen in der Konfrontation mit Abschied und Tod nicht nur selbst, sondern auch in der Gesellschaft anzunehmen.

Das Schicksal Schlingensiefs und die Art, wie er mit Hoffnung und Trauer umging, hat mich in einer besonderen Weise berührt – nicht nur, weil er dem Abschied im Angesicht des Todes ein ästhetisches Gesicht gab, sondern auch, weil er dabei in einmalig intensiver Weise die existentiellen Fragen zum Ausdruck brachte, die Menschen beschäftigen, wenn sie wissen, dass sie sehr bald sterben werden. Jeder findet seinen eigenen Weg, und es ist gut, wenn man ihn begleiten kann.

Annemarie wurde im wahrsten Sinne des Wortes mitten aus dem Leben einer sehr engagierten und beliebten Krankenschwester gerissen. Sie hatte sich nach der Wende mit großer Leidenschaft dem Aufbau eines ambulanten Pflegedienstes zugewandt und damit in ihrer Kleinstadt viel Anerkennung gefunden. Die Krankheit begann zu einem Zeitpunkt, als sie sich eigentlich besonders gut, ausgeglichen und erfüllt gefühlt hatte – sie hatte gar keine Zeit, die physisch-leiblichen Veränderungen wahrzunehmen, die schon als Zeichen der Irreversibilität einer tödlichen Krebserkrankung angesehen werden. Ich habe Annemarie fast bis zuletzt als Menschen erlebt, der sich in einer besonderen Weise der Gegenwart verbunden fühlte. Sie dachte nie zurück. »Ich habe noch einiges zu erledigen«, sagte sie immer wieder. Sie wusste um die begrenzte Zeit, in der ihr die Sorge um ihre Mitarbeiter, um die Familie und den Partner viel wichtiger war als die Angst vor dem eigenen Schicksal. Bis zuletzt waren ihre Willenskraft und ihre Energie darauf gerichtet, am Leben teilzunehmen, mitzumachen. Sie konnte sehr bestimmt und bestimmend sein, und sie wusste genau, was sie wollte.

Als Annemarie sich entschied, die Belastungen einer weiteren – eigentlich aussichtslosen – Chemo- und Strahlentherapie nicht mehr auf sich zu nehmen, und auf die Palliativstation verlegt wurde, schien es mir, dass sie dies als Erleichterung empfand. »Das ist nun die Endstation«, sagte sie und war dabei voller Zuversicht und Hoffnung. Sie erkannte die Aussichtslosigkeit einer Heilung und wollte Ruhe finden und Kraft für die letzte Etappe – das war ihr Wunsch. Ihre Entscheidung, auf die Palliativstation zu kommen, war keineswegs verbunden mit dem Wunsch zu sterben oder sich aufzugeben, sondern mit dem klaren Ziel, die letzte Lebenszeit bewusst zu erleben und selbst zu gestalten. Sich mit einer Situation abzufinden war nicht ihr Ding. »Schließlich werde ich ja noch gebraucht«, sagte sie immer wieder. Und je deutlicher sie den zunehmenden Kontrollverlust über den eigenen Körper spürte, umso mehr Zuversicht entwickelte sie für sich, dass dies morgen oder übermorgen wieder anders sein könnte. »Schließlich werde ich ja noch gebraucht.« Sie begann mit anstrengenden Kraftübungen, die Termine mit dem Krankengymnasten wurden akribisch eingefordert, und wenn sie nicht eingehalten werden konnten, verlangte Annemarie einen Ersatz, um die zunehmende motorische Unsicherheit, den Kontrollverlust und die Schwäche zu kompensieren. Trotz aller Einsicht träumte sie davon, wieder fit genug zu werden, um nach Hause zurückkehren zu können.

Natürlich betraf die Auseinandersetzung mit der Unerbittlichkeit der Krebserkrankung nicht nur Annemarie selbst, sondern auch ihren Mann und ihre Familie: zwei erwachsene Söhne, Schwiegertöchter und ein Enkelkind. Annemarie war der bestimmende Mittelpunkt der Familie und blieb dies bis zuletzt. Sie kannte die Phasen der Trauer – Schock, aufbrechende Emotionen und Ohnmacht, Regression mit Wut, Aggressivität und Schuldgefühlen – und die unterschiedlichen Formen, wie sie durchlebt und durchlitten wurden. Annemarie hat von sich selbst nicht viel preisgegeben – sie konnte sehr wortkarg sein, dabei mit einer Bestimmtheit und Freundlichkeit, dass man nicht viel zu fragen wagte. Von ihr lernte ich, wie wichtig es ist, den Wert und den Sinn des Lebens bis zuletzt im Blick zu haben. So galt Annemaries Sorge besonders ihrem Mann. Wie konnte er mit dem Unfassbaren fertigwerden, daran nicht zerbrechen, sondern gerade auch durch eine solche Abschiedsphase Kraft für ein Weiterleben ohne sie finden? »Ich mache mir mehr Sorgen um meinem Mann als um mich«, sagte sie einmal. Sie leitete ihn an, seine Hemden zu bügeln, die Garage aufzuräumen, eine Schiffsreise für zwei Personen im nächsten Jahr zu planen, auf dem Saxophon die Musikstücke einzuüben, die auf ihrer Beerdigung gespielt werden sollten, mit der Enkeltochter ins Kino zu gehen, damit er lernte, dass es auch ohne sie ging ... den Blick auf andere schöne Frauen nicht abzuwenden. »Er braucht Aufgaben, dann hat er Lebenssinn«, sagte sie. In einer fast schroffen, bisweilen den traurigen Ehemann sogar verletzenden und verwirrenden Art versuchte sie ihm zu zeigen, dass sie nur dann ruhig sterben könne, wenn sie wisse, dass er im Leben gut zurechtkomme und sein Gleichgewicht gefunden habe.

Etwa zwei Jahre nach Annemaries Tod traf ich ihren Mann wieder – mit seiner neuen Lebenspartnerin, einer ehemaligen Kollegin seiner verstorbenen Frau. Er hatte sie auf der Beerdigung kennengelernt: »Wie von Annemarie geschickt«, sagte er.

Alle an einem Sterben Beteiligten durchleben die Phasen der Trauer ganz individuell, immer hin- und hergerissen zwischen Nähe und Distanz, Annäherung an das unfassbare Geschehen und Entfernung zum eigenen Schutz. Eine vor einigen Jahren publizierte amerikanische Untersuchung zeigt, wie sehr Betroffene und Angehörige in der Konfrontation mit dem Tod bemüht sind, das Unabwendbare für den anderen, aber auch für sich selbst »stimmig« zu machen,[199] es soll in die Lebensbiographie eingebettet werden. Gutes Sterben fußt in besonderer Weise auch auf dem Umgang mit der Trauer, die nicht erst nach dem Tod beginnt, sondern oft schon lange vorher das Sterben begleitet.

Annemarie setzte sich auch eigene zeitliche Ziele. So hat sie z. B. ganz bewusst darauf hingearbeitet, das seltene Ereignis der Sonnenfinsternis über Deutschland noch erleben zu können. Mir ist dieses gemeinsame Ereignis unvergesslich geblieben. Als wir das Himmelsschauspiel gemeinsam am frühen Nachmittag beobachteten, wobei wir uns eine Schutzbrille teilten, beglückwünschte ich sie, dass sie dieses Ereignis tatsächlich noch erleben konnte. Während sich der Himmel verfinsterte, es zunehmend dunkler und kühler wurde, sprachen wir auch darüber, wie großartig es war, dass Geschehnisse dieser Art so genau vorherberechnet werden konnten, während in der Medizin doch vieles noch ungeklärt blieb. Und während es schon wieder heller wurde, die Erde ihr Licht wiederfand, blickte sie mich kurz an und sagte mit der ihr eigenen humorvollen Souveränität nach einer Weile trocken: »So doll ist es ja auch wieder nicht, oder?«

Unmittelbare Trauer um einen Todesfall betrifft im Durchschnitt drei bis vier Angehörige; das sind zwei bis drei Millionen Menschen, die in Deutschland jährlich durch den Tod einen schwerwiegenden Verlust hinnehmen müssen. Auch wenn Abschiedsbegegnungen und der Verlust eines nahestehenden Menschen zu den wichtigsten lebensbestimmenden Erfahrungen gehören, wissen nur die wenigsten um die Bedeutung der Trauer und können mit ihr umgehen.

Auch in der Sterberealität der meisten Krankenhäuser und Pflegeheime wird der schon vor dem Tod eines Menschen bei den Angehörigen beginnende Trauerprozess meist nicht wahrgenommen, geschweige denn im Umgang ausreichend berücksichtigt. Wenn Patienten kurz vor ihrem Tod von der Intensivstation, wo ein Großteil der im Krankenhaus sterbenden Menschen die letzten Lebenstage verbringt, zum Sterben auf eine oft fremde Station verlegt werden, erfolgt dies selten mit der Absicht, den Sterbevorgang würdig zu begleiten und der Trauer der Angehörigen einen entsprechenden Raum zu geben. Das Sterben wird in vielen Kliniken noch immer als Grenzsituation empfunden, in der Sprachlosigkeit und Lähmung das Geschehen begleiten, so dass weder die Bereitschaft noch angemessene Zeit vorhanden zu sein scheinen, um Trauer z. B. durch Abschiedsrituale aktiv mitzugestalten und den Verlust symbolisch zu begreifen.

Die zeitlichen und situativen Bedingungen des Sterbens, in denen zugelassen wird, dem Tod des anderen auch begegnen zu können, sind neben der emotionalen Verbundenheit wichtige Aspekte für den Verlauf der Trauer. So ermöglicht ein längerer Abschied es eher, mit allen Sinnen zu begreifen, dass ein geliebter Mensch tot ist, als die Erschütterung durch eine unerwartete Todesnachricht.[200] Trauer ist ein Weg mit verschiedenen Stationen, sie ist eine natürliche Reaktion auf Verlust-, Trennungs-, Todes- und Abschiedserfahrungen, von denen kein Mensch verschont bleibt. Allerdings sollte dieses Bild nicht zu einer linearen Vorstellung von Trauer verleiten. Die Stationen der Trauer werden nicht nach und nach durchlaufen, sie sind keine festen Anlaufpunkte, sondern sie werden im Gehen selbst geschaffen. Dadurch wird Trauer zur Aufgabe, zum Prozess. Während ihre verschiedenen körperlichen und seelischen Manifestationen früher im Rahmen von nicht unbedingt streng zeitlich aufeinanderfolgenden Phasen in Anlehnung an die von Elisabeth Kübler-Ross entwickelten Sterbephasen erklärt wurden, stehen heute ziel- und prozessorientierte Theorien im Vordergrund, in denen verschiedene Aufgaben der Trauer benannt werden.[201] William Worden hat die Herausforderungen in der Trauerarbeit zu vier Aufgaben zusammengefasst: 1. Realisation des Verlustes als Realität, 2. Akzeptanz und Verarbeitung des Trauerschmerzes, 3. Anpassung an eine Umgebung, in der der Verstorbene fehlt, und 4. emotionale Umorientierung und Distanzfindung: dem Verstorbenen einen neuen Platz zuweisen und Energien für das eigene Leben einsetzen.[202] Der Trauerprozess ist ein kontinuierlicher Prozess mit spezifischen Aufgaben, die in unterschiedlichen Phasen, welche ineinander verzahnt sind und nicht in Stufen oder einer geordneten Reihenfolge auftreten, eine bedeutsame Herausforderung darstellen. Insgesamt haben die Phasen der Trauer jedoch die Aufgabe, nach dem Verlust eines Menschen schrittweise eine neue Identitätsbildung zu ermöglichen. Die Trauerexpertin Sylvia Brathuhn weist in diesem Zusammenhang darauf hin, wie wichtig es ist, »dass auf dem gesamten Weg des Trauerns immer wieder die Auseinandersetzung mit der schmerzhaften Realität ermöglicht wird«, denn erst durch die wiederholte Konfrontation mit der schmerzhaften Wirklichkeit eines Verlustes kann eine ›Selbstwerdung‹ in neuem Sinnzusammenhang gelingen.[203]

Warum Menschen so unterschiedlich trauern und warum

bei manchen der Trauerprozess niemals abgeschlossen wird und die »Resttrauer« ein Leben positiv, aber auch negativ bestimmen kann, ist nicht geklärt. Kulturelle Traditionen und Rituale spielen in der Begegnung mit Trennung und Verlust eine wichtige Rolle. Dabei sind Trauer und Liebe eng miteinander verknüpft; Trauern ist eine besondere Form der Liebe, die sich letztlich aber nur auf eine Situation des Verloren-Seins, auf die Erfahrung des Verloren-Habens, der Verlassenheit konzentriert. Trauer ist nur in Verbundenheit möglich, in der Erfahrung eines getrennten »Wir«. Sie ist ein Weg vom gemeinsamen zum einsamen Sein. Während die Erfahrung des Todes anderer auf die eigene Sterblichkeit verweist und die Todesgewissheit intellektuelle und affektive Einsicht in die Endlichkeit des eigenen Lebens ermöglicht – was durchaus ohne Trauer geschehen kann –, verweist Trauer auf Lebensbezüge und das Gefühl, miteinander verbunden zu sein, was uns im Wollen, Fühlen und Denken lebendig und betroffen sein lässt. Trauer »ist der Extremfall des Hereinragens des Todes ins Leben«, schreibt die Schweizer Analytikerin und Psychotherapeutin Verena Kast. Sie »kann uns deshalb am deutlichsten klar machen, wie sehr der Tod unser Leben verändern kann, wie sehr er unser Selbst- und Weltverständnis aufbricht, wie sehr ›abschiedliche Existenz‹ von uns gefordert wird – und wie weh diese tut. Der Extremfall zeigt uns aber auch, dass Trennungen, so schwer sie uns fallen, nicht nur Verlust bedeuten, sondern auch Herausforderung zur größtmöglichen Selbstverwirklichung.«[204]

In der Regel sind es die plötzlichen Todesfälle, in denen die Zeit für Trauer in der Trennung fehlte, die das Leben der Zurückgebliebenen in Frage stellen, weil es keine Möglichkeit zum Abschied vor dem Tod gegeben hat. Wie viele andere weist auch Cicely Saunders darauf hin, dass der Schritt zur Akzeptanz der Trauer eine wichtige Bedingung ist, das Leben des neuen Menschen anzunehmen, der wir durch Trennung und Verlust geworden sind oder sein werden.[205] Trauer ist eine Erfahrung und eine Aufgabe, die in ihrer ontologischen und anthropologischen Bedeutung sehr eng mit der Frage nach Sinnfindung und Selbst-Werdung verbunden ist.[206] Sylvia Brathuhn weist aus existenzphilosophischer Sicht darauf hin, dass die mit dem Tod eines Menschen verbundene Trauer für die Hinterbliebenen auch das Fundament einer Selbstfindung darstellt, wobei durch das begleitete Gehen des Trauerweges Schritt für Schritt ein neues Verständnis des Selbst entwickelt werden kann. Erst durch die Trauerbegleitung gelingt es, den Trauerweg zu einem Weg der Selbstwerdung zu machen, d. h., Trauer bedeutet für die Zurückbleibenden nicht nur Abschied, Tod und Erinnerung, sondern sie gewinnt in der begleiteten Erfahrung existentielle Bedeutung für einen Neubeginn.

Frau W., eine 63-jährige ehemalige Lehrerin mit einem weit fortgeschrittenen Unterleibskrebs, war mit hohen Erwartungen an die Möglichkeiten alternativer und komplementärer Behandlungsmethoden und der anthroposophischen Medizin in die Klinik gekommen. Ihre Kinder und Enkelkinder hatten sie gedrängt, nochmals zu kämpfen. »Ich möchte vor dem Tod noch mal 'ne kleine Pause einlegen«, sagte sie lächelnd und voller Zuversicht. Vor einigen Tagen hatte ein schamanischer Heiler sie besucht, der ihr Mut und neue Kraft gegeben hatte. Das mit Heilpflanzen, Blumen, Räucherkerzen und Vitaminen angefüllte Krankenzimmer duftete wie ein Reformladen. Frau W. achtete sorgsam auf den Rhythmus des Tages, den sie trotz ihrer Schwäche mit Atem-, Stimm- und Bewegungsübungen sowie gemeinsamen Ritualen in der Gruppe ihrer jugendlichen Besucher gestaltete. Selten habe ich so viel Leben und Vitalität in der Nähe des Todes erlebt. »Eigentlich sollte ich so beschäftigt sein, dass ich keine Zeit zum Sterben finde«, sagte Frau W. noch wenige Stunden vor ihrem Tod. Zu diesem Zeitpunkt hatten sich schon etwa zwanzig Jugendliche im Raum versammelt, und das Sterbezimmer war mit Seidentüchern und Kerzen in eine bunte und feierliche Abschiedslandschaft verwandelt worden. Die Todesstunde und das Aushauchen des letzten tiefen Atemzuges wurden durch die atemlose Stille der Freunde und ein kaum hörbares sanftes summendes Schwingen auf einer der zahlreichen Trommeln zu einem andauernden feierlichen Moment, einem Moment der Ehrfurcht und der Demut, den wohl alle als besonderes Geschenk empfanden. Frau W. hatte sich eine Aufbahrung gewünscht. Drei Tage lang hielten die jungen Musiker Totenwache, in sorgsam organisierten Schichten begleiteten sie die Verstorbene mit Trommeln, Gitarrenmusik und den Klängen einer Klarinette, die im Verlauf der folgenden Tage immer anders klang, obwohl es die gleichen Stücke waren, die sich wiederholten.

Die Begegnung mit Toten verlangt immer auch die Bereitschaft, in deren Gesicht zu lesen. Selten konnte ich die postmortalen physiognomischen Veränderungen so eindrucksvoll erleben wie im Gesichtsausdruck der verstorbenen Frau W. Wie viele Verstorbene wirkte auch sie zunächst noch wie eine Schlafende, als befände sich ihre Seele noch im Raum. Am zweiten Tag hatte die Seele den Raum verlassen, aber man ahnte sie noch irgendwo im Haus. Am dritten Tag dann schien es so, dass die Seele auch das Haus verlassen hatte, ihr Körper war nur noch Stoff, Materie. Vielleicht ist das der Zeitpunkt, in dem sich in der Trauer Trennung auch vollziehen kann. Aufbahrungsrituale und Totenwache stellen – besonders wenn sie über mehrere Tage erfolgen – wichtige Möglichkeiten dar, sich dem Tod anzunähern und diesen in die eigene Wirklichkeit mit aufzunehmen.

Die Geschichte von Frau W. zeigt, wie sehr Rituale im Sterben und bei Verstorbenen als besondere Formen der zwischenmenschlichen Kommunikation dazu dienen können, persönliche, soziale und kulturelle Identität zu vermitteln, Konflikte zu lösen und Lebenskrisen wie Krankheit und Tod zu bewältigen.[207] Ihre Regeln und deren Symbolgehalt helfen, Sinnzusammenhänge zu erfahren und zu verstehen. Abschieds- und Trauerrituale bei Sterbenden und bei Verstorbenen sollen diesen besonderen Grenz- und Übergangserfahrungen eine Struktur geben, die Begegnung mit der Unwiederbringbarkeit des Toten und der Endgültigkeit des Todes erleichtern.

Vor mehr als 100 Jahren hat der französische Ethnologe Arnold van Gennep die Logik und Bedeutung von Ritualen im kulturellen Zusammenhang erforscht und dabei drei Phasen von Übergangsriten unterschieden, die in bestimmten Lebenssituationen, darunter auch die der Trauer, beobachtet werden können: eine durch Trennungsriten gekennzeichnete Abklärungsphase, eine durch Umwandlungsriten bestimmte Zwischenphase, und schließlich eine an eine neue Lebensperspektive angegliederte Integrationsphase.[208] In der Abklärungsphase, die durch die Konfrontation mit der Realität des Verlustes geprägt ist, sind Riten wie die in allen großen Religionen in unterschiedlicher Form durchgeführten Waschungen, die Einkleidung des Toten zur letzten Reise in die Totenwelt, Aufbahrung und Totenwache, die Segnung des Leichnams, Gebete und Lieder, die Einbettung, das Schließen des Sarges, das Versenken im Grab und das Bedecken des Sarges mit Erde oder das Verbrennen im Feuer des Krematoriums von großer Bedeutung: Der Verstorbene wird noch über die

Schwelle hinaus sehr lebendig begleitet. An vielen Gräbern finden sich schließlich oft noch lange nach der Bestattung die Zeichen für Umwandlungsriten wie Briefe und Grabbeigaben, dazu gehören aber auch Gebete, Kerzen der Erinnerung etc.

Auch der Besuch des Sterbeortes oder des Friedhofs am Todestag eines Angehörigen gehört für viele Menschen zum festen Ritual. Er ist eine typische und weit verbreitete Form des Erinnerungsrituals, das manchmal eine lange anhaltende Zwischenphase symbolisiert, besonders dann, wenn am Todestag z. B. bewusst wieder Trauerkleidung getragen wird. Solche Erinnerungsrituale sollen und müssen in die neue Lebensperspektive integriert werden.

Es ist schon einige Jahre her, dass Frau S. gestorben ist. Aber jedes Jahr am Nachmittag ihres Todestages bekamen wir Besuch: Silke, sie war 18 Jahre alt, als ihre Mutter bei uns an Brustkrebs starb.
In den letzten drei Wochen vor dem Tod ihrer Mutter war Silke jeden Nachmittag nach der Schule auf die Station gekommen, hatte mit Frau S. – wenn es nur irgend ging – auf der Terrasse gesessen und ihr mit großer Selbstverständlichkeit von der Schule erzählt, von den Vorbereitungen zum Abi. Wenn ihre Mutter erschöpft schlief, machte sie ihre Hausarbeiten, später half sie beim Waschen und Betten, am Abend fuhr sie mit dem Vater nach Hause, eine stille, bescheidene Familie, die ihre Trauer kaum zeigte ...
Wenn Silke später die Station am Todestag besuchte, grüßte sie nur kurz, setzte sich für eine Weile auf die Terrasse und verschwand wieder bis zum nächsten Jahr. Ja, dies sei der Ort der intensivsten Erinnerung gewesen, erklärte sie mir einmal. Immer wenn sie kam, wusste ich, das war der Sterbetag ihrer Mutter. Irgendwann traf ich sie

in Begleitung eines jungen Mannes. Sie saßen zusammen auf der Terrasse, sprachen leise miteinander, standen auf, blieben eine Weile stehen und verschwanden wieder. Ich wagte nicht, sie anzusprechen, und empfand eine beglückende Erleichterung. Es war das letzte Mal, dass ich Silke auf der Station gesehen habe.

Kapitel 14

Wie ich sterben will –
was ist mein guter Tod?

Sterben. Das Sterben scheint »eine bloß mechanische Reaktion der Lebenskraft und vielleicht eine sanfte Empfindung des allmählichen Freiwerdens von allem Schmerz zu sein«.

I. Kant, Anthr. i. T., § 27

Immer mehr Menschen beschäftigen sich mit der Frage, wie sie sterben möchten, was für sie ein guter Tod wäre. In diesem letzten Kapitel möchte ich nun versuchen, im Respekt vor den vielen Menschen, deren Sterben ich begleitet habe, und vor dem Hintergrund meiner professionellen Erfahrungen mit sterbenskranken Menschen meine persönlichen Vorstellungen eines guten Sterbens zu konkretisieren. Dabei orientiere ich mich an Richard Smiths von mir in Kapitel 4 bereits kurz erwähnten Kriterien eines guten Todes.[209]

1. Wissen, wann der Tod kommt, und verstehen, was im Sterben zu erwarten ist

Meine Mutter – sie war damals schon weit über 90 – hat einmal gesagt: »Wenn ich den letzten Zahn verliere und ich nicht mehr essen kann, dann naht die Zeit zu sterben.« Der wacklige letzte Zahn, von dem so viel abhing, war ihr besonders wichtig – sie behandelte ihn mit Ehrfurcht und verteidigte ihn wie einen kostbaren Schatz. Nein, ein Implantat kam für sie nicht in Frage, denn dieser Zahn hatte ja eine metaphorische Bedeutung: »Wenn ich keinen Biss mehr habe, dann kann, dann möchte ich sterben. Dann ist es auch gut so.«

Den meisten Menschen ergeht es ähnlich wie meiner Mutter – auch mir. Im Sterben seine personale Identität bewahren zu können und dabei möglichst wenig seiner körperlichen Integrität zu verlieren, sind wohl die wichtigsten Elemente eines guten Sterbens. Dazu gehört auch, intuitiv zu spüren, dass die biologische Lebenszeit zu Ende geht, zu wissen, dass der Tod kommt. Natürlich können heute auch bei Hochbetagten Zähne durch Implantate ersetzt werden, kann Ernährung durch entsprechende Diäten auch ohne Zähne möglich sein – aber sinnvoll wird dies erst, wenn dadurch körperliche Integrität und personale Identität nicht zerstört, sondern bewahrt werden. Ich habe im Laufe der vielen Jahre in der Begleitung Sterbender gelernt, auf Zeichen zu achten, die den Beginn eines guten Sterbens ankündigen. Diese Zeichen möchte ich auch in mir finden, wenn die Zeit gekommen ist. Dazu gehören die Gelassenheit, mit Schwäche umzugehen, und die Resilienz, der Trauer zu begegnen.

Als Frau S., eine alte Dame, merkte, dass sie die Flugente, die sie sich so sehr gewünscht hatte und die mit Rotkohl garniert vor ihr stand, einfach nicht mehr essen konnte, sagte sie etwas wehmütig, aber auch mit sanftem Humor: »Schade, dass die Ente umsonst gestorben ist, ich hätte ihr so gerne eine Freude gemacht, aber ist es nicht wunderbar, dass sie mir zeigt, dass nun auch für mich die Zeit gekommen ist?«

Auf Zeichen zu achten hilft natürlich nicht nur alten Menschen, sondern besonders auch Jüngeren mit zum Tode führenden Erkrankungen.

> Herr Prof. G., Dozent an der juristischen Fakultät und begeisterter Redner, wusste, dass er aufgrund der Beschwerden durch einen bösartigen Zungentumor, der ihm die geliebte Sprache geraubt hatte, in den letzten Wochen seines Lebens viel Hilfe benötigen würde. Die Weihnachtsgeschichte, die er sonst immer erst in der Adventszeit verfasste und mit der er seit Jahren seine Studenten und die Familie erfreute, hatte er deshalb in diesem Jahr schon im Sommer geschrieben – lange vor dem körperlichen Verfall. »Ihr könnt ganz beruhigt sein, die Weihnachtsgeschichte ist fertig«, versicherte er den vielen Besuchern, die in den letzten Wochen von ihm Abschied nahmen. Prof. G. starb im Dezember, wenige Tage vor Weihnachten. Seine Weihnachtsgeschichte wurde für alle, die sie in diesem Jahr lesen durften, ein wunderbares Geschenk.

Das Erkennen von Zeichen, die mitteilen, wann der Tod kommt, erfordert neben Achtsamkeit jedoch auch die Fähigkeit, dem Tod nicht mit Erschrecken und Angst zu begegnen, sondern mit Aufmerksamkeit, vielleicht sogar Neugierde und Spannung. Ich möchte mich in Ruhe auf den Augenblick konzentrieren und mit einem Lächeln im Gesicht sterben.

2. Sterben können, wenn die Zeit gekommen ist, und keine sinnlose Lebensverlängerung erleiden

Auch ich möchte so lange leben, bis ich den letzten Zahn verliere. Und ich wünsche mir sehr, dass es noch eine ganze Zeit dauern wird, bis es so weit ist. Dennoch kann und möchte auch ich den Zeitpunkt nicht bestimmen. Nur ca. zehn Prozent der Menschen sterben den unerwarteten, sanften und friedlichen Tod im Schlaf, so wie sich die meisten gesunden Menschen, wenn sie darüber nachdenken – was keiner gerne tut – einen guten Tod vorstellen. Ich wünsche mir das nicht. Eigentlich möchte ich dem Tod gerne so wach und bewusst wie möglich in die Augen sehen. Ich möchte Zeit haben, meine letzten Dinge zu regeln, finanzielle und rechtliche Fragen zu klären, ein Testament und Vollmachten zu erstellen. Natürlich möchte ich mich nicht lange quälen, und auch ich möchte, dass ich nach einem akuten Ereignis wie einem schweren Schlaganfall, einem Herzinfarkt, einer Blutung oder einem Unfall nicht einfach wieder »zurückgeholt« werde, wenn mein Sterben schon begonnen hat. Aber ich wünsche mir auch, dass alles, was mit mir gemacht wird, wenn ich nicht mehr selbst entscheiden kann, mit dem in Beziehung gesetzt wird, was meinem Lebensvollzug und meinen Vorstellungen von Selbstgestaltung entspricht, und dass die Verantwortlichen sich fragen, ob die Begrenzung lebensverlängernder Maßnahmen dann nicht auch stimmig sein kann. Eine physiologisch sinnvolle Begründung grundsätzlich möglicher lebensverlängernder Maßnahmen ist keine hinreichende Voraussetzung für deren Durchführung. Insofern soll das Ziel der Behandlung auch meine Lebenssituation, meine Werte und Vorstellungen von Sinn im Leben mit einbeziehen. Ich möchte dem Tod nicht die Tür öffnen, aber ich möchte mitbestimmen können, wann sich die Tür öffnen darf. Ich bin mir bewusst, dass es Situationen geben kann, in denen die Verzweiflung keine Gegenkraft mehr findet und die Geduld keinen Raum. Wenn sich Möglichkeiten eröffnen, die man in gesunden Tagen nie für sich in Anspruch nehmen würde, so wünsche ich mir, dass dies von den Menschen, die mich behandeln, auch so angenommen und respektiert werden kann. Ich wünsche mir, nicht in eine Dilemmasituation zu geraten, in der Zweifel zu meinem Willen und zu meinem Wohl entstehen, z. B. durch eine fortgeschrittene Demenz oder ein lang andauerndes Koma, denn ich kann Selbstbestimmung dann mit einem guten Sterben nicht mehr selbst in Beziehung bringen. Sterben zu können, wenn die Zeit gekommen ist, bedeutet für mich, in einem selbst bestimmten und von meinem Umfeld akzeptierten Zeitrahmen sterben zu dürfen, aber es bedeutet nicht, den Augenblick des Todes selbst festzulegen. Und ich wünsche mir, dass die Würde einer Sterbesituation von allen Menschen, die dabei sind, auch in ihrer Stimmigkeit empfunden werden kann.

Thomas Mann starb 80-jährig im August 1955 beim Einschlafen. Kurz zuvor hatte er noch nach seiner Brille verlangt. Todesursache war ein Aneurysma der Bauchaorta, das geplatzt war. Einen Monat zuvor war er an einer Beinvenenthrombose erkrankt. Sein Biograph Hermann Kurzke schreibt: »Der Tod kam für die Ärzte überraschend. Die Behandlung der Thrombose war erfolgreich gewesen. Dem Patienten schien es besser zu gehen, als, nach einem Schwächeanfall am 11. August, am Morgen des 12. Augusts plötzlich ein schwerer Kollaps einsetzte, für den die Heilkunst keine Erklärung hatte. Am gleichen Abend um zwanzig Uhr starb Thomas Mann, im Beisein von Katia. Sein Gesichtsausdruck wechselte im Hinübergang. ›Es war sein Musikgesicht‹, berichtet Erika, ›das er nun meiner Mutter zuwandte, das Gesicht dessen, der auf eine zugleich versunkene und tief aufmerksame Art dem Vertrautesten und Liebsten nachhorcht.‹«[210] In seinem letzten Tagebucheintrag am 29. Juli 1955 schreibt Thomas Mann: »Lasse mir's im Unklaren, wie lange dies Dasein währen wird. Langsam wird es sich lichten ...«[211]

3. Die Kontrolle über das Geschehen behalten

Natürlich wünsche auch ich mir, möglichst lange gesund zu sein und mein Leben selbst gestalten zu können. Aber wenn ich an ein gutes Sterben denke, so wünsche ich mir besonders, dass mir bis zuletzt die Kontrolle über meine körperlichen Funktionen erhalten bleibt und dass mir und den anderen der Ekel und die Abscheu vor den verschiedenen Ausscheidungen und Flüssigkeiten, die ein Sterben manchmal unerträglich machen, erspart bleibt. Ich wünsche mir auch, der Sterbesituation kognitiv und emotional so begegnen zu können, dass ich und auch meine Angehörigen sie ohne Angst erleben können. Die Achtung der Selbstkontrolle hängt wohl auch sehr von den Menschen ab, die einen Sterbenden in den letzten Stunden begleiten. Insofern wünsche ich mir, wenn ich Hilfe benötige, so behandelt zu werden, dass ich in meinem Zeitbedarf respektiert werde, wenn durch die Zeichen des nahen Todes – zunehmende Schwäche, vermehrtes Schlafbedürfnis, Rückzug – alles anstrengender und mühsamer wird und ich vielleicht mit letzten Kräften versuche, die Selbstkontrolle zu erhalten. Der Tod lässt sich nicht kontrollieren. Aber zu meinen Vorstellungen eines guten Sterbens gehört auch, bis zuletzt in meiner Identität respektiert und so geachtet zu werden, dass ich mich in der Behandlung und Pflege als Subjekt erkennen kann. Ich möchte meine Möglichkeiten der Selbstkontrolle im Falle einer zum Tode führenden Krankheit so wahrnehmen können, dass dies von allen auch in den letzten Stunden und Tagen als Hinweis auf Würde empfunden wird. Im Sterben Kontrolle über das Geschehen zu behalten ist nicht das gleiche wie Macht über das Sterben zu haben oder das Leben zu kontrollieren. Sich die Selbstkontrolle im Sterben bewahren zu können ist eine wichtige Möglichkeit, Angst und Schmerz im Abschied zu mindern und der Begegnung mit dem Tod ihren Schrecken zu nehmen.

Ich lernte Frau K. erst als Sterbende kennen. Sie muss eine sehr schöne Frau gewesen sein, dachte ich – aber das war nur zu ahnen. Die weit fortgeschrittene Krebserkrankung hatte aus ihr ein ausgezehrtes Knochengerüst gemacht, das sich nur mühsam mit letzter Kraft auf den Balkon schleppte, um dort eine Zigarette zu rauchen. Trotz intensiver Bemühungen lag im Zimmer der Patientin ein von dem Tumor ausgehender abstoßender und übler Geruch, der sich mit dem intensiven Parfüm vermischte, das Frau K. in großer Menge für sich verwendete. Sorgsam achtete sie darauf, sich selbst zu kleiden und zu schminken. Die tief dunkelrot bemalten Lippen und die mit violettem Lidschatten und dunkelgrünem Lidrand geheimnisvoll betonten Augen erinnerten mich an Nofretete, obwohl in dem Gesicht der Sterbenskranken sonst nichts mehr zu erkennen war, das Ähnlichkeit mit dem harmonischen Glanz im Porträt der ägyptischen Königin hatte. Frau K. bestand bis zuletzt darauf, sich zu schminken, und selbst am Tag, an dem sie starb – als sie schon viel zu schwach war, um ohne Hilfe den Balkon zu erreichen und die Zigarette selbst zu halten – verwendete sie viel Mühe darauf, vor ihrem letzten Ausflug auf den Rauchbalkon das Make-up zu bekommen, das ihr so wichtig war.

4. Würde und Privatsphäre respektieren

Würde im Sterben bedeutet auch Respekt vor der Autonomie des Sterbenden, indem das Sterben als Prozess und der Tod als Phänomen angenommen werden. Im Sterben findet Autonomie – zumindest in Form der Fähigkeit und Disposition, über die eigenen Kräfte zu verfügen – ein Ende, während die Würde auch über den Tod hinaus erhalten bleibt. Trotz aller

Schwierigkeiten, Würde zu definieren, bedeutet Würde im Sterben, sich an ein Geheimnis anzunähern und auf »die tastende Suche nach Unantastbarkeit«[212] einzulassen. Achtung der Menschenwürde im Sterben bedeutet somit in gleicher Weise Annäherung und Rücksichtnahme.

Manchmal erkennt man Würde erst dann, wenn sie verletzt wurde, denn obwohl sie auch im Zerfall unantastbar bleibt, ist sie gerade dann auch besonders verletzbar. Wenn wir also von menschenwürdigem Sterben sprechen, so stellt sich die Frage, worauf sich diese Würde bezieht. Wenn es eine innere, eine immanente Würde im körperlichen oder geistigen Verfall gibt, so bedeutet dies einen Wert, der sich nicht unmittelbar erschließt. Würde ist dann im Sinne Kants ein Wesenskern, der über uns steht, auch wenn Körper und Geist verfallen. Menschenwürdiges Sterben wird oft mit der Möglichkeit der noch vorhandenen Selbstbestimmung und körperlichen Selbständigkeit im oder zum Sterben in Beziehung gesetzt. Aus der Tatsache, dass Schwerkranke und Sterbende nicht mehr über ihren Körper verfügen können, kann jedoch nicht abgeleitet werden, dass sie keine Würde mehr haben. Insofern ist die Achtsamkeit auf die Würde im Sterben auch eine Annäherung an das Wesen der Würde.[213]

»Im Dezember 1803 vermochte er [Immanuel Kant] seinen Namen nicht mehr leserlich zu schreiben ... Nach und nach begannen seine sämtlichen Sinne zu versagen. Speisen und Löffel, die sein schwaches Auge nicht mehr fand, legte ihm der treue Helfer vor bzw. in die Hand ... Vom 3. Februar an aß er so gut wie gar nichts mehr. Als ihn an diesem Tag sein Arzt, der Professor der Medizin und derzeitige Universitätsrektor Elsner besuchte, suchte Kant ihm in allerlei unzusammenhängenden ... Worten seine Dankbarkeit dafür auszudrücken, dass er bei seinen man-

nigfachen ›beschwerlichen Posten‹ ihm so ›viele Güte‹ be-
zeige. Auch wollte er trotz seiner Schwäche sich nicht nie-
dersetzen, bis sein Arzt Platz genommen ... ›Das Gefühl
für Humanität hat mich noch nicht verlassen.‹
Die letzten acht Tage waren eigentlich nur ein langsames
Hinsterben. Am Sonntag, den 5. Februar, saß er ... noch
mit Mühe bei Tisch, jedoch ohne etwas zu genießen ... Als
[man] ihn ... in seine Kissen gebettet hatte, gebrauchte er
noch seine beliebte lateinische Wendung: Jetzt sei alles in
bester Ordnung ›testudine et facie, wie in der Schlachtord-
nung‹. ... Seit dem 7. Februar blieb er – ausgenommen
eine kurze Weile am folgenden Mittag, wo er vergebens
einen Löffel Suppe zu genießen versuchte – im Bett. Frei-
tag Vormittag erkannte er noch Wasianski, erwiderte dessen Morgengruß und streichelte ihm liebevoll die Wange.
Als der Getreue ihn am folgenden Tage fragte, ob er ihn
noch kenne, vermochte er nicht mehr zu antworten, reichte ihm jedoch – etwas ganz Ungewöhnliches bei ihm – seinen blassen Mund zum Kusse. Der Freund blieb auch in
der letzten Nacht, vom 11. auf den 12. Februar, am Lager
des Sterbenden und reichte ihm öfters zur Erquickung einen Löffel mit einer Mischung von Wein, Wasser und Zucker, bis er zuletzt leise sagte: ›Es ist gut.‹ Das waren die
letzten Worte, die aus Kants Munde kamen. Gegen 4 Uhr
früh gab er sich eine andere Lage, in der er von da an unbe-
weglich bis zu seinem Tode verharrte. Bald darauf begann
der Puls schon auszusetzen, aber erst um 10 Uhr vormit-
tags brach sein Auge, und um 11 Uhr tat er in Gegenwart
seiner letzten Pfleger (seiner Schwester, des Neffen, des an
seinem Bette knienden Wasianski, des herbeigerufenen
Dieners und des eben eingetretenen Vigilantius) den letzten Atemzug. Sein Tod war nach dem Zeugnis Wasianskis
›ein Aufhören des Lebens‹, aber nicht ›ein gewaltsamer
Akt der Natur‹...«[214]

5. Gute Behandlung von Schmerzen und anderen Symptomen

Herr S. litt an Lungenkrebs. Er hatte seine Sterbephase zu Hause im Kreis der Familie sorgfältig vorbereitet und durch die gute Behandlung seines Onkologen auch nur geringe Beschwerden. Doch dann kam es ganz anders als geplant – aufgrund einer akuten Komplikation konnte er nach der Strahlentherapie nicht wie vorgesehen aus dem Krankenhaus entlassen werden. Die nächtlichen Schmerzen, die Schlaflosigkeit und immer wieder Anfälle von Atemnot ließen ihn nicht zu Ruhe kommen. Nein, so hatte er sich das nicht vorgestellt. Die Verlegung auf die Palliativstation wurde von Herrn S. und auch seinem Onkologen als Niederlage empfunden. Als eine gute Bedarfsmedikation die Beschwerden nach wenigen Tagen gebessert hatte, wurde die Entlassung erneut vorbereitet. Am Tag vor der Entlassung traten jedoch mehrere Krampfanfälle auf, die auf die rasche Progredienz der Erkrankung hindeuteten. Herr S. sprach davon, seinem Leben selbst ein Ende zu setzen, wie er es schon vor einiger Zeit beabsichtigt hatte. Die Palliativmediziner boten in der angespannten Situation eine palliative Sedierung zur Entlastung an. Die letzten Tage bis zu seinem Tod blieb Herr S. in einem leichten Dauerschlaf, aus dem er gelegentlich erwachte, aber in den er sich auch wieder zurückziehen durfte, wenn die Unruhe zu stark wurde. Er wurde mit seinem Bett häufig in den Park gebracht, die Familie begleitete den Sterbenden in gefasster Geduld. Herr S. starb wenige Tage später an einem milden Augustsommerabend friedlich im Park. Die Angehörigen waren dankbar, die letzte Phase so friedlich begleiten zu können. »Ein Tod, der uns gut in Erinnerung bleibt«, sagte seine Frau.

Ich wünsche mir eine gute palliativmedizinische Betreuung und eine einfühlsame Begleitung (was bei mir sicherlich eine Herausforderung darstellt), wenn ich unter belastenden Symptomen wie Atemnot, Übelkeit, Schwäche, Schlaflosigkeit und Schmerzen leide. Ich möchte selbst bestimmen, welche Symptome, wann und wie meine Beschwerden behandelt werden, und erwarte von den Ärztinnen und Ärzten Aufmerksamkeit und Interesse für meine Sorgen. Ich möchte meine letzte Lebens- und Sterbenszeit weitgehend beschwerdearm und sinnvoll gestalten. Dabei möchte ich selbst die Maßstäbe setzen, was wann notwendig ist und was oder wie lange etwas erträglich ist. Sollten für mich die Belastungen unerträglich werden, oder die Nebenwirkungen der Therapie im Vordergrund stehen, so möchte ich – auch im Notfall, wenn ich nicht entscheidungsfähig sein sollte – so behandelt werden, dass ich die letzte Lebensphase bis zum Tod weitgehend im Dauerschlaf verbringe. Auch wenn es nicht zu meinen Vorstellungen eines guten Sterbens gehört, im Schlaf zu sterben, so kann es Situationen geben, in denen ich den Schlaf für die restliche Zeit meines Lebens der Wachheit und Schlaflosigkeit mit unerträglichen Beschwerden den Vorzug gebe. Ich möchte die Möglichkeit haben, mich mit dem Sinn des Leidens zu beschäftigen, aber ich möchte mich nicht quälen.

6. Wählen können, wo man sterben möchte (zu Hause oder anderswo)

Früher habe ich mir immer gewünscht, mich zum Sterben wie ein Eremit in eine Höhle oder irgendwohin auf einen Berg zurückziehen zu können. Später hatte ich die Vorstellung vom Sterben in vertrauter Umgebung auf dem Land, und dass mein Sterbetag durchaus feierlich begangen werden könnte.

Wenn ich mir heute wünschen dürfte, wo mein Tod stattfindet, so am liebsten dort, wo ich mein Sterben und alle Beteiligten mich am besten ertragen können – vielleicht an einem Herbsttag im Garten oder im Park oder im Frühling auf einer Wiese. Es soll keine traurige Umgebung sein, sondern eine schöne – am liebsten sogar eine heitere Umgebung. Wenn es geht, möchte ich in einem Sessel sitzend oder sogar stehend dem Tod entgegensehen. Vielleicht sind dies romantische Vorstellungen, das Wichtige daran ist aber, dass für mich zu einem würdigen Sterben auch eine gewisse Ästhetik, zumindest aber Harmonie gehört. Dies kann sicherlich auch anderswo möglich sein oder geschaffen werden z. B. durch Musik. Vorstellungen zum Sterbeort ändern sich häufig – er wird auch immer weniger bedeutsam, je näher der Sterbemoment kommt. So zeigte die Studie von Karen Steinhauser, dass für Schwerstkranke der Sterbeort nur eine sehr geringe Bedeutung für ein gutes Sterben hat. Wichtiger als ein vertrauter Raum sind auch für mich Sicherheit und Geborgenheit, eine Privatheit, die es zulässt, dass mein Sterben für alle Beteiligten mit dem Gefühl der Stimmigkeit und Erfüllung im Respekt vor meinem Willen und meiner Identität verbunden wird. Insofern ist die Wahl des Sterbeortes vielleicht vielmehr eine Aufgabe für die Menschen, die mein Sterben begleiten. Getragen und ertragen werden – so soll es sein.

Ludwig Wittgenstein schrieb einst den berühmten Satz: »Für das Leben in der Gegenwart gibt es keinen Tod. Der Tod ist kein Ereignis des Lebens. Er ist keine Tatsache der Welt.« Sein Biograph Ray Monk berichtet, dass der berühmte Philosoph keineswegs erschrocken war, als er von seinem Hausarzt die Diagnose Krebs erhielt, nachdem er schon längere Zeit die Anzeichen eine bösartigen Erkrankung in sich gespürt hatte. Erstaunt war er nur, als er hörte, man könne etwas dagegen unternehmen. Wittgenstein lehnte jedoch alle von seinem Hausarzt empfohlenen Behandlungsversuche ab, vielmehr zog er wenige Monate später einfach in das Haus des Arztes ein, regelte seine letzten Angelegenheiten und verbrachte dort die letzten vier Monate seines Lebens. Der Arztgattin gab er eine letzte Nachricht an seine Freunde mit: »Sagen Sie ihnen, dass ich ein wundervolles Leben gehabt habe.«[215]

In seinen letzten handschriftlichen Aufzeichnungen in den Jahren 1950 und 1951 hatte Wittgenstein sich mit dem Thema der »Gewissheit« beschäftigt. Er setzt sich in diesen nach seinem Tod erschienenen Notizen mit dem Irrtumsbegriff und den Erkenntnisgrenzen zur Wahrheit auseinander, behandelt aber auch die Bedeutung des Zweifels, der nur in einem System von Gewissheiten sinnvoll wird. Sein letzter Eintrag in seine Aufzeichnungen am 27. April 1951 – zwei Tage vor seinem Tod – greift eine Frage auf, die viele Sterbende bewegt und ihn selbst wohl auch im Zusammenhang mit der Auseinandersetzung nach Gewissheit beschäftigt hat: »Vielleicht träume ich?«: »Aber wenn ich mich auch in solchen Fällen nicht irren kann, – ist es nicht möglich, dass ich in Narkose bin? Wenn ich es bin und wenn die Narkose mir das Bewußtsein raubt, dann rede und denke ich jetzt nicht wirklich. Ich kann nicht im Ernst annehmen, ich träume jetzt. Wer träumend sagt ›Ich träume‹, auch wenn er dabei hörbar redete, hat so wenig recht, wie wenn er im Traum sagt ›Es regnet‹, während es tatsächlich regnet. Auch wenn sein Traum wirklich mit dem Geräusch des Regens zusammenhängt.«[216] Am Abend des nächsten Tages verliert Wittgenstein das Bewusstsein und stirbt am Morgen des 29. April 1951 nach kurzer Agonie im Haus seines Arztes.

7. Alle Informationen bekommen

Ja, ich möchte wissen, was kommt – ich möchte, dass man mir nichts vorenthält und mit Wahrhaftigkeit antwortet, wenn ich frage. Ich muss nicht alles wissen, was an Nachrichten und an Befunden zu mir vorhanden ist, aber wenn ich etwas wissen möchte, wünsche ich mir, dass die Menschen, die mich informieren, die Fähigkeit haben, es mir so zu sagen, dass ich die Botschaft verstehe und auch bei schlechten Nachrichten Kraft finde, damit umzugehen. Ich möchte, dass ich so früh wie möglich und umfassend über alles aufgeklärt werde, was für die nächsten Schritte wichtig ist, und dass Informationen nicht verschoben werden, weil es vielleicht noch nicht der richtige Zeitpunkt ist, darüber zu reden. Ich möchte, dass man mich früh- und rechtzeitig über alles informiert, was mich im Sterben erwarten könnte und dass man mich dabei unterstützt, weitere Informationen zu bekommen. Das betrifft in besonderer Weise Informationen zur Beurteilung der Prognose und des weiteren Verlaufs, aber auch zur eigentlichen Sterbephase. Ich möchte mich auf den Augenblick des Todes so vorbereiten, dass ich mich ihm mit einer neugierigen Perspektive annähern kann. Ich habe keine Angst – zumindest jetzt noch nicht. Ich möchte keine Informationen über das Jenseits, selbst wenn jemand denkt, er könnte dazu etwas sagen. Ich möchte mit den Ärzten und meinen Angehörigen über die medizinische und notfallmedizinische Versorgung reden, in Ruhe meine Vorstellungen zur Bestattung und Trauerfeier und andere wichtige Dinge mit meinen Angehörigen besprechen. Ich möchte, dass meine Angehörigen alle Informationen so bekommen, dass auch sie Kraft finden, damit umzugehen.

Ich bin mir nicht sicher, ob der physische Tod auch das Ende ist. Und ob mit dem Todesmoment die individuelle Erkenntnisgrenze aufgehoben ist, wird auch bei meinem Tod ein Geheimnis bleiben. Nichtsdestotrotz hat die Annäherung einen Erkenntnisreiz. Der berühmte Wiener Gelehrte und Anatom Joseph von Hyrtl hat einmal am Beispiel der Embryonalentwicklung zu verdeutlichen versucht, dass die Situation des Todes mit dem Phänomen der Geburt vergleichbar sein könnte.

»Der Embryo im Mutterleib müsste, sofern er Selbstbewusstsein hätte und im Voraus wüsste, was beim Vorgang der Geburt mit ihm geschehen wird, diesen Vorgang zweifellos für seine absolute Vernichtung halten: Die ihn umschließenden Hüllen zerreißen, das Fruchtwasser – sein Lebenselement – fließt fort: die Nabelschnur, die ihn ernährt, wird zertrennt, und überdies hat er, aller Lebensmöglichkeit beraubt, den erstickenden Sturz durch würgende Enge zu tun. Ja, stünde der Embryo auf dem Boden der Tatsachen, kein Zweifel, ein Überleben der Geburt müsste für ihn indiskutabel sein. – Aber er weiß nicht, dass in ihm andere Organe für ein Leben in einer anderen Welt bereits vorsorglich angelegt sind: Lungen, um Luft zu atmen. Augen, um den Kosmos der Farben und Formen zu schauen, und mehr noch: diese anscheinend hoffnungslose Vernichtung, der Geburtsakt, ist in Wahrheit der Weg ins eigentliche Leben. Insofern haben wir kein Recht, den Tod, der uns ebenfalls alles Leben zu rauben scheint, aus der lediglich irdisch-biologischen Perspektive zu beurteilen. Wir irren dann, wie gedachter Embryo, im Hinblick auf die Geburt irren würde.«[217]

8. Spirituelle und emotionale Unterstützung

Die Konfrontation mit existentiellen und spirituellen Fragen hat mein Leben mit unterschiedlicher Intensität begleitet. Diese Erfahrungen haben nicht nur meine Lebensgeschichte, sondern auch meine Überzeugungen bestimmt. Die wichtigste sinnbestimmende Erfahrung war sicherlich der Suizid meines Bruders Klaus im Alter von siebzehn Jahren, eine Erfahrung, die mich mein Leben lang begleitet hat. Aber es gehören auch andere Erfahrungen dazu: die eigene Todesnähe nach einem Unfall als Zehnjähriger, emotionale Geschenke, die mir Sterbende bereitet haben, Einsichten und Erkenntnisse, Freunde, die mich bewegten und stützten, die Kraft der Liebe von und zu anderen Menschen, Gefühle des Glücks und der Traurigkeit ... Ich bin den Menschen – den Sterbenden und Toten –, die mir diese Erfahrungen ermöglicht haben, sehr dankbar, besonders sogar denjenigen, die mir gezeigt haben, wie sinnstiftend und prägend auch der Schmerz sein kann. Ich habe keine Erfahrung zur Sinnfindung im eigenen Sterben. Es ist ja das erste und einzige Mal. Doch ich wünsche mir, dass meine Fragen nach Sinn so aufgenommen werden, dass die Bedeutung des Todes für die Sinnfindung des Lebens derer, die bleiben, Trost gibt. Ich wünsche mir, dass meine Fragen nach Sinn keine Fragen der Verzweiflung sind, sondern solche, in denen die Sehnsucht nach Verbundenheit und Hoffnung hinter dem Horizont gespürt werden kann. Ich wünsche mir, dass meine Suche nach Sinn dazu beiträgt, dass ich in einem Gefühl der Sicherheit, das die Menschen, die mich begleiten, einschließt, und mit einem Lächeln im Gesicht sterben kann.

Der österreichische Schriftsteller Thomas Bernhard litt über 40 Jahre lang an einer lebensbedrohlichen Lungenerkrankung, die ihn immer wieder auch literarisch beschäftigte. »Er hat nie gewußt, leb' ich nächstes Jahr noch oder halt' ich noch ein Jahr durch, halt' ich noch zwei Jahre durch«, berichtete sein jüngerer Halbbruder, ein Internist, der ihn zuletzt ärztlich betreute, kurz nach seinem Tod im Jahr 1989. In der 1978, elf Jahre vor seinem Tod, erschienenen Erzählung *Ja* schreibt Bernhard: »Wenn sich, was an dieser Methode ja schon einige Zeit tatsächlich erkennbar ist und auch im Medizinischen schlüssig ist, diese Anfälle weiter verstärken, daran ist ja allein aus der Folgerichtigkeit der bisherigen Anfälle keinerlei Zweifel, werde ich nicht mehr viele Anfälle haben. Insofern ist mir die Zukunft doch klar und es hätte keinen Zweck, voreilig zu sein. Die von mir geführte Existenz, die naturgemäß ja schon lange Zeit nur mehr noch von meiner Krankheit geführt wird, ist in ihr Endstadium eingetreten.« Am 11. Februar 1989, zwei Tage nach seinem 58. Geburtstag und einen Tag nachdem er sein Testament beim Notar in Salzburg hinterlegt hatte, verschlechterte sich sein Zustand dramatisch. In den Tagen zuvor hatte sich Thomas Bernhard von seinen vielen Freunden verabschiedet. »Mit so einem Schluck Most auf der Zunge möchte ich sterben«, sagte er z. B. der Wirtin seines Lieblingslokals zum Abschied und nahm eine Flasche des geliebten Mostes mit nach Hause. Am Abend des 11. Februar sagte er dann, wie sein Bruder in der Erinnerung berichtet: »Schau, das ist jetzt eigentlich der Todestag vom Großvater. Ein Zufall, weiter nichts.« Der Großvater Thomas Bernhards, der Schriftsteller Johannes Freumbichler, war 1949, 40 Jahre zuvor gestorben. Zur gleichen Zeit war Bernhards Lungenerkrankung aufgetreten, und er lag damals im Sterbezimmer des Salzburger Landeskrankenhauses, wo er erstmals mit dem Tode rang.

Am Morgen des 12. Februar 1989 starb Bernhard im Schlaf, den ihm sein Bruder im Kampf gegen die unerträglichen Erstickungsanfälle durch eine einfühlsame Medikation ermöglicht hatte.[218]

9. Möglichkeiten der Hospizbetreuung haben – nicht nur im Krankenhaus

Ich wünsche mir einen Kümmerer. Das kann ein Arzt sein, ein Freund, ein Mensch aus der Familie oder ein Hospizhelfer. Es soll ein Mensch sein, der weiß, worauf es ankommt, der Erfahrung hat und mit Gefühl die Dinge anpackt, die wichtig sind, wenn ich dazu nicht mehr in der Lage bin. Ich möchte dann, wenn ich hilfs- und pflegebedürftig bin, nicht allein sein, aber ich möchte auch, dass die Menschen, die mich umsorgen, nicht an Grenzen gelangen und zu sehr belastet werden. Ich wünsche mir einen Kümmerer, der auch für die Menschen da ist, die mich begleiten. Ich möchte nicht einsam sterben – ich möchte, dass diejenigen, die mich in meiner letzten Lebenszeit begleiten, mein Sterben so annehmen können, wie ich es für mich annehmen möchte – es nicht verdrängen, sondern es ernst nehmen und trotzdem dabei auch lächeln können. Vielleicht möchte ich auch allein sein, vielleicht brauche ich auch die Ruhe des Rückzugs – vielleicht finde ich doch nicht die Kraft, nicht die rechte Einstellung, vielleicht brauche ich auch eine andere Umgebung, in der das Sterben »gelingen« kann, das alles erwarte ich von einem Kümmerer. Aber vielleicht finden auch die Menschen, die mir nahe sind, nicht den richtigen Weg, nicht die Kraft oder die Zeit, auch dann wünsche ich mir einen kompetenten Kümmerer, der meinen, der unseren Weg begleitet.

Ich habe selten einen Menschen so aufopferungsvoll in der Sterbebegleitung erlebt wie Herrn D., einen erfolgreichen Manager in der Kosmetikbranche – immer beschäftigt, immer unterwegs. Vor zwei Jahren war seine Frau an einem bösartigen aggressiven Hirntumor erkrankt, und er hatte sich vorzeitig berenten lassen, um seiner Frau beizustehen. Immer wieder wurden Krankenhausaufenthalte notwendig, bei denen sich Herr D. zum Rooming-in mit aufnehmen ließ, um die Ängste und Panikattacken seiner Frau zu mindern und bei den zunehmend häufiger auftretenden Krampfanfällen sofort Notfallmedikamente verabreichen zu können. Herr D. hatte sich in diese Aufgabe schnell eingearbeitet und achtete sehr besorgt darauf, dass alles richtig und pünktlich geschah. Er wollte und konnte seine Frau keinen Augenblick alleine lassen – das hatten sie sich schließlich versprochen. Die erwachsenen Kinder waren weit entfernt.

Als die Frage anstand, ob die Begleitung des Sterbens zu Hause möglich sei, fühlte Herr D. sich jedoch unsicher – er wolle lieber wieder mit seiner Frau ins Krankenhaus kommen, wenn es so weit war. »Wer hilft mir?«, fragte er, »wenn ich es zu Hause nicht schaffe – ich habe noch nie einen Menschen beim Sterben begleitet.« Schließlich wollte er es doch versuchen. Wir organisierten verschiedene Hilfsmittel, eine qualifizierte häusliche Krankenpflege, die palliativmedizinische Betreuung durch einen Home-Care-Arzt und eine ehrenamtliche Hospizbegleitung. Wenige Wochen später starb Frau D. zu Hause. Ihr Mann berichtete, dass für ihn die ehrenamtliche Begleitung, die er zunächst doch eher als überflüssig und mit Skepsis angesehen hatte, eine besonders große Hilfe gewesen sei. Zwei Jahre später kam eine Heiratsanzeige: Herr D. und die Hospizhelferin hatten sich zusammengetan – auch sie hatte einige Jahre zuvor Ihren Ehemann im Sterben betreut ...

10. Bestimmen können, wer beim Ende dabei sein soll

In der Sterbestunde eines anderen dabei sein zu dürfen und den Moment des Todeseintritts mitzuerleben, ist eine besondere Erfahrung, aber auch ein Geschenk, das den Angehörigen nicht immer zuteilwird. Die letzte Stunde lässt sich oft nicht planen – sie ist auch von Zufällen, von spontanen Entscheidungen abhängig, gerade wenn das Sterben in einem Krankenhaus oder in einem Heim erfolgt. Aber wenn sich der Tod ansagt, dann möchte ich, dass meine Kinder und meine Frau das wissen und sich gut begleitet verabschieden können. Es ist keine Niederlage, wenn man einen Todesaugenblick nicht miterlebt, wenn man vielleicht sogar im Raum ist, »es« jedoch gar nicht bemerkt oder den Moment verschläft. Der Tod sucht sich auch Freiräume – vielleicht um gerecht zu sein? Ich wünsche mir, dass diejenigen, die in meiner Sterbestunde dabei sind, die Wirklichkeit meines Todes in seiner Bedeutsamkeit für ihr Leben und ihre Zukunft annehmen können und dass dieser Augenblick in seiner Feierlichkeit auch zu einer guten Erinnerung wird. Außerdem wünsche ich mir, dass diejenigen, die nicht dabei sein können, nicht das Gefühl haben, etwas versäumt zu haben. Vielleicht ist es ja auch besser, ganz für mich zu sterben ... Ich möchte im Sterben nicht bemitleidet werden und ich möchte auch nicht, dass die Begleitung meines Sterbens eine Verpflichtung wird ... doch wenn mich jemand dann, wenn ich tot bin, noch einmal sehen möchte, so bin ich – zumindest jetzt – gerne bereit, ihn zu empfangen.

Ähnlich wie bei Thomas Bernhard wurde auch das Leben Anton Tschechows, der nach seinem Medizinstudium kurze Zeit als Landarzt gearbeitet hatte, ehe er sich ganz der Literatur zuwendete, von einer lang andauernden chronischen Lungentuberkulose überschattet. Tschechow starb am Morgen des 12. Juli 1904 im Hotel Sommer während eines Kuraufenthaltes in Badenweiler. Das Sterben des berühmten Schriftstellers wird in den Memoiren seiner Ehefrau Olga Knipper und im Bericht des Studenten Lev L. Rabeneck, der die Deutschlandreise des Schriftstellers begleitete, ausführlich beschrieben: Kurz nach Mitternacht war Tschechow mit schwerer Atemnot aufgewacht. Er entfernte den auf seiner Brust liegenden Eisbeutel mit der Bemerkung, dass man auf ein leeres Herz kein Eis zu legen brauche, und bat erstmals in seinem Leben selbst darum, einen Arzt kommen zu lassen. Olga Knipper ließ den Arzt holen, der ihm über eine Maske Sauerstoff gab und eine Kampfer-Injektion verabreichte – damals ein beliebtes Mittel zur Kreislauf-Anregung. Nach wenigen Minuten bat Dr. Schwoerer den ebenfalls im Sterbezimmer anwesenden Studenten, eine Flasche Champagner zu bringen – ein bei den Ärzten der damaligen Zeit üblicher Brauch, wenn am Krankenbett eines Kollegen der nahe Tod zur Gewissheit wurde.[219] Olga Knipper schreibt über die letzten Minuten ihres Mannes: »Anton Pavlovic setzte sich auf und sagte irgendwie bedeutungsvoll, laut zu dem Arzt auf deutsch (er konnte nur sehr wenig deutsch): ›Ich sterbe ...‹ Dann nahm er das Glas, drehte das Gesicht zu mir, lächelte sein wunderbares Lächeln, sagte: ›Ich habe so lange keinen Champagner mehr getrunken ...‹, trank das Glas in aller Ruhe aus, legte sich still auf die Seite und war bald für immer verstummt.«[220]

11. Vorausbestimmen können, welche Wünsche respektiert werden sollen

Ich wünsche mir, in Verbundenheit und Harmonie mit denjenigen zu sterben, die meine letzte Lebenszeit begleiten. Ich wünsche mir, Zeit zum Abschied zu finden und Stimmigkeit. Ich kann mir nicht vorstellen, mich an lebenserhaltende Maschinen, an eine künstliche Ernährung und eine andauernde schwerste Pflegebedürftigkeit ohne Kommunikation und ohne Aussicht auf Besserung zu gewöhnen und wünsche, mich zu respektieren, wenn ich mich gegen Maßnahmen ausspreche, die meinen Tod nur verzögern und für das Leben nicht mehr sinnvoll sind. Ich habe eine Patientenverfügung und bitte meine Frau als Vorsorgebevollmächtigte darum, in meinem Sinne zu entscheiden, wenn ich nicht mehr entscheidungsfähig bin. Meine Patientenverfügung ist ein Instrument zum Dialog – ich weiß, dass sich mein Wille und meine Vorstellungen ändern können, wenn es im Fall der Nichtentscheidungsfähigkeit so ist, dass aktueller Wille und die in meiner Patientenverfügung niedergelegten Vorstellungen miteinander in Konflikt geraten. Ich bitte dann, wenn es so gesehen wird, meine Betreuer – meine Kümmerer –, sehr sorgfältig zu prüfen, welche soziale Bedeutung mein Leben in einer von mir nicht mehr selbst gestaltbaren Form haben wird, und sich bei den Deutungen meiner Lebenssituation an die Bemerkung Cicely Saunders' zu erinnern, »daß es Zeiten gibt, in denen es im Interesse der Gesundheit liegt, zu sterben. Es ist nicht gesund, das Sterben hinauszuziehen.«[221]

Vorsorgevollmacht und Patientenverfügung

Sollte ich wegen schwerer Erkrankung mit irreversibler Bewusstlosigkeit und bei schwerer Dauerschädigung des Gehirns oder wegen andauernden Ausfalls lebenswichtiger Funktionen meines Körpers außerstande sein, mein Selbstbestimmungsrecht in Gesundheitsangelegenheiten wirksam auszuüben und sollte ein kommunikationsbestimmtes und selbständiges Leben in absehbarer Zeit nicht mehr erwartet werden können, so bitte ich die behandelnden Ärzte und Ärztinnen sowie die Pflegenden, keine weiteren lebensverlängernden Maßnahmen durchzuführen und alle eingeleiteten diagnostischen und therapeutischen Maßnahmen inkl. künstlicher Beatmung, Antibiotika- und Infusionstherapie und nicht-oraler Ernährung einzustellen. Maßnahmen der Grundversorgung, die mir eine friedliche, schmerz- und leidensfreie autonome Vollendung meines Lebens ermöglichen, sollten gewährleistet werden. Eine Entscheidung über den von mir gewünschten Therapieverzicht bitte ich spätestens drei Monate nach Beginn der Bewusstlosigkeit oder des Funktionsausfalls zu treffen, im »eindeutigen« Fall so früh wie möglich. Meine Angehörigen sollen bei der Beurteilung der aktuellen Situation und den daraus abgeleiteten Entscheidungen einbezogen werden. Medizinische Indikation sollte sich nicht allgemein an Teilzielen und Lebenszeit orientieren, sondern an meinen hier festgelegten Wertvorstellungen und der aktuellen Bedeutung meines »Zustandes« für die Lebenssituation meiner Angehörigen. Grundlage der Entscheidung zur Therapiebegrenzung sollten nicht eventuell vorhandene Behandlungsoptionen im Hinblick auf den Erhalt des Status quo oder eine vielleicht erzielbare geringe Besserung des aktuellen Zustandes sein, sondern die Würdigung der – auch nach Kenntnis vieler Krankheitsverläufe unterschiedlichster

Art – individuell gefestigten Überzeugung, dann bereit sein zu sterben und auch sterben zu wollen, wenn eine selbständige Lebensperspektive nicht mehr erwartet werden kann. Eine künstliche Ernährung über Sonde im Fall einer schweren Demenz oder anderer schwerer Erkrankungen lehne ich – auch vorübergehend – ab. Ich übernehme die Verantwortung für die von mir gewünschten Maßnahmen, wobei ich mir darüber im Klaren bin, dass Unterlassungen nicht in der Absicht der Lebensbeendigung erfolgen, sondern weil sie meinen Wertvorstellungen und meinem in dieser Verfügung bekundeten Willen entsprechen.

Ich weiß, dass ich durch eine Behandlungsbegrenzung oder den Abbruch künstlich lebensverlängernder Maßnahmen mein autonomes Sterben zu verwirklichen suche und den Tod will. Diese Zeilen werden geschrieben im vollen Bewusstsein Ihrer Tragfähigkeit für meine Angehörigen und die behandelnden Ärzte, aber auch aus Erkenntnis, dass für mich ein Zustand der längerfristigen Abhängigkeit von künstlichen lebensverlängernden Maßnahmen meinem Selbstverständnis einer autonomen und sozial verantwortbaren Lebensgestaltung widerspricht.

Ich bevollmächtige meine Frau Ricki und meine Töchter Anna und Marie im Falle meiner Entscheidungsunfähigkeit, sich für Entscheidungen »in meinem besten Interesse« einzusetzen.

Berlin, im September 2011

12. Zeit haben für den Abschied

Ja, auch ich wünsche mir, genügend Zeit zum Abschied zu haben. Diese muss nicht lang sein – aber lang genug, um für die Tatsache meines Todes im Leben der Bleibenden einen Platz zu finden. Auch wenn ein »schneller Tod« für den, der stirbt, vielleicht ein besserer ist, für die Überlebenden ist der bessere Tod derjenige, wenn im Sterben Zeit zum Abschied gefunden wurde. So wünsche ich mir, dass der Abschied in der Zeit meines Sterbens auch ein Impuls sein kann. Vielleicht gelingt es ja, im Abschied Erinnerung zu finden, die dann für die Zukunft ein kostbarer Schatz wird. Ich habe von Sterbenskranken und Sterbenden in dieser Hinsicht viel gelernt und bewahre diesen Schatz mit großer Sorgfalt. Zeit zum Abschied ist nicht planbar – aber sie zu finden, kann dazu beitragen, im Moment der Unausweichlichkeit nicht hilflos zu sein. Es ist wichtig, die Allgegenwart des Todes zu akzeptieren – auch wenn er uns nicht oder noch nicht unmittelbar betrifft. Die Zeit zum Abschied ist nicht planbar – auch sie ist ein Geschenk.

Sterben begleiten heißt leben lernen. Sterben gehört zum Leben – es findet statt, jeden Tag, jeden Augenblick. Und so bedeutet von Sterbenden zu lernen auch, für das eigene Sterben zu lernen. Aber natürlich ist es auch so, wie Michel de Montaigne schon vor 450 Jahren in seinem Essay *Philosophieren heißt sterben lernen* feststellte, dass die eigentliche Aufgabe und der Sinn des menschlichen Lebens schon immer das Lernen des Sterbens gewesen sei: »Es ist ungewiß, wo der Tod unser wartet – erwarten wir ihn überall. Das Vorbedenken des Todes ist Vorbedenken der Freiheit. Wer sterben gelernt hat, hat das Dienen verlernt. Sterben zu wissen, entläßt uns aus jedem Joch und allem Zwang. Das Leben hat keine Übel mehr für den, der recht begriffen hat, dass der Verlust des Lebens kein Übel ist ...«[222] Montaigne wünschte sich mitten beim Kohlpflanzen abgerufen zu werden, er starb im Jahre 1592 mit damals gesegneten 59 Jahren ruhig im Kreise seiner Freunde, nachdem er alle Angelegenheiten geordnet hatte. Auch in einer Zeit, in der Sterben und Tod zwar allgegenwärtig sind, das eigene Sterben jedoch so lange es irgendwie geht tabuisiert wird, bleibt die Vorbereitung des Sterbens eine intellektuelle und moralische Herausforderung, der sich alle stellen müssen, denn nichts ist so gewiss, wie die Tatsache, dass wir sterblich sind.

Dank

An allererster Stelle möchte ich mich bei den vielen sterbenskranken und sterbenden Menschen und Angehörigen bedanken, denen ich während meiner Tätigkeit als Arzt in den letzten 40 Jahren in todesnahen Situationen begegnet bin. Sterben begleiten und das Zulassen des Todes ist niemals Routine,
sondern immer eine besondere Herausforderung, die auch
das eigene Leben prägt und bestimmt. Aus diesen Erfahrungen und der Erinnerung an viele Gespräche mit Betroffenen,
Angehörigen, Mitarbeitern der Palliativstation am Gemein-
schaftskrankenhaus Havelhöhe und Freunden ist dieses Buch
entstanden. Dem Herausgeber der Reihe *medizinHuman*,
Dr. Bernd Hontschik, und dem Suhrkamp Verlag danke ich
für den Impuls, meine Skripte und Gedanken zu sortieren,
mich mit speziellen Fragen intensiver zu beschäftigen und
dieses Buch zu schreiben, meiner Lektorin, Frau Dr. Katja
Bendels, danke ich für die sorgsame und aufmerksame Betreuung, das Geschriebene in eine solche Form zu bringen,
dass wir beide zufrieden sind und hoffentlich die Leser dieses
Buches auch. Ganz zuletzt möchte ich mich aber bei meiner
Familie bedanken, die mich immer wieder angeregt und abge-
lenkt hat und die mich immer wieder mit Lebenskraft be-
schenkt, so dass ich meinem Tod eigentlich noch lange nicht
ins Auge blicken möchte.

Anhang

Die einzelnen Kapitel dieses Buches stützen sich auf überarbeitete Vorträge und Publikationen des Autors in den Jahren 1996 bis 2011. Teile der Kapitel 1, 2 und 4 wurden im Rahmen der Ringvorlesungsreihe »Der sterbenskranke Patient« an der Humboldt Universität Berlin in den Jahren 2002 bis 2008 zur Diskussion gestellt. Teile des Kapitels 5 finden sich in dem Ratgeber *Vorsorgevollmacht und Patientenverfügung*, Verlag Gesundheit aktiv, Bad Liebenzell. Teile des Kapitels 6 wurden in der Zeitschrift für Angewandte Schmerztherapie und Palliativmedizin im Jahr 2011 publiziert, ebenso Teile des Kapitels 3 in der Zeitschrift für Palliativmedizin im Jahr 2010. Das Kapitel 11 basiert auf einem Beitrag in dem Buch *Hoffnung und Verantwortung – Herausforderungen für die Medizin* (Hg A. Frewer, F. Bruns, W. Rascher) Verlag Königshausen & Neumann, Würzburg.

Literatur zum Weiterlesen:

Katrin Göring-Eckardt (Hg.) Würdig leben bis zuletzt – Eine Streitschrift. Gütersloher Verlagshaus 2007

Reimer Gronemeyer Sterben in Deutschland: Wie wir dem Tod wieder einen Platz in unserem Leben einräumen können. Fischer 2007

Hermes Andreas Kick Ethische Orientierung in Grenzsituationen des Lebens: Lebenskunst und Sterbekunst, Sterbebegleitung und Trauerarbeit. LIT Verlag Münster 2004

Johann Platzer Autonomie und Lebensende: Reichweite und Grenzen von Patientenverfügungen. Königshausen und Neumann 2010

Chris Paul (Hg.) Neue Wege in der Sterbe- und Trauerbegleitung. Hintergründe und Erfahrungsberichte, vollständig überarbeitete und ergänzte Neuauflage. Gütersloh 2011

Michael de Ridder Wie wollen wir sterben? Ein ärztliches Plädoyer für eine neue Sterbekultur in Zeiten der Hochleistungsmedizin. DVA 2010

Folgende Webseiten zu den Themenbereichen Palliativmedizin, Empfehlungen zu Patientenverfügung und Vorsorgevollmacht sowie Ethik am Lebensende können empfohlen werden. Sie werden ständig aktualisiert und geben einen guten Überblick zu vielen praktischen Fragen:

http://www.dgpalliativmedizin.de/allgemein/allgemeine-informationen-hintergruende.html.
Die Website der Deutschen Gesellschaft für Palliativmedizin enthält unter der Rubrik »Weitere Information« Dokumente und Berichte zur Palliativversorgung in Deutschland und Europa. Sie ist empfehlenswert für die diejenigen, die sich aus professioneller Perspektive intensiver mit fachlichen und wissenschaftlichen Fragen beschäftigen möchten.

http://www.palliativ-portal.de
Das Palliativ-Portal ist speziell für betroffene Menschen und ihre Angehörigen, Familie und Freunde, entwickelt worden, um in kritischen Phasen des Lebens ausreichende Unterstützung zu palliativmedizinisch/ -pflegerischen und hospizlichen Problemen zu finden.

http://www.bmj.de/DE/Buerger/gesellschaft/Patientenverfuegung/_doc/Patientenverfuegung_doc.html
Wichtige Informationen zum Betreuungsrecht und kostenlose Formulare zum Erstellen einer Patientenverfügung und Vorsorgevollmacht finden sich auf dieser Website des Bundesministeriums für Justiz.

http://www.patientenverfuegung.de
Die Website der gemeinnützigen Bundeszentralstelle Patientenverfügung im Humanistischen Verband Deutschland bietet Informationen und fachkundige Beratung zu Patientenverfügungen und Vorsorgevollmachten sowie Unterstützung bei Problemen, die im Umgang mit Patientenverfügungen auftreten können.

http://www.feldmann-k.de/lehre/sterben-und-tod.html
Die Website des ehemaligen Professors für Soziologie an der Universi-

tät Hannover ist eine gute Quelle, wenn man sich mit dem Thema Sterben und Tod mehr unter soziologischen Gesichtspunkten beschäftigen möchte. Hier finden sich interessante Texte aus vielen Bereichen.

Literatur und Quellen

Einleitung

[1] Göckenjan G Sterben in unserer Gesellschaft – Ideale und Wirklichkeiten. APuZ 2008; 4: 7–14

[2] Die Neue Euthanasiedebatte. Dokumentation der Europäischen Arbeitsgemeinschaft »Mut zur Ethik«. Zeitfragen 1997; 36: 11–14

[3] Hartmann F Patient, Arzt und Medizin. Beiträge zur ärztlichen Anthropologie. Vandenhoek & Ruprecht, Göttingen 1984

[4] Girke M Patienten-Arzt-Beziehung. In: Matthiessen P (Hg) Patientenorientierung und Professionalität. VAS – Verlag für Akademische Schriften, Bad Homburg 2010, S. 126–139

[5] Mount BM, Boston PH, Cohen SR Healing connections: on moving from suffering to a sense of well-being. J Pain Symptom Manage 2007; 33(4): 372–388

Kapitel 1

[6] Schonlau A Syphilis in der Literatur. Königshausen & Neumann, Würzburg 2005, S. 140–153

[7] Stolberg M »Cura palliativa«. Begriff und Diskussion der palliativen Krankheitsbehandlung in der vormodernen Medizin (ca. 1500-1850). Med Hist J 2007; 42: 7–29

[8] Montagu B (Hg.) The Works of Francis Bacon. Vol. 1, William Pickering, London 1825, S. 343 http://books.google.com/books?id=4rw9 AAAAIAAJ&printsec=frontcover&hl=de&source=gbs_ge_summar y_r&cad=0#v=onepage&q&f=false

[9] Weiss L Early concepts of cancer. Cancer and Metastasis Reviews 2000; 19: 205–217: *Et se [les choses nuisibles] ne puent [peuvent] estre ostées, soit faite pauliation.* (H. de Mondeville 1318, Practica (n. 5), fols. 174)

[10] WHO Definition of Palliative Care. www.who.int/cancer/palliative/ definition/en (Download 14.11.2010)

[11] Doyle D, Hanks GWC, MacDonald N. Oxford Textbook of Palliative Medicine. 2nd ed. Oxford University Press, Oxford 1998

[12] Pleschberger S Die historische Entwicklung von Hospizarbeit und Palliative Care. In: Knipping C (Hg) Lehrbuch Palliative Care. Huber, Bern 2006, S. 24–29

[13] Godzik P Die Hospizbewegung in Deutschland – Stand und Perspektiven. In: Akademie Sankelmark (Hg.) Nordische Hospiztage.

Internationale Fachtagung vom 1.–5. März 1993. Sankelmark 1993, S. 27–36

14 Pastrana T, Jünger S, Elsner F, Radbruch L A matter of definition – key elements identified in a discourse analysis of definitions of palliative care. Palliative Medicine 2008; 22: 222–232

15 Müller-Busch HC Was bedeutet bio-psycho-sozial in Onkologie und Palliativmedizin. Behandlungsansätze in der anthroposophischen Medizin. Jahrbuch der Psychoonkologie der ÖGPO. ÖGPO, Wien 2004

16 Müller-Busch HC Palliative Care in der Spezialversorgung. In: Knipping C (Hg) Lehrbuch Palliative Care, Huber, Bern 2006, S. 67–72

17 Palliative Care 2000: Commissioning through Partnership. National Council for Hospice & Specialist Palliative Care Services, London 1999

18 Sabatowski R, Radbruch L, Loick G, Nauck F, Müller M Palliativmedizin 1999 – Stationäre und ambulante Palliativ- und Hospizeinrichtungen in Deutschland. DGP, BAG, Hospiz, DGSS, Köln 1999; und Moreno JMM, Harris M, Gorgojo L, Clark D, Normand C, Centeno C Transforming research into action: A European Parliament report on palliative care, Eurohealth 2009; 15(2): 23–25

19 Temel JS et al. Early palliative care for patients with metastatic non-small-cell-lung-cancer. NEJM 2010; 363: 8

20 Charta zur Betreuung schwerstkranker und sterbender Menschen in Deutschland. DGP, DHPV, BÄK (Hg) 2010 http://www.charta-zur-betreuung-sterbender.de/tl_files/dokumente/Charta-08-09-2010.pdf (download 04.10.2010)

21 Schindler T Allgemeine und spezialisierte Palliativversorgung. ASUP 2008; 1: 10–13

22 Müller-Busch HC Palliative Care in der Spezialversorgung. In: Knipping C (Hg.) Lehrbuch Palliative Care, Huber, Bern 2006, S. 67–72

23 Statistisches Bundesamt: Bericht »Bevölkerung Deutschlands bis 2050 – 11. koordinierte Bevölkerungsvorausberechnung«. Statistisches Bundesamt (Hg.), Wiesbaden 2006

24 Kuhlmey A, Schaeffer D Alter, Gesundheit und Krankheit. Handbuch Gesundheitswissenschaften. Huber, Bern 2008

25 Saunders C The philosophy of terminal care. In: Saunders C (ed). The Management of Terminal Malignant Disease. Arnold Publishers, Baltimore MD 1984, S. 232–241

Kapitel 2

[26] Schuster HP Outcome nach Intensivtherapie. Med Klin 1998: 91–98

[27] Angus DC et al. Use of Intensive Care at the End of Life in the United States. Crit Care Med 2004; 32: 638–643

[28] Sarhatlic R SIK Studie Freiburg 2009 (Dissertation) http://www.freidok.uni-freiburg.de/volltexte/7306/pdf/SIK_Studie_PDF_Robert_Sarhatlic_Medizin.pdf

[29] Sirio CA et al. A cross-cultural comparison of critical care delivery: Japan and the United States. Chest 2002; 121(2): 539–548

[30] Kettler D, Beck D, Rathgeber J Palliativ- und Intensivmedizin – Unterschiede und Gemeinsamkeiten. In: Aulbert E, Klaschik E, Pichlmaier H (Hg.) Palliativmedizin – Verpflichtung zur Interdisziplinarität. Schattauer, Stuttgart 2000

[31] Tolmein O Der Mensch ist dem Menschen ein Gegenstand. Mabuse 1998; 112: 53 f.

[32] Aries P Geschichte des Todes. Hanser, München 1980

[33] Salomon F Leben und Sterben in der Intensivmedizin. Pabst Science Publ, Lengerich 2000

[34] Lynn J et al. Prognoses of seriously ill patients few days before death. New Horizons 1997; 5: 56–61

[35] Klaschik E Sterbehilfe – Sterbebegleitung. Internist 1999; 40: 276–282

[36] Vaupel JW Kistowski v KW Der bemerkenswerte Anstieg der Lebenserwartung und sein Einfluss auf die Medizin. Bundesgesundheitsbl 2005; 48: 586–592

[37] Daten des Gesundheitswesens 1999. Bundesministerium für Gesundheit (Hg.). Nomos, Baden-Baden 1999

[38] Weiland SK et al. Zunahme der Lebenserwartung. Größenordnung, Determinanten und Perspektiven. DÄB 2006; 103(16): A1072–A1077

[39] Butzlaff M, Lutz G, Falck-Ytter C Lernen ohne Ende. Die medizinische Leitlinie – ein Weiterbildungsinstrument mit Zukunft? DMW 1998; 123: 643–647

[40] Starfield B Is US health really the best in the world? JAMA 2000; 284: 483–485

[41] Brennan TA, Leape LL, Laird NM et al. Incidence of adverse effects and negligence in hospitalised patients. NEJM 1991; 324: 370–376

[42] De Ridder M, Dissmann W Vom Unheil sinnloser Medizin. Der Spiegel 1998; 18: 202–210

284

[43] Wachinger L Angetastet und gerettet werden. Süd Zeit 28./29.3.1992
Zit n. Beck-Gernsheim E Im Zeitalter des medizintechnischen Fortschritts. In: Beck-Gernsheim E (Hg.) Welche Gesundheit wollen
wir?, Suhrkamp, Frankfurt/M 1995: 7–24

[44] Bender HJ Intensivmedizin zwischen Faszination und Wirklichkeit. In: Bauer AW (Hg.) Medizinische Ethik am Beginn des 21. Jahrhunderts. JA Barth, Heidelberg 1998: 102–113

[45] Zhang B. et al. Health Care Costs in the Last Week of Life. Arch
Intern Med 2009; 169: 480–488

[46] Morrison RS et al. Cost Savings Associated With US Hospital Palliative Care Consultation Programs. Arch Intern Med 2008; 168(16):
1783–1790

Kapitel 3

[47] Drechsel KP Beurteilt, Vermessen, Ermordet. Praxis der Euthanasie
bis zum Ende des deutschen Faschismus. DISS, Duisburg 1993

[48] Lutterotti, M v Sterbehilfe: Gebot der Menschlichkeit? Patmos, Düsseldorf 2002

[49] Müller-Busch HC, Simon A, Schildmann J Ethik in der Palliativmedizin. Z Palliativmed 2007; 8: 55–68

[50] Rothärmel S Einstellung von Sondenernährung, Patientenverfügung und gerichtliche Genehmigung der Therapiebegrenzung: Zu
Rechtsfragen ärztlicher Sterbehilfe. Zentralbl Chir 2001; 126: 722–
729

[51] Bernheim JL et al. Development of palliative care and legalisation of
euthanasia: antagonism or synergy? BMJ 2008; 336: 864–867

[52] Lakotta B Das Leiden der Anderen. Der Spiegel 2008; 48: 164–172

[53] Uhlenbruck W Selbstbestimmtes Sterben durch Patienten-Testa-
ment, Vorsorgevollmacht, Betreuungsverfügung. K. Vahle, Berlin
1997

[54] Dörner K Tödliches Mitleid. Jakob van Hoddis, Gütersloh 1988

[55] Améry J Hand an sich legen: Diskurs über den Freitod. Klett-Cotta,
Stuttgart 1989

[56] Beauchamp T Intending death. The ethics of assisted suicide and
euthanasia. Prentice Hall, New Jersey 1996; und Hoppe C Das Sui-
zidgeschehen in der theologisch-ethischen und in der psychologischen Diskussion. Diplomarbeit Bonn 1992

[57] Mischler G Von der Freiheit, das Leben zu lassen. Kulturgeschichte
des Suizids. Europa, Hamburg 2000

[58] Decher F Wem gehört der Mensch. Die ethische Problematik der

Selbsttötung, 2000 http://www.philosophia-online.de/mafo/heft 2001-02/decher_suizid.htm

[59] Doctor-Assisted Suicide – A Guide to Web Sites and the Literature http://www.lwc.edu/administrative/library/suic.htm

[60] Beauchamp TL, Childress JF Principles of Biomedical Ethics. Oxford University Press, New York 1994

[61] Noll P Diktate über Sterben und Tod. Droemer/Knaur, München 2002

[62] Christel C Suizid im Alter – Dimensionen eines ignorierten Problems. Kleine, Zürich 1989

[63] Buber M Das dialogische Prinzip. Lambert Schneider, Darmstadt 1984

Kapitel 4

[64] Illich I Die Nemesis der Medizin. CH Beck, München 1995

[65] Steinhauser KE, Clipp EC, McNeilly M, Christakis NA, McIntyre LM, Tulsky JA In search of a good death: Observations of patients, families, and providers. Ann Int Med 2000; 132: 825–832

[66] Proot IM, Abu-Saad HH, ter Meulen RH, Goldsteen M, Spreeuwenberg C, Widdershoven GA The needs of terminally ill patients at home: directing one's life, health and things related to beloved others. Palliat Med 2004; 18(1): 53–61

[67] Clark D Between hope and acceptance: the medicalisation of dying. BMJ 2002; 324: 905–907

[68] Smith R A good death. BMJ 2000; 320: 129–130 http://bmj.com/ cgi/content/full/320/7228/129, zit. nach Geisler LS Jeder Mensch stirbt anders – Arzt-Patient-Kommunikation am Lebensende. Vortrag anlässlich des 4. Friedrichshainer Gesprächs, veranstaltet vom Institut Mensch, Ethik und Wissenschaft (IMEW) am 2. April 2003 in Berlin. URL dieses Vortrags: http://www.linus-geisler.de/vortrae ge/030402lebensende.html

[69] Charta der Patientenrechte. http://gesundheitsladen-muenchen. de/Patientencharta.html

[70] Rimpau W Probleme der Medizinethik. Mitteilungen der Luria-Gesellschaft 2003; 10: 5–20

[71] Uexküll v T, Wesiack W Theorie der Humanmedizin. Grundlagen ärztlichen Denkens und Handelns. Schattauer, Stuttgart 1998

[72] Ebd.

[73] Feinberg J The moral limits of the Criminal Law. Harm to Self. Vol. 3. Oxford University Press, New York 1986

[74] Baumann, Z Moderne und Ambivalenz. Fischer Taschenbuch, Frankfurt/M, 1995

Kapitel 5

[75] Wansink B, Painter JE, North J Bottomless bowls: why visual cues of portion size may influence intake. Obes Res. 2005; 13(1): 93–100

[76] Hayn D, Empacher C, Halbes S Trends und Entwicklungen von Ernährung im Alltag. Ergebnisse einer Literaturrecherche. Institut für sozialökologische Forschung. Frankfurt/M 2005 http://www.isoe. de/ftp/mb2_TrendsErnAlltag.pdf (Download 01.06.2010)

[77] Baumann M Mechanismen zur Regulation von Hunger und Sättigung. In: Ernährungforum Essen als Droge. Neurobiologische Effekte der Ernährung. S. 19–33 http://institut-danone.de//media/ pdf/tagungsband/schriftenreihe1.pdf (Download 01.06.2010)

[78] Holtmeier HJ Ernährung des alternden Menschen. Wiss Verl-Ges Stuttgart 1999

[79] Arens-Azevedo U, Heseker H, Wetzel St Senioren in der Gemeinschaftsverpflegung. aid-Infodienst 2007

[80] Pauly L, Stehle P, Volkert D Nutritional situation of elderly nursing home residents. Z Geronto Geriatr 2007; 40: 3–12

[81] Pudel V, Westenhöfer J Ernährungspsychologie: eine Einführung. Hogrefe, Göttingen 1998

[82] Heseker H, Stehle P Ernährung älterer Menschen in stationären Einrichtungen (ErnSTES-Studie) In: Dt. Gesellschaft für Ernährung (Hg). Ernährungsbericht 2008. Druckerei Henrich, Frankfurt/M 2008, S. 157–204

[83] Valentini L, Schindler K, Schlaffer R et al. The first nutrition day in nursing homes participation may improve malnutrition awareness. Clin Nutr 2009; 28: 109–116

[84] Bonelli J Leben und Sterben. Zur Problematik der ärztlichen Sterbens- und Leidensverlängerung durch künstliche Ernährung. Imago Hominis 2006; 13(4): 322–327

[85] Spiewak M Künstliche Ernährung – Leben am Schlauch. Zeit-Online 28. Mai 2009 http://www.zeit.de/2009/23/M-PEG-Sonde

Kapitel 6

[86] van den Beuken-van Everdingen MHJ et al. Prevalence of pain in patients with cancer: a systematic review of the past 40 years. Annals of Oncology 2007; 18: 1437–1449; und Higginson I Prevalence of symptoms in the last year of life. Radcliffe Medical Press 1997

[87] O'Brien T, Welsh J, Dunn FG ABC of palliative care: Non-malignant conditions. BMJ 1998; 316: 286–289

[88] Böhm K, Tesch-Römer C, Ziese T Gesundheit und Krankheit im Alter. Gesundheitsberichterstattung des Bundes. Robert Koch Institut 2009

[89] Melzack R Das Rätsel des Schmerzes. Hippokrates, Stuttgart 1978

[90] Coyne PJ et al. Assessment of Cancer Pain. In: Yarbro CH, Hansen Frogge M, Goodman M (Hg.) Cancer nursing: principles and practice, Jones & Bartlett Publishers, London 2005, S. 639–661

[91] McGuire DB Occurence of cancer pain. J Natl Cancer Inst Monogr 2004; 32: 51–56

[92] van Alphen JE, Donker GA, Marquet RL Requests for euthanasia in general practice before and after implementation of the Dutch Euthanasia Act. Br J Gen Pract 2010 April 1; 60(573): 263–267; und Onwuteaka-Philipsen BD, Rurup ML, Pasman HR, van der Heide A The last phase of life: who requests and who receives euthanasia or physician-assisted suicide? Med Care 2010; 48(7): 596–603

[93] Vogelzang NJ, Breitbart W, Cella D et al. Patient, caregiver, and oncologist perceptions of cancer-related fatigue. Semin Hematol 1997; 34 (3 suppl 2): 4–12

[94] Müller-Busch HC Soziokulturelle Aspekte und kulturhistorische Grundlagen des Schmerzes. In: Wipper PM, Beckmann J (Hg.) Stress- und Schmerzursachen verstehen. Thieme, Stuttgart 2009, S. 175–186

[95] O'Neill B, Fallon M ABC of palliative care: Principles of palliative care and pain control. BMJ 1997; 315: 801–804

[96] Kath R, Sayer HG, Schneider CP, Trog D, Werner B, Roth A, Venbrocks RA, Höffken K Knochenmetastasen bei unbekanntem Primärtumor. Der Onkologe 1997; 3: 386–391

[97] Bonica JJ (Hg.) The Management of Pain. Lea & Febiger, London 1990

[98] Saunders C Distress in dying. BMJ 1963; 2: 746

[99] Harlos M, MacDonald L Managing pain in palliative patients. In: MacDonald N, Oneschuk D, Hagen N, Doyle D (Hg.) Palliative Medicine: A Case-based Manual. Oxford University Press 2005: 17–38

[100] Strang P, Strang S, Hultborn R, Amer S Existential pain — an entity, a provocation, or a challenge? JPSM 2004; 27(3): 241–250

[101] Niemann U Integration und Verantwortung: Theologische, anthropologische und ethische Aspekte des Schmerzphänomens. In: Zenz M, Jurna I (Hg.) Lehrbuch der Schmerztherapie. WVG, Stuttgart 1993; 107–114

[102] Janzen R Über den Schmerz. In: Janzen R (Hg.) Schmerzanalyse als Wegweiser zur Diagnose. Thieme, Stuttgart 1968

Kapitel 7

[103] Wurmser L Die Maske der Scham. 3. Aufl. Klotz, Magdeburg 2007

[104] Marks S Scham – die tabuisierte Emotion. Patmos, Ostfildern 2009

[105] Hartmann F Homo patiens – zur ärztlichen Anthropologie von Leid und Mitleid. In: Seidler E, Schott H (Hg.) Bausteine zur Medizingeschichte. Heinrich Schipperges zum 65. Geburtstag. Steiner, Stuttgart 1984 (Sudhoffs Archiv: Beihefte; 24)

[106] Dörner K Der gute Arzt. Lehrbuch der ärztlichen Grundhaltung. Schattauer, Stuttgart 2001

[107] Marks S Scham – die tabuisierte Emotion. Patmos, Ostfildern 2009

[108] Tolstoi L Der Tod des Iwan Iljitsch. S. Fischer, Frankfurt/M 1979

[109] Spaemann R Wie konntest du tun, was du getan hast? Ein philosophischer Versuch über das Gefühl der Scham und die verbreitete Schamlosigkeit   http://www.nzz.ch/2005/12/17/li/articleDDBED.print.html

[110] Neckel S Die Macht der Unterscheidung: Essays zur Kultursoziologie der modernen Gesellschaft. Campus, Frankfurt/M 2000, S. 97

[111] Dornes M Gedanken zur frühen Entwicklung und ihre Bedeutung für die Neurosenpsychologie. In: Forum der Psychoanalyse 1995; 11: 27–49

[112] Hilgers M Scham – Gesichter eines Affekts. Vandenhoek & Ruprecht, Göttingen 2006

[113] Grimm, Deutsches Wörterbuch, Leipzig 1893

[114] Pfau B Scham und Depression – ärztliche Anthropologie eines Affekts. Schattauer, Stuttgart 1998, S. 25

[115] Neckel S Status und Scham: zur symbolischen Reproduktion sozialer Ungleichheit. Campus, Frankfurt/M 1991

[116] Pernlochner-Kügler C Körperscham und Ekel – wesentlich menschliche Gefühle. GRIN, München 2010, S. 124

[117] Honneth A Kampf und Anerkennung. Zur moralischen Grammatik sozialer Konflikte. Suhrkamp, Frankfurt/M 1992, S. 219

[118] Hell D Seelenhunger. Der fühlende Mensch und die Wissenschaften vom Leben. Huber, Bern 2003

[119] Hofmann I Konstitutive Grenzüberschreitung im Pflegealltag. Eine Reflexion über den Zusammenhang zwischen unvermeidbarer Grenzüberschreitung einerseits und Autonomieverletzung bis zur Gewalt andererseits. intensiv 2001; 9(6): 251–254

120 Andershed B, Werkander-Harstäde C Relatives' experiences of shame and guilt in palliative care. *Contemporary Nurse* 2007; 27(1): 61–72

121 Pfau B Scham und Depression – ärztliche Anthropologie eines Affekts. Schattauer, Stuttgart 1998, S. 43

122 Pfau B Scham und Depression – ärztliche Anthropologie eines Affekts. Schattauer, Stuttgart 1998, S. 102 ff

Kapitel 8

123 Jonas H Philosophical Essays: From Ancient Creed to Technological Man. Prentice-Hall, Englewood Cliffs 1974

124 Block SD Perspectives on care at the close of life. Psychological considerations, growth, and transcendence at the end of life: the art of the possible. Jama 2001; 285(22): 2898–2905

125 Wittkowski J, Schröder C, Bolm G Die Todesthematik in der Medizinischen Psychologie. Z Med Psychol 2004; 13: 109–120

126 Spielberger CD Anxiety: State-Trait process. In: Spielberger CD, Sarason IG (Hg.) Stress and Anxiety. Wiley & Sons, New York 1975, S. 115–143

127 Wittkowski J Psychologie des Todes: Konzepte, Methoden, Ergebnisse. Verhaltenstherapie und Verhaltensmedizin 2002; 23: 1–29

128 Neimeyer RA, Moser RP, Wittkowski J Psychologische Forschung zur Einstellung gegenüber Sterben und Tod. In: Wittkowski J (Hg.) Sterben, Tod und Trauer. Kohlhammer, Stuttgart 2003, S. 108–151

129 Florian V, Mikulincer M Fear of personal death in adulthood: the impact of early and recent losses. Death studies 1997; 21: 1–24

130 Feifel H, Freilich J, Herman LJ Fear of death in dying heart and cancer patients. J of Psychosom Res 1997; 17: 161–166

131 Breitbart W, Chochinov HW, Passik S Psychiatric aspects of palliative care. In: Doyle D, Hanks GWC, MacDonald N (Hg.) Oxford Textbook of Palliative Medicine. Oxford University Press, Oxford 1998

132 Diggory JC, Rothman DZ Values destroyed by death. Journal of Abnormal and Social Psychology 1961; 63: 205–210

133 Eysenck HJ Cancer, Personality and Stress: Prediction and Prevention. Adv Beh Res & Ther 1994; 16: 167–215; und Spiegel D, Bloom JR, Kraemer HC, Gottheil E Effect of psychosocial treatment of survival of patients with metastatic breast cancer. The Lancet 1989; 8668: 888–891

134 Bottomley A Depression in cancer patients: a literature review. Eur J Cancer Care 1998; 7: 181–191

[135] Breitbart W, Krivo S Suicide. In: Holland JC et al. (Hg.) Psychoon-cology. Oxford University Press, New York 1998, S. 541–547

[136] Kübler-Ross E On Death and Dying. Macmillan, New York 1969

Kapitel 9

[137] Heidegger M Der Begriff der Zeit: Vortrag vor der Marburger Theo-logenschaft, Juli 1924, Niemeyer, Tübingen

[138] Birkenstock, E Heißt philosophieren sterben lernen? Antworten der Existenzphilosophie: Kierkegaard, Heidegger, Sartre, Rosenzweig. Alber, Freiburg, München 1997, S. 40

[139] Blinkert B Sterben in modernen Gesellschaften. Vortrag auf dem 2. Symposium »Herausforderung Palliative Care«, Freiburg, 12.12.2003

[140] Birkner C Tod. Endgültiges Ende? Tod und Unsterblichkeit bei Kierkegaard, Heidegger, Sartre & Marcel, Magisterarbeit Wien 2008

[141] Kierkegaard, S An einem Grabe. In: Vier erbauliche Reden 1844, Drei Reden bei gedachten Gelegenheiten 1845. (Gesammelte Werke und Tagebücher Band 8) Grevenberg-Verlag Dr. Ruff, Simmerath 2004

[142] Montaigne de M Essais. Eichborn Verlag, Frankfurt/M 1998

[143] Sandbothe M Die Verzeitlichung der Zeit in der modernen Philoso-phie. In: Gimmler A, Sandbothe M, Zimmerli WC (Hg.) Die Wieder-entdeckung der Zeit. Wissenschaftliche Buchgesellschaft, Darm-stadt 1997

[144] Canetti E Über den Tod. Hanser, München 2003

[145] Mann T Lob der Vergänglichkeit (1952). In: Essays Bd. VI (Meine Zeit: 1945–1955). Kurzke H, Stachorski S (Hg.). Frankfurt 1997, 219–221

[146] Geisler L Arzt und Patient – Begegnung im Gespräch. Pharma, Frankfurt/M, 1992

[147] nach Paul Reps, Zen Flesh, Zen Bones. Deutsch: Ohne Worte – ohne Schweigen. O. W. Barth bei Scherz; 12. Auflage, 2008

Kapitel 10

[148] Schopenhauer A Werke II, Kapitel 41, S. 528. Zit. nach Ziegler E (Hg. und Vorwort): Über den Tod – Gedanken und Einsichten über letzte Dinge. C.H. Beck, München 2010

[149] Zit. nach Hübscher A: Leben mit Schopenhauer. Waldemar Kramer, Frankfurt/M 1967

[150] Heidegger M Sein und Zeit. 19. Aufl. Niemeyer, Tübingen 2006, S. 258

[151] Jaspers K Philosophie Band 2 Grenzerhellung, Springer, Berlin 1994, S. 222

[152] Cesana A Bereden des Sterbens, Beschweigen des Todes Bemerkung zur heutigen Auseinandersetzung mit dem Todesproblem (Beiträge zur Thanatologie Heft 4, 1997)

[153] Thomas H Macho Todesmetaphern. Zur Logik der Grenzerfahrung. Suhrkamp, Frankfurt/M 1987, S. 234 ff.

[154] Nebelsiek K Wissenschaftliche Ergebnisse zu Nahtoderfahrungen. http://www.kersti.de/O000701.HTM

[155] Blackmore SJ Beyond the Body: An Investigation of Out-of-Body Experiences. Heinemann, London 1982

[156] Blanke S, Dieguez S Leaving Body and Life Behind: Out-of-Body and Near-Death Experience. In: Laureys & G. Tononi (Hg.) The Neurology of Consciousness. Elsevier Ltd. 2009, S. 303–324

[157] Moody R Das Licht von Drüben, Neue Fragen und Antworten. Rowohlt, Reinbek bei Hamburg 1989

[158] Lommel van P et al. Near-death experience in survivors of cardiac arrest: A prospective study in the Netherlands. Lancet 2001; 358: 2039–2045

[159] Sabom M Light and Death: One Doctor's Fascinating Account of Near-Death Experiences. Zondervan 1998

[160] Lempert T et al. Syncope and near-death experience. Lancet 1994; 344: 829–830

[161] Schmied I et al. Todesnäheerfahrungen in Ost- und Westdeutschland. In: Knoblauch H, Soeffner HG (Hg.) Todesnähe. UVK, Konstanz, 1999, S. 217–250

[162] Poser M Halluzination und Grenzerfahrungen im Alpinismus. Deutscher Alpenverein, München 1998

[163] Heim A Notizen über den Tod nach Absturz. Jahrbuch des Schweizer Alpenvereins 1892

Kapitel 11

[164] Ulich D, Mayring P Psychologie der Emotionen. Kohlhammer, Stuttgart 1992

[165] Stellar E The physiology of motivation. Psychol Rev 1994; 101(2): 301–311

[166] Ernst H Die Psychologie der Hoffnung. Ist die Fähigkeit zum Optimismus angeboren? Psychologie heute 1983; 11: 31–32

[167] Davitz JR The Language of Emotions. John Wiley & Sons, Weinheim 1969

[168] Overbeck G Krankheit als Anpassung. Suhrkamp, Frankfurt/M 1984

[169] Mitscherlich A Anmerkungen über die Chronifizierung psychosomatischen Geschehens. Psyche 1961; 5: 1–20

[170] Engel GL Is grief a disease? Psychosomatic Medicine 1961; 23: 18–22

[171] Murray Parkes C et al. B Broken Heart: A Statistical Study of Increased Mortality among Widowers. Brit med J 1969; 1: 740–743

[172] Engel GL Sudden and rapid death during psychological stress: folklore or folk wisdom? Ann Intern Med 1971; 74: 771–782

[173] Kienle GS Der sogenannte Placeboeffekt. Schattauer, Stuttgart 1995

[174] Buchholz WM The Medical Uses of Hope. Western Journal of Medicine 1988; 148(1): 69

[175] Lerner M Choices of healing. MIT Press, Cambridge 1994. Siehe hierzu auch: O'Regan B, Hirschberg, C Spontaneous Remission. An Annotated Bibliography. Institute of Noetic Sciences, Sausalito, California 1993

[176] Aldridge D Spirituality, healing and medicine. J of Brit Gen Pract 1991; 41: 425–427

[177] Kübler-Ross E Interviews mit Sterbenden. Kreuz Verlag, Stuttgart, Berlin 1980

[178] Bloch E Das Prinzip Hoffnung. Suhrkamp, Frankfurt/M, 1959, S. 526 ff.

[179] Jourard SM The Transparent Self. Rev. Ed. Van Nostrand Reinhold, New York 1971

Kapitel 12

[180] Frankl VE Grundriss der Existenzanalyse. In: Gebsattel V, Schultz JH, Frankl VE (Hg.) Handbuch der Neurosenlehre und Psychotherapie. Band III. Urban & Schwarzenberg, München 1959

[181] Zit. nach Inge Patsch Humor – eine Möglichkeit in der Palliativmedizin. In: Bernatzky G (Hg.) Schmerztherapie in der Palliativmedizin. Springer 2006

[182] Mora-Ripoll R Therapeutic Value of Laughter in Medicine. Alternative Therapies 2010; 16(6): 56–64

[183] Buckman ES (Hg.) The Handbook of Humor: Clinical Applications in Psychotherapy. Malabar, FL: Krieger Publishing Company 1994

[184] Cousins N Anatomy of an illness as perceived by the patient. N Engl J Med 1976; 295(26): 1458–1463

[185] Mager M, Cabe P A Effect of Death Anxiety on Perception of Death-Related Humor. Psychological Report 1990; 66: 1311–1314

[186] Hinse H, Möhl K Wer bis zuletzt lacht, lacht am besten – Humor am Lebensende. Ö-Verlag, Heidelberg 2008

[187] Geier M Worüber kluge Menschen lachen. Kleine Philosophie des Humors. Rowohlt, Reinbek 2006

[188] Rösner M Humor in der Altenpflege. Kuratorium Deutsche Altenhilfe, Köln 2007

[189] Titze M, Eschenröder C Therapeutischer Humor. Grundlagen und Anwendungen. Fischer, Frankfurt/M 1998

[190] Cubasch P Eine anthropologische Konstante als Konzept des intentionalen Lachens in der integrativen Therapie. GRIN 2009, S. 71

[191] Gernhardt R Die K-Gedichte. Fischer, Frankfurt/M 2006

[192] Gernhardt R Lichte Gedichte. Fischer, Frankfurt/M 1999

[193] Schäfer B, Schuck M Ich wollte mein Leben zurück. Rütten & Loening, Berlin 2006

[194] Aurnhammer K et al. Humor in der Palliativmedizin – ein lebensnotwendiges Therapeutikum? Palliativmedizin 2010; 11: 276–282

[195] Müller M Wie viel Tod verträgt das Team? Schmerz 2009; 23: 600–608

[196] Aurnhammer K et al. Humor in der Palliativmedizin – ein lebensnotwendiges Therapeutikum? Palliativmedizin 2010; 11(6): 276–283

[197] Showalter SE, Skobel S Hospice: humor, heartache and healing. Am J Hosp Palliat Care 1996; 14(4): 8–9

Kapitel 13

[198] Marcus D Gott, wo bist du hingegangen? Nachtkritik vom 21. August 2008 http://www.schlingensief.com/weblog/index.php?p=298

[199] Steinhauser KE, Christakis NA, Clipp EC, McNeilly M, McIntyre L, Tulsky JA Factors considered important at the end of life by patients, family, physicians, and other care providers. JAMA 2000, 15; 284(19): 2476–2482

[200] Brathuhn S Trauer und Selbstwerdung: eine philosophisch-pädagogische Grundlegung des Phänomens Trauer. Königshausen und Neumann, Würzburg 2006, S. 26

[201] Weber M Arzt und Trauer. Med Klinik 2008; 103: 532–539

[202] Smeding R, Aulbert E Trauer und Trauerbegleitung. In: Aulbert E, Nauck F, Radbruch (Hg.) Lehrbuch der Palliativmedizin, Schattauer, Stuttgart 2007, S. 1207–1222

[203] Brathuhn S Trauer und Selbstwerdung: eine philosophisch-pädagogische Grundlegung des Phänomens Trauer. Königshausen und Neumann, Würzburg 2006, S. 112

[204] Kast V Trauern. Phasen und Chancen des psychischen Prozesses. Kreuz-Verlag, Stuttgart 1999, S. 184

[205] Saunders C Brücke in eine andere Welt. Herder, Freiburg 1999, S. 112

[206] Brathuhn S Trauer und Selbstwerdung: eine philosophisch-pädagogische Grundlegung des Phänomens Trauer. Königshausen und Neumann, Würzburg 2006

[207] Belliger A, Krieger DJ Ritualtheorien: Ein einführendes Handbuch. Westdeutscher Verlag 2005

[208] Gennep van A Übergangsrituale. Campus, Frankfurt/M 1999

Kapitel 14

[209] Smith R A good death. BMJ 2000; 320: 129–130

[210] Kurzke H Thomas Mann. Das Leben als Kunstwerk. Eine Biographie, Fischer.Taschenbuch, Frankfurt/M 2002

[211] Thomas Mann Tagebücher 1953-1955. Jens I (Hg.). Suhrkamp, Frankfurt/M 1995, S. 360 f.

[212] Plessner H Grenzen der Gemeinschaft, Suhrkamp, Frankfurt/M 2002

[213] Renz M Was ist gutes, was ist würdiges Sterben? Was uns Sterbende lehren. Vortrag vor der Bioethik-Kommission der Schweizer Bischofskonferenz, 12. November 2008

[214] Vorländer K Immanuel Kant – Der Mann und das Werk, Band 2, Kapitel 8: Die letzten Jahre. Marixverlag, Wiesbaden 2004, S. 332

[215] Monk R Wittgenstein: Das Handwerk des Genies. Klett-Cotta, Stuttgart 2004

[216] Wittgenstein L Über Gewißheit. (§ 676) In: Wittgenstein L Werkausgabe. Suhrkamp, Frankfurt/M 1984

[217] Hyrtl J von, nach Glöckler M, Heine R (Hg) Handeln im Umfeld des Todes. Persephone Kongressband 4, Dornach 2002, Medizinische Sektion am Goetheaneum

[218] Frauenhofer M Der Tod des Thomas Bernhard. Vortrag zum 20. Todestag des Dichters im Passauer Scharfrichterhaus 2009. http://

www.passauer-thomas-bernhard-freunde.de/aktionen/2009_
02_12_gedaechtnisabend/Beitraege_vom_Gedaechtnisabend
(Download 11.1.2011)

[219] Greiner HJ Anton Cechov. Seine Krankheit und die Medizin seiner
Zeit. Dissertation Med. Fak. Universität Düsseldorf 2008. http://
docserv.uni-duesseldorf.de/servlets/DocumentServlet?id=8618
(Download 12.1.2011)

[220] Urban P Cechov-Chronik. Daten zu Leben und Werk. Diogenes,
Zürich 2004

[221] Husebø S, Klaschik E Palliativmedizin. Springer, Berlin 2003, S. 49

[222] Montaigne de M Essais Übersetzung von Hans Stilett, Eichborn,
Frankfurt 1998, S 45 ff.

»medizinHuman«
im suhrkamp taschenbuch

Bücher über die Heilkunst

Werner Bartens. Vorsicht Vorsorge! Wenn Prävention nutz-
los oder gefährlich wird. medizinHuman Band 7. st 4028.
193 Seiten

Hans-Georg Gadamer. Über die Verborgenheit der Gesundheit. Aufsätze und Vorträge. medizinHuman Band 10.
st 4163. 215 Seiten

Christian Hess und Annina Hess-Cabalzar.
Menschenmedizin. Für eine kluge Heilkunst. Mit einem
Beitrag von Wilhelm Schmid. medizinHuman Band 2.
st 3819. 262 Seiten

Bernd Hontschik. Körper, Seele, Mensch. Versuch über die
Kunst des Heilens. medizinHuman Band 1. st 3818.
144 Seiten

Vera Kalitzkus. Dein Tod, mein Leben. Warum wir Organ-
spenden richtig finden und trotzdem davor zurückschrecken.
medizinHuman Band 8. st 4114. 244 Seiten

Alexander Mitscherlisch. Kranksein verstehen. Ein Lesebuch. medizinHuman Band 9. st 4151. 300 Seiten

Dietrich Niethammer. Wenn ein Kind schwer krank ist.
Über den Umgang mit der Wahrheit. medizinHuman Band 11.
st 4164. 268 Seiten

Klaus Ratheiser. Dauerfeuer. Das verborgene Drama im Krankenhausalltag. medizinHuman Band 4. st 3821. 244 Seiten

Hartmut Reiners. Krank und pleite? Das deutsche Gesundheitssystem. medizinHuman Band 12. st 4247. 223 Seiten

Manfred Spitzer, Wulf Bertram (Hg). Braintertainment. Expeditionen in die Welt von Geist und Gehirn. medizinHuman Band 6. st 4018. 304 Seiten

Manfred Spitzer. Nervenkitzel. Neue Geschichten vom Gehirn. Mit zahlreichen Abbildungen. medizinHuman Band 3. st 3820. 288 Seiten

Caroline Walter/Alexander Kobylinski. Patient im Visier. Die neue Strategie der Pharmakonzerne. medizinHuman Band 13. st 4305. 268 Seiten

Viktor von Weizsäcker. Warum wird man krank? Ein Lesebuch. Herausgegeben von Wilhelm Rimpau. Mit einem Vorwort von Klaus Dörner und Wilhelm Rimpau. medizinHuman Band 5. st 3936. 341 Seiten

Isabel Allende
- Fortunas Tochter. Roman. Übersetzt von Lieselotte Kolanoske.
  st 3236. 483 Seiten
- Das Geisterhaus. Übersetzt von Anneliese Botond. st 1676.
  501 Seiten
- Paula. Übersetzt von Lieselotte Kolanoske. st 2840. 496 Seiten.
- Porträt in Sepia. Übersetzt von Lieselotte Kolanoske.
  st 3487. 464 Seiten
- Zorro. Roman. Übersetzt von Svenja Becker. st 3861. 443 Seiten

Ingeborg Bachmann. Malina. Roman. st 641. 362 Seiten

Jurek Becker
- Amanda herzlos. Roman. st 2295. 384 Seiten
- Jakob der Lügner. Roman. st 774. 288 Seiten

Louis Begley
- Lügen in Zeiten des Krieges. Roman. Übersetzt von Christa
  Krüger. st 2546. 224 Seiten
- Schmidt. Roman. Übersetzt von Christa Krüger.
  st 3000. 320 Seiten
- Schmidts Bewährung. Roman. Übersetzt von Christa
  Krüger. st 3436. 314 Seiten

Thomas Bernhard
- Alte Meister. Komödie. st 1553. 310 Seiten
- Holzfällen. st 1523. 336 Seiten
- Ein Lesebuch. Herausgegeben von Raimund Fellinger.
  st 2158. 365 Seiten
- Wittgensteins Neffe. st 1465. 176 Seiten

NF 266b/1/08.11

Peter Bichsel
- Cherubin Hammer und Cherubin Hammer. st 3165. 110 Seiten
- Kindergeschichten. st 2642. 86 Seiten

Ketil Bjørnstad
- Villa Europa. Roman. Übersetzt von Ina Kronenberger.
  st 3730. 535 Seiten
- Vindings Spiel. Roman. Übersetzt von Lothar Schneider.
  st 3891. 346 Seiten

Lily Brett
- Einfach so. Roman. Übersetzt von Anne Lösch.
  st 3033. 446 Seiten.
- Chuzpe. Übersetzt von Melanie Walz. st 3922. 334 Seiten

Truman Capote. Die Grasharfe. Roman. Übersetzt von Annemarie Seidel und Friedrich Podszus. st 1796. 208 Seiten.

Paul Celan. Die Gedichte. Kommentierte Gesamtausgabe in einem Band. Herausgegeben und kommentiert von Barbara Wiedemann. st 3665. 1000 Seiten

Lizzie Doron. Warum bist du nicht vor dem Krieg gekommen? Übersetzt von Mirjam Pressler. st 3769. 130 Seiten

Marguerite Duras. Der Liebhaber. Übersetzt von Ilma Rakusa. st 1629. 194 Seiten

Hans Magnus Enzensberger
- Der Fliegende Robert. Gedichte, Szenen, Essays.
  st 1962. 346 Seiten
- Gedichte 1950 – 2010. st 4201. 253 Seiten
- Josefine und ich. Eine Erzählung. st 3924. 147 Seiten

Louise Erdrich
- Der Club der singenden Metzger. Roman. Übersetzt von Renate Orth-Guttmann. st 3750. 503 Seiten
- Die Rübenkönigin. Roman. Übersetzt von Helga Pfetsch. st 3937. 440 Seiten

Laura Esquivel. Bittersüße Schokolade. Roman. Übersetzt von Petra Strien. st 2391. 278 Seiten

Max Frisch
- Homo faber. Ein Bericht. st 354. 208 Seiten
- Mein Name sei Gantenbein. Roman. st 286. 304 Seiten
- Stiller. Roman. st 105. 448 Seiten

Carole L. Glickfeld. Herzweh. Roman. Übersetzt von Charlotte Breuer. st 3541. 448 Seiten

Philippe Grimbert. Ein Geheimnis. Roman. Übersetzt von Holger Fock und Sabine Müller. st 3920. 154 Seiten

Peter Handke
- Kali. Eine Vorwintergeschichte. st 3980. 160 Seiten
- Mein Jahr in der Niemandsbucht. st 3887. 632 Seiten

Marie Hermanson
- Der Mann unter der Treppe. Übersetzt von Regine Elsässer. st 3875. 269 Seiten.
- Muschelstrand. Roman. Übersetzt von Regine Elsässer. st 3390. 304 Seiten.
- Das unbeschriebene Blatt. Roman. Übersetzt von Regine Elsässer. st 3626. 236 Seiten

- Zum König! Roman. Übersetzt von Katharina Böhmer.
st 3865. 187 Seiten

Cees Nooteboom
- Allerseelen. Roman. Übersetzt von Helga van Beuningen.
st 3163. 440 Seiten
- Rituale. Roman. Übersetzt von Hans Herrfurth. st 2446.
231 Seiten.

Elsa Osorio. Mein Name ist Luz. Roman. Übersetzt von
Christiane Barckhausen-Canale. st 3918. 424 Seiten

Amos Oz. Eine Geschichte von Liebe und Finsternis. Roman
Übersetzt von Ruth Achlama. st 3788 und st 3968. 828 Seiten

Marcel Proust. In Swanns Welt. Auf der Suche nach der ver-
lorenen Zeit. Übersetzt von Eva Rechel-Mertens.
st 2671. 576 Seiten

Ralf Rothmann
- Junges Licht. Roman. st 3754. 236 Seiten
- Stier. Roman. st 2255. 384 Seiten

Hans-Ulrich Treichel
- Menschenflug. Roman. st 3837. 233 Seiten
- Der Verlorene. Erzählung. st 3061. 176 Seiten

Mario Vargas Llosa. Das böse Mädchen. Roman. Übersetzt
von Elke Wehr. st 3932. 395 Seiten

Martin Walser. Ein fliehendes Pferd. Novelle. st 600. 160 Seiten

Carlos Ruiz Zafón. Der Schatten des Windes. Übersetzt von
Peter Schwaar. st 3800. 562 Seiten